国家卫生健康委员会“十三五”规划教材

全国中医药高职高专教育教材

供医学美容技术等专业用

美容保健技术

第 3 版

主　编　陈景华

副主编　廖　燕　刘　波　张　薇　黄昕红

编　委　（按姓氏笔画排序）

王　帅（辽东学院）
邓　露（江西抚州技工学校）
刘　奇（南阳医学高等专科学校第二附属医院）
刘　波（辽宁医药职业学院）
杨周赟（四川中医药高等专科学校）
辛　桐（山东中医药高等专科学校）
汪厚莲（湖南中医药高等专科学校）
张　薇（重庆三峡医药高等专科学校）
陈景华（黑龙江中医药大学佳木斯学院）
黄昕红（黑龙江中医药大学佳木斯学院）
廖　燕（江西中医药高等专科学校）

人民卫生出版社

图书在版编目（CIP）数据

美容保健技术 / 陈景华主编 . —3 版 . —北京：人民卫生出版社，2019

ISBN 978-7-117-28451-6

Ⅰ. ①美… Ⅱ. ①陈… Ⅲ. ①美容 – 中医学 – 高等职业教育 – 教材 Ⅳ. ①R275②TS974.1

中国版本图书馆 CIP 数据核字（2019）第 125667 号

美容保健技术
第 3 版

主　　编：陈景华
出版发行：人民卫生出版社（中继线 010-59780011）
地　　址：北京市朝阳区潘家园南里 19 号
邮　　编：100021
E - mail：pmph @ pmph.com
购书热线：010-59787592　010-59787584　010-65264830
印　　刷：北京盛通数码印刷有限公司
经　　销：新华书店
开　　本：787 × 1092　1/16　印张：17
字　　数：392 千字
版　　次：2013 年 9 月第 1 版　　2019 年 8 月第 3 版
2025 年 8 月第 3 版第 6 次印刷（总第 12 次印刷）
标准书号：ISBN 978-7-117-28451-6
定　　价：50.00 元

《美容保健技术》数字增值服务编委会

主　编　陈景华

副主编　廖　燕　刘　波　张　薇　黄昕红

编　委　(按姓氏笔画排序)

王　帅（辽东学院）
邓　露（江西抚州技工学校）
刘　奇（南阳医学高等专科学校第二附属医院）
刘　波（辽宁医药职业学院）
杨周赟（四川中医药高等专科学校）
辛　桐（山东中医药高等专科学校）
汪厚莲（湖南中医药高等专科学校）
张　薇（重庆三峡医药高等专科学校）
陈景华（黑龙江中医药大学佳木斯学院）
黄昕红（黑龙江中医药大学佳木斯学院）
廖　燕（江西中医药高等专科学校）

修订说明

为了更好地推进中医药职业教育教材建设，适应当前我国中医药职业教育教学改革发展的形势与中医药健康服务技术技能人才的要求，贯彻落实《国家中长期教育改革和发展规划纲要（2010—2020年）》《医药卫生中长期人才发展规划（2011—2020年）》《中医药发展战略规划纲要（2016—2030年）》精神，做好新一轮中医药职业教育教材建设工作，人民卫生出版社在教育部、国家卫生健康委员会、国家中医药管理局的领导下，组织和规划了第四轮全国中医药高职高专教育、国家卫生健康委员会“十三五”规划教材的编写和修订工作。

本轮教材修订之时，正值《中华人民共和国中医药法》正式实施之际，中医药职业教育迎来发展大好的际遇。为做好新一轮教材出版工作，我们成立了第四届中医药高职高专教育教材建设指导委员会和各专业教材评审委员会，以指导和组织教材的编写和评审工作；按照公开、公平、公正的原则，在全国1 400余位专家和学者申报的基础上，经中医药高职高专教育教材建设指导委员会审定批准，聘任了教材主编、副主编和编委；确立了本轮教材的指导思想和编写要求，全面修订全国中医药高职高专教育第四轮规划教材，即中医学、中药学、针灸推拿、护理、医学美容技术、康复治疗技术6个专业83门教材。

第四轮全国中医药高职高专教育教材具有以下特色：

1. 定位准确，目标明确 教材的深度和广度符合各专业培养目标的要求和特定学制、特定对象、特定层次的培养目标，力求体现“专科特色、技能特点、时代特征”，既体现职业性，又体现其高等教育性，注意与本科教材、中专教材的区别，适应中医药职业人才培养要求和市场需求。

2. 谨守大纲，注重三基 人卫版中医药高职高专教材始终坚持“以教学计划为基本依据”的原则，强调各教材编写大纲一定要符合高职高专相关专业的培养目标与要求，以培养目标为导向、职业岗位能力需求为前提、综合职业能力培养为根本，同时注重基本理论、基本知识和基本技能的培养和全面素质的提高。

3. 重点考点，突出体现 教材紧扣中医药职业教育教学活动和知识结构，以解决目前各高职高专院校教材使用中的突出问题为出发点和落脚点，体现职业教育对人才的要求，突出教学重点和执业考点。

4. 规划科学，详略得当 全套教材严格界定职业教育教材与本科教材、毕业后教育教材的知识范畴，严格把握教材内容的深度、广度和侧重点，突出应用型、技能型教育内容。基础课教材内容服务于专业课教材，以“必须、够用”为度，强调基本技能的培养；专业课教材紧密围绕专业培养目标的需要进行选材。

5. 体例设计，服务学生 本套教材的结构设置、编写风格等坚持创新，体现以学生为中心的编写理念，以实现和满足学生的发展为需求。根据上一版教材体例设计在教学中的反馈意见，将"学习要点""知识链接""复习思考题"作为必设模块，"知识拓展""病案分析(案例分析)""课堂讨论""操作要点"作为选设模块，以明确学生学习的目的性和主动性，增强教材的可读性，提高学生分析问题、解决问题的能力。

6. 强调实用，避免脱节 贯彻现代职业教育理念。体现"以就业为导向，以能力为本位，以发展技能为核心"的职业教育理念。突出技能培养，提倡"做中学、学中做"的"理实一体化"思想，突出应用型、技能型教育内容。避免理论与实际脱节、教育与实践脱节、人才培养与社会需求脱节的倾向。

7. 针对岗位，学考结合 本套教材编写按照职业教育培养目标，将国家职业技能的相关标准和要求融入教材中。充分考虑学生考取相关职业资格证书、岗位证书的需要，与职业岗位证书相关的教材，其内容和实训项目的选取涵盖相关的考试内容，做到学考结合，体现了职业教育的特点。

8. 纸数融合，坚持创新 新版教材最大的亮点就是建设纸质教材和数字增值服务融合的教材服务体系。书中设有自主学习二维码，通过扫码，学生可对本套教材的数字增值服务内容进行自主学习，实现与教学要求匹配、与岗位需求对接、与执业考试接轨，打造优质、生动、立体的学习内容。教材编写充分体现与时代融合、与现代科技融合、与现代医学融合的特色和理念，适度增加新进展、新技术、新方法，充分培养学生的探索精神、创新精神；同时，将移动互联、网络增值、慕课、翻转课堂等新的教学理念和教学技术、学习方式融入教材建设之中，开发多媒体教材、数字教材等新媒体形式教材。

人民卫生出版社医药卫生规划教材经过长时间的实践与积累，其中的优良传统在本轮修订中得到了很好的传承。在中医药高职高专教育教材建设指导委员会和各专业教材评审委员会指导下，经过调研会议、论证会议、主编人会议、各专业编写会议、审定稿会议，确保了教材的科学性、先进性和实用性。参编本套教材的近 1 000 位专家，来自全国 40 余所院校，从事高职高专教育工作多年，业务精纯，见解独到。谨此，向有关单位和个人表示衷心的感谢！希望各院校在教材使用中，在改革的进程中，及时提出宝贵意见或建议，以便不断修订和完善，为下一轮教材的修订工作奠定坚实的基础。

人民卫生出版社有限公司
2018 年 4 月

全国中医药高职高专院校第四轮规划教材书目

教材序号	教材名称	主编	适用专业
1	大学语文（第4版）	孙　洁	中医学、针灸推拿、中医骨伤、护理等专业
2	中医诊断学（第4版）	马维平	中医学、针灸推拿、中医骨伤、中医美容等专业
3	中医基础理论（第4版）*	陈　刚　徐宜兵	中医学、针灸推拿、中医骨伤、护理等专业
4	生理学（第4版）*	郭争鸣　唐晓伟	中医学、中医骨伤、针灸推拿、护理等专业
5	病理学（第4版）	苑光军　张宏泉	中医学、护理、针灸推拿、康复治疗技术等专业
6	人体解剖学（第4版）	陈晓杰　孟繁伟	中医学、针灸推拿、中医骨伤、护理等专业
7	免疫学与病原生物学（第4版）	刘文辉　田维珍	中医学、针灸推拿、中医骨伤、护理等专业
8	诊断学基础（第4版）	李广元　周艳丽	中医学、针灸推拿、中医骨伤、护理等专业
9	药理学（第4版）	侯　晞	中医学、针灸推拿、中医骨伤、护理等专业
10	中医内科学（第4版）*	陈建章	中医学、针灸推拿、中医骨伤、护理等专业
11	中医外科学（第4版）*	尹跃兵	中医学、针灸推拿、中医骨伤、护理等专业
12	中医妇科学（第4版）	盛　红	中医学、针灸推拿、中医骨伤、护理等专业
13	中医儿科学（第4版）*	聂绍通	中医学、针灸推拿、中医骨伤、护理等专业
14	中医伤科学（第4版）	方家选	中医学、针灸推拿、中医骨伤、护理、康复治疗技术专业
15	中药学（第4版）	杨德全	中医学、中药学、针灸推拿、中医骨伤、康复治疗技术等专业
16	方剂学（第4版）*	王义祁	中医学、针灸推拿、中医骨伤、康复治疗技术、护理等专业

续表

教材序号	教材名称	主编	适用专业
17	针灸学(第4版)	汪安宁　易志龙	中医学、针灸推拿、中医骨伤、康复治疗技术等专业
18	推拿学(第4版)	郭　翔	中医学、针灸推拿、中医骨伤、护理等专业
19	医学心理学(第4版)	孙　萍　朱　玲	中医学、针灸推拿、中医骨伤、护理等专业
20	西医内科学(第4版)*	许幼晖	中医学、针灸推拿、中医骨伤、护理等专业
21	西医外科学(第4版)	朱云根　陈京来	中医学、针灸推拿、中医骨伤、护理等专业
22	西医妇产科学(第4版)	冯　玲　黄会霞	中医学、针灸推拿、中医骨伤、护理等专业
23	西医儿科学(第4版)	王龙梅	中医学、针灸推拿、中医骨伤、护理等专业
24	传染病学(第3版)	陈艳成	中医学、针灸推拿、中医骨伤、护理等专业
25	预防医学(第2版)	吴　娟　张立祥	中医学、针灸推拿、中医骨伤、护理等专业
1	中医学基础概要(第4版)	范俊德　徐迎涛	中药学、中药制药技术、医学美容技术、康复治疗技术、中医养生保健等专业
2	中药药理与应用(第4版)	冯彬彬	中药学、中药制药技术等专业
3	中药药剂学(第4版)	胡志方　易生富	中药学、中药制药技术等专业
4	中药炮制技术(第4版)	刘　波	中药学、中药制药技术等专业
5	中药鉴定技术(第4版)	张钦德	中药学、中药制药技术、中药生产与加工、药学等专业
6	中药化学技术(第4版)	吕华瑛　王　英	中药学、中药制药技术等专业
7	中药方剂学(第4版)	马　波　黄敬文	中药学、中药制药技术等专业
8	有机化学(第4版)*	王志江　陈东林	中药学、中药制药技术、药学等专业
9	药用植物栽培技术(第3版)*	宋丽艳　汪荣斌	中药学、中药制药技术、中药生产与加工等专业
10	药用植物学(第4版)*	郑小吉　金　虹	中药学、中药制药技术、中药生产与加工等专业
11	药事管理与法规(第3版)	周铁文	中药学、中药制药技术、药学等专业
12	无机化学(第4版)	冯务群	中药学、中药制药技术、药学等专业
13	人体解剖生理学(第4版)	刘　斌	中药学、中药制药技术、药学等专业
14	分析化学(第4版)	陈哲洪　鲍　羽	中药学、中药制药技术、药学等专业
15	中药储存与养护技术(第2版)	沈　力	中药学、中药制药技术等专业

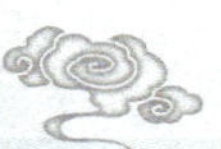

续表

教材序号	教材名称	主编	适用专业
1	中医护理(第3版)*	王　文	护理专业
2	内科护理(第3版)	刘　杰　吕云玲	护理专业
3	外科护理(第3版)	江跃华	护理、助产类专业
4	妇产科护理(第3版)	林　萍	护理、助产类专业
5	儿科护理(第3版)	艾学云	护理、助产类专业
6	社区护理(第3版)	张先庚	护理专业
7	急救护理(第3版)	李延玲	护理专业
8	老年护理(第3版)	唐凤平　郝　刚	护理专业
9	精神科护理(第3版)	井霖源	护理、助产专业
10	健康评估(第3版)	刘惠莲　滕艺萍	护理、助产专业
11	眼耳鼻咽喉口腔科护理(第3版)	范　真	护理专业
12	基础护理技术(第3版)	张少羽	护理、助产专业
13	护士人文修养(第3版)	胡爱明	护理专业
14	护理药理学(第3版)*	姜国贤	护理专业
15	护理学导论(第3版)	陈香娟　曾晓英	护理、助产专业
16	传染病护理(第3版)	王美芝	护理专业
17	康复护理(第2版)	黄学英	护理专业
1	针灸治疗(第4版)	刘宝林	针灸推拿专业
2	针法灸法(第4版)*	刘　茜	针灸推拿专业
3	小儿推拿(第4版)	刘世红	针灸推拿专业
4	推拿治疗(第4版)	梅利民	针灸推拿专业
5	推拿手法(第4版)	那继文	针灸推拿专业
6	经络与腧穴(第4版)*	王德敬	针灸推拿专业
1	医学美学(第3版)	周红娟	医学美容技术等专业
2	美容辨证调护技术(第3版)	陈美仁	医学美容技术等专业
3	美容中药方剂学(第3版)*	黄丽萍　姜　醒	医学美容技术等专业

续表

教材序号	教材名称	主编	适用专业
4	美容业经营与管理(第3版)	申芳芳	医学美容技术等专业
5	美容心理学(第3版)*	陈　敏　汪启荣	医学美容技术等专业
6	美容外科学概论(第3版)	贾小丽	医学美容技术等专业
7	美容实用技术(第3版)	张丽宏	医学美容技术等专业
8	美容皮肤科学(第3版)	陈丽娟	医学美容技术等专业
9	美容礼仪与人际沟通(第3版)	位汶军　夏　曼	医学美容技术等专业
10	美容解剖学与组织学(第3版)	刘荣志	医学美容技术等专业
11	美容保健技术(第3版)	陈景华	医学美容技术等专业
12	化妆品与调配技术(第3版)	谷建梅	医学美容技术等专业
1	康复评定(第3版)	孙　权　梁　娟	康复治疗技术等专业
2	物理治疗技术(第3版)	林成杰	康复治疗技术等专业
3	作业治疗技术(第3版)	吴淑娥	康复治疗技术等专业
4	言语治疗技术(第3版)	田　莉	康复治疗技术等专业
5	中医养生康复技术(第3版)	王德瑜　邓　沂	康复治疗技术等专业
6	临床康复学(第3版)	邓　倩	康复治疗技术等专业
7	临床医学概要(第3版)	周建军　符逢春	康复治疗技术等专业
8	康复医学导论(第3版)	谭　工	康复治疗技术等专业

*为“十二五”职业教育国家规划教材

第四届全国中医药高职高专教育教材建设指导委员会

第四届全国中医药高职高专医学美容技术专业教材评审委员会

前 言

美容保健技术是在医学和美学理论指导下，研究防衰驻颜、强身健体的理论、原则和技术方法，针对影响美容的各种因素，如体质、睡眠、情志、饮食、环境等，采用药物、针灸、推拿、刮痧、拔罐、音乐、运动、膳食、心理调试等技术手段进行内外综合调理，以预防疾病、延缓衰老、驻颜美形的一门技术学科。

本教材是以中医学为基础，与人体体质学、营养学、心理学、睡眠医学、环境医学、音乐学、运动学、养生学及美学等多学科交叉融合的新型课程整合教材，反映了当代医学美容技术的新进展。

在编写时我们力求符合高职高专教育的特点，以学生就业为导向，以实用为宗旨，将教学内容与职业需求紧密结合，实践教学与职业岗位需要紧密结合。教材突出实用性，使学生掌握的知识能在实际工作中得到应用，并能切实解决工作中的实际问题。在理论方面，重点突出与美容相关的医学理论及影响美容的相关因素，本着以必需、够用为度，尽量精简理论；在实践教学方面以强化技术应用能力为目的，尽量使其具有鲜明的职业特征，体现了本教材的思想性、科学性和先进性。

第 2 版教材经过三年的实际应用，深受广大师生的好评，但在使用过程中也发现一些不严谨、不完善之处。所以，依据教学过程的反馈，结合当前美容行业的发展现状和人才需求，对本教材进行了修订。与第 2 版教材比较，补充了沐浴美容保健，在季节调养中补充了节气调养的内容，在药物美容保健中补充了经典美容保健方剂举例，在运动美容保健中补充了中国传统养生功法等，其他章节也做了相应的修改与补充。

本教材共 13 章，分别为绪论、药物美容保健、经络美容保健、膳食美容保健、音乐美容保健、运动美容保健、沐浴美容保健、生活方式与美容保健、体质调养、睡眠调养、情志调养、季节调养和局部调养。

本教材第一章由陈景华编写；第二章及第六章由张薇编写；第三章的第一节和第九章的第七节由汪厚莲编写；第三章的第二、三节由邓露编写；第三章第四节及第九章的第五、六节由辛桐编写；第四章和第五章由刘奇编写；第七章和第九章的第一、二节由黄昕红编写；第八章和第十一章由廖燕编写；第九章的第三、四节和第十章由杨周赟编写；第九章的第八、九、十节由王帅编写；第十二章和第十三章由刘波编写。

本教材在编写过程中参考了相关书籍和文献资料，在此谨表诚挚的谢意，并以“主要参考书目”列出。

请广大师生提出宝贵意见，以便再版时修正。

《美容保健技术》编委会

2019年2月

目　录

第一章

绪　论

学习要点

美容保健技术的定义、内容、特点和种类；中医藏象学说与美容保健的关系；美容保健技术发展简史。

第一节　美容保健技术的定义、内容和特点

一、美容保健技术的定义

美容保健技术是在医学和美学理论指导下，研究防衰驻颜、强身健体的理论、原则和技术方法，针对影响美容的各种因素，如体质、睡眠、情志、饮食、环境等，采用药物、针灸、推拿、刮痧、拔罐、音乐、运动、膳食、心理调适等技术手段进行内外综合调理，以预防疾病、延缓衰老、驻颜美形的一门技术学科。

美容，有狭义和广义之分。狭义的美容是指颜面、五官的美化和修饰；而广义美容则包括颜面、须发、躯体，以及心灵等全身心的美化。随着社会的发展，人们对美的要求也在日益提高，单纯颜面、五官的美化和修饰已经不能满足人们追求整体美、健康美、自然美的要求。因此，现代人追求的美容，是广义上的美容，是健康基础上的美容。

二、美容保健技术的研究内容

美容保健技术的应用对象主要是健康和亚健康人群。研究内容主要有：①美容保健理论，包括美容保健技术的定义、内容和特点，中医理论与美容的关系，衰老理论及美容保健技术发展简史等；②药物美容保健技术，其中包括中药美容保健技术和西药美容保健技术等；③经络美容保健技术，包括美容常用腧穴，针灸美容方法，推拿美容方法，刮痧美容方法等；④膳食美容保健技术，包括食物的性能与配伍，食物的营养素与美容的关系，膳食美容保健方法等；⑤音乐美容保健技术，包括传统音乐保健理论，现代音乐保健理论，音乐美容保健技术，常用的美容保健音乐等；⑥运动美容保健技术，包括运动的作用，运动知要，有氧运动，全民健身路径，职业性身体练习等；⑦生活方式与美容保健的关系，包括规律生活及不良嗜好对美容保健的影响等；⑧环境与美容保健，包括环境对美容保健的影响和防护方法，职业危害对美容保健的影响及防护方法，家务劳动中的危害因素及防护方法，季节养生等；⑨体质调养方法，包括体质的概念与内涵，体质的形成，体质的分类与特征，体质对美容的影响，各种体质的调养方法等；⑩睡眠调养方法，包括睡眠医学理论及睡眠调养方法两部分内容；⑪情志调养方法，包括现代心理健康调适技术和传统中医情志调养的原则和具体方法等；⑫局部调养方法，包括头面部、颈肩腰背部、胸腹部、上下肢部位的保健方法等。

三、美容保健技术特点

(一) 整体调养，标本兼治

首先，人体是一个有机的整体。人体五脏六腑通过经络系统与五官九窍、四肢百骸、筋脉皮肉等有机地联系起来，形成了一个统一的整体；其次，人与自然界是一个统一的整体，《素问·宝命全形论》说："人以天地之气生，四时之法成"，可见人是大自然的产物，是自然生物圈中的组成部分，受四时气候变化的影响。因此，人体外部出现的任何异常表现，均与脏腑功能紊乱、气血阴阳失调、六淫侵袭、五志过极的影响密切相关。美容保健技术就是通过各种技术对体内脏腑气血及体表局部进行调理，即整体调理，标本兼顾，从而达到美容养颜，预防疾病，延缓衰老之目的。正如《圣济总录》所言："驻颜色，当以益血气为先，倘不如此，徒区区于膏面染鬓之术，去道远矣。"

课堂互动

讨论：用"扬汤止沸"和"釜底抽薪"两个成语来分析说明美容保健技术的"整体调养，标本兼治"的特点。

(二) 辨质施调，因人而异

人体存在不同体质类型，已得到中西医学及国内外学者的公认。偏颇体质之人，体内阴阳气血已经失调，但尚未发展成疾病，处于病与未病之间的亚健康状态。它具有发生相关疾病的倾向性，也在一定程度上决定了疾病的发展与转归。所以改善偏颇的体质，可纠正亚健康状态，防止其向疾病转化，是预防疾病的重要方法，体现了中医学"不治已病，治未病"的预防思想。辨质施调，即根据各人不同的体质，确定相应的调养方法。人的体质大体可分为如下几种：阴虚质、阳虚质、气虚质、痰湿质、湿热质、气郁质、瘀血质、特禀质等。必须制定与其自身体质相适应的调养方法，因人而异，才能从根本上解决美容问题，取得良好的疗效，这也是美容保健的基本原则。

(三) 历史悠久，方法多样

美容保健技术源远流长，早在马王堆汉墓古医书中已有关于药物美容、针灸美容、食膳美容的记载，总体上涵盖了美容治疗和美容保健两方面的内容。后世又经过长期美容实践检验，逐步形成了药物、针灸、食膳、推拿、刮痧、拔罐等多种行之有效的美容方法，每一类方法中又包含着若干具体的方法。在历史的长河中，中医美容的技术方法被无数医家反复应用、验证、筛选，经过去粗取精、去伪存真，渐臻完善。

四、美容保健技术的种类

(一) 药物美容保健

药物美容保健是通过药物的内用、外用以达到延缓衰老、驻颜美容、防病健身目的的一种美容保健方法。内用以口服为主,也包括注射,它通过对全身的调理来达到局部治疗的目的,以全身心的健康来保证局部的美,是治病求本、健身延衰、驻颜美容的必要手段;外用以涂搽为主,也包括贴敷、熏洗等,使药物直达病所,奏效迅速。美容保健药物包括中药、西药两大类。其中西药多为化学制剂、生物制剂,而中药多为植物、矿物等。

(二) 膳食美容保健

膳食即人们的日常饮食,由多种食物组成。食物可视为营养素的载体,膳食可视为含有多种营养素的多种食物的混合体。

膳食美容,又称药膳美容、食疗美容,它是以中医药学基本理论为指导,采用食物或药食同源的中药,通过日常饮食而达到防病治病、美容保健目的的一种方法。美容膳食的品种很多,主要有菜肴、饮、鲜汁、汤、羹、酒、粥、蜜膏等。此法与中药美容一样,必须采用辨质施膳的方法才能取得较好的美容效果。

(三) 经络美容保健

经络美容保健是指在中医理论指导下,通过对经络、腧穴的刺激,疏经通络,调节脏腑,平衡阴阳,濡养皮肤,达到美颜润肤,防病保健的目的。其方法主要包括针灸、推拿、刮痧及拔罐等。

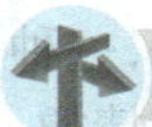

知识链接

经络美容保健技术

1. 针灸美容保健　针灸美容是指通过针灸的方法刺激经络、腧穴,调动机体内在抗病能力,调整脏腑组织功能,促进气血运行来达到美容保健目的的一种方法。针灸美容包括针法和灸法,针法又包括毫针法、三棱针法、火针法、水针法和电针法等;灸法又分为艾炷灸、艾条灸和温针灸等。

2. 推拿美容保健　推拿美容是以中医经络理论为依据,将推拿手法作用于体表经络和腧穴,以疏通血脉,调畅气机,调整脏腑,从而达到美容保健目的的一种方法。它是美容保健最常用的一种技术手段。

3. 刮痧美容保健　刮痧美容是以中医经络理论为指导,利用边缘光滑的刮板在人体体表的特定部位,施以各种刮拭手法,使局部皮肤发热或出现鲜红、紫红、暗红色的斑点、斑片,以疏通经络、调畅气血、调理脏腑,从而达到美容目的的一种方法。

4. 拔罐美容保健　拔罐美容是以杯罐作工具,借热力或其他方法排出罐中空气,形成负压,使之吸着于皮肤,造成瘀血现象,以疏通经络、调畅气血、调理脏腑,从而达到美容目的的一种方法。拔罐法又分火罐法、闪罐法、走罐法和刺络拔罐法等。

(四) 心理调适

现代健康的定义,不仅指生理上的健康,还包括心理和社会适应等方面的完好状态，即包括身、心两方面的健康。心理调适是指经过自我心理调节和心理治疗使心理保持健康的方法。

（五）音乐美容保健

随着社会文化水平的提高，音乐由单纯的欣赏逐渐扩大了应用范围，越来越多的人接受音乐可以养生、康复、治疗多种疾病的理念，音乐已经成为一种良好的辅助治疗方法。音乐对人心身的调节作用是肯定的，音乐疗法在心身疾病治疗和康复上有广阔的应用前景。音乐治疗作为国内一种相对比较新颖的心理及生理辅助治疗方法，正越来越多地引起医疗及保健行业的重视和青睐。

（六）运动美容保健

人体通过一定的运动，可以有效改善形态和功能，提高身体素质和基本活动能力，促进智能发展，培养良好道德品质和心理素质，提高社会适应能力等。这些能力与水平的提高，是人体健康得到发展的重要标志。所以，科学合理的运动是一种十分重要的美容保健方法。

（七）生活方式与美容保健

生活方式是指在一定的历史时期与社会条件下，各个民族、阶级和社会群体的生活模式及行为习惯，表现在衣食住行、社会交往、情趣爱好等许多方面。随着社会的发展、科技的进步及人们生活水平的提高，人类生存的目标最终都要体现在增进健康上。目前世界卫生组织已经把养生保健定义为“经过系统安排的生活方式”，而“系统安排”的生活方式需要固定下来、延续下去、持之以恒地实践才能达到养生的目的。

（八）情趣美容保健

社会的进步，物质财富的增加，思想文化的多元化，为人们的生活方式提供了更大的空间，人们的生活情趣也更加丰富多彩。情趣可以说是人的一种生存状态，一种具有艺术意趣的生活方式。有情趣，就是懂得生活的艺术化和情感化。人们追求情趣，就是要学会以多种多样的艺术的生活方式来充实自己的生活，长久保持一种健康向上的心态。对一个人来说，是否有生活情趣，不仅关系生活质量，而且影响身体健康及事业发展。

第二节　与美容保健相关的中医理论

课堂互动

讨论：中医阴阳五行学说、藏象学说及气血津液学说的基本理论。

一、阴阳五行学说与美容保健

（一）阴阳学说与美容保健

阴阳是对宇宙中相互关联的事物和现象对立双方的概括，含有对立统一的属性。阴阳学说贯穿于美容保健技术理论体系的各个方面，用来说明人体的生理、病理变化，指导人体肌肤与形态的维护和修复。《素问·阴阳应象大论》载：“善诊者，察色按

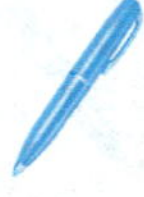

脉，先别阴阳。”阴阳学说认为，五色之中赤色、黄色属阳，青色、白色、黑色属阴；面部色泽鲜明者属阳，晦暗者属阴；而每一种面色又可根据颜色鲜明和晦暗再分阴阳。阳虚、阴盛表现为寒、静、湿，反映于面色上为白色、黑色、青色、阴黄；阴虚、阳盛表现为热、动、燥，反映于面色上则为赤色、阳黄。故许多病理变化可以概括为“阴盛则寒，阳盛则热，阳虚则寒，阴虚则热”。其根本原因是由于阴阳失调而致病，影响容颜之美。如阳热亢盛，上蒸头面则生痤疮、色斑；阴寒盛则血脉失于温煦、血寒凝滞，阻于经络而肌肤晦暗，且易出现斑点；阴虚则体内津液缺乏，血流不畅，瘀血阻滞经络可引起黄褐斑；阳虚温煦作用和推动作用降低，血流缓慢亦可引起黄褐斑等。

（二）五行学说与美容保健

五行学说通过对五脏生理及病理变化的说明，阐释面色的变化规律，进而指导美容保健和美容治疗。肝喜条达而恶抑郁，具有疏泄的功能，木有生发的特性，所以肝在五行属木而主青色；心之阳气具有温煦的功能，火具有阳热之特性，所以心属火而主红色；脾具有运化水谷精微的功能，为气血生化之源，而土有生化万物之特性，所以脾属土而主黄色；肺主宣发和肃降，而金有清肃、收敛之特性，所以肺属金而主白色；肾具有藏精、主水功能，而水有润下之特性，所以肾属水而主黑色。例如，黄褐斑病人，以肝、脾、肾三脏功能失调为常见，肝气郁结则斑见青色，脾虚则斑见黄色，肾虚则斑见黑色。肝的疏泄功能正常，则气机调畅，气血调和，心情开朗，气和悦色，此为肝资生心（木生火）；心之阳气推动血行以养脾，心情喜悦则脾气健，食欲旺，面色容，此为心资生脾（火生土）；脾运化水谷精微以养肺，肺之阴液具有荣润肌肤的作用，故肺有病，面白不华，可用“培土生金”法来改善容颜，此为脾资生肺（土生金）；肺气肃降利于肾主水、纳气，对于肾虚面黑、水肿的病人，可用宣肺法通调水道以使面色转白、水肿消退，此为肺资生肾（金生水）；肾藏精以滋肝养血，临床上常见肝肾阴虚之黄褐斑，通过补肾阴以涵木，使斑退而皮肤光亮，此为肾资生肝（水生木）。

二、藏象学说与美容保健

（一）五脏与美容保健

中医藏象学说的基本特点是以五脏为中心的整体观。五脏与形体、五官九窍具有密切联系，五脏功能正常，则形体、官窍的功能正常，才会保持形体、皮肤、容颜的健美。

1. 心对美容的影响 心主血脉是指全身的血液在脉中运行，依赖于心脏的搏动而输送到全身，发挥其濡养作用。心气是血行的动力，心脏的正常搏动主要依赖于心气；而血液本身的盛衰也会影响心脏的正常搏动和血液的运行；血脉是血液运行的通道，脉道的通利与否，直接影响血液的正常运行。由此可见，心气、心血、脉道是保证心主血脉功能正常的三要素。心气旺盛、心血不亏、脉道通利，则血液在脉道中运行畅达，于是面色红润有光泽，从容和缓，健康又美丽。反之势必出现血流不畅，或血脉空虚，而见面色无华，脉象细弱无力等，甚则发生气血瘀滞，血脉受阻，而见面色晦暗或青紫，日久面部失于濡养则皱纹满布，出现早衰。

心主神志不仅仅是人体生理功能的重要组成部分，而且在一定条件下，也能影响人体各方面生理功能的协调平衡。如果心主神明的生理功能正常，则精神振奋，神志清晰，思维敏捷，反应灵敏，表现于面部则目光有神，面色红润，皮肤细腻有光泽；反之则失眠、多梦、神志不宁或反应迟钝、健忘、精神委顿、倦怠乏力等，面部表现为两目无神、眼圈发黑、眼袋、面容憔悴、面色晦滞无华、皮肤失润等。

心"在体合脉，其华在面"。脉指血脉，全身的血脉都归属于心。华者，光彩也。心的生理功能是否正常，可以根据面部的色泽变化来判断。由于头面部的血脉极为丰富，如《灵枢·邪气脏腑病形》述："十二经脉，三百六十五络，其血气皆上于面而走空窍"，所以心气旺盛，血脉充盈，面部红润有泽；心气不足，则可见面色㿠白、晦滞；心血虚则面色无华；心血瘀滞则面色青紫等。

2. 肺对美容的影响　肺的主要功能是主气，包括主一身之气和呼吸之气。当肺主一身之气功能失调则会出现面色㿠白，气短乏力，心悸，声低嘶哑等症，影响寿命；肺主呼吸之气功能减弱，则出现呼吸不利，咳嗽等症，同时也可见面白少气或面色青紫、喘、张口抬肩等。

肺主宣发和肃降。"宣发"即指肺气向上的升宣和向外周的布散，若肺的宣发功能正常，则皮肤得到津液和卫气的濡养而外观润泽光亮，无皮损及皮肤病；肺失宣发则营卫失常，容易出现感冒、皮肤过敏及各种皮肤病，外观上可见皮肤少泽、干燥、苍白、皮疹、痤疮等改变。"肃降"是指肺气向下向内的运动。肺失肃降，一方面呼吸不利而出现气逆，另一方面水液不能下输膀胱，水湿内停，发生水肿，见面色虚浮，苍白晦滞等表现。因此在皮肤保健美容时，调整肺的宣发与肃降功能，会使疗效更加满意而持久。

肺"在体合皮，其华在毛"。皮毛为一身之表，依赖于卫气和津液的温养和润泽，成为抵御外邪侵袭的屏障。若肺的生理功能正常，则皮肤致密，毫毛光泽，抵御外邪侵袭的能力较强；相反，则出现多汗，易于感冒，或皮肤憔悴枯槁，皱褶增多，面色晦暗少泽，甚至会出现皮疹、痤疮、酒渣鼻等损容性病变。

3. 脾对美容的影响　脾主运化，是指脾有将水谷化为精微，并将精微物质转输至全身的生理功能。脾的运化功能，分为运化水谷和运化水湿两个方面。

脾的运化水谷精微功能旺盛，才能为化生精、气、血、津液提供足够的养料，脏腑、经络、四肢百骸及筋肉皮毛等组织才能够得到充足的营养，表现为体重适中，肌肉结实，四肢有力，肌肤充盈饱满，面有光泽，口唇红润等。反之，则易出现腹胀、便溏、食欲不振，甚至倦怠、消瘦等气血生化不足的表现。长期的脾胃功能失调会引起损容性病变。如脾胃积滞化热可见皮肤油腻粗糙、形体肥硕、便秘、口臭、体臭、痤疮、酒渣鼻、皮肤容易过敏等；脾胃虚弱，生化乏源则可见皮肤干枯、面色萎黄、精神疲惫、四肢乏力、肌肉松弛下垂、口唇色淡无华。

脾的运化水湿功能健旺，能够防止水液在体内发生不正常停滞，防止湿、痰、饮等病理产物的生成。反之，必然导致水液在体内停滞，而产生一系列病理产物，甚则出现水肿。皮肤对缺水和水液停留都很敏感。如脾失健运，水湿内停，痰湿内盛可致形体肥胖臃肿，神昏嗜睡，胸闷痰多，打鼾，面色㿠白无泽，面部虚浮；如恣食肥甘，伤胃损脾，湿热内蕴又常常引发多种皮肤病，如斑秃、脂溢性脱发、脂溢性皮炎、皮肤瘙痒、毛囊炎、湿疹等。

4. 肝对美容的影响　肝主疏泄，主要表现在调畅全身的气机、促进脾胃的运化、调畅情志三个方面。肝的疏泄功能正常，则气机调畅，气血调和，经络通利，脏腑、器官等功能正常。表现为肌肤红润，光泽饱满，毛发光亮润泽，双目明亮有神，五官功能正常。反之表现在两个方面：一是升发不足，气机的疏通和畅达受到阻碍，形成气机郁结，血脉瘀滞，各组织器官生理功能也发生异常，从而出现营养不良、伛偻、形体不匀称或青壮年早衰等，还可见精神萎靡、面色晦滞暗淡、皮肤干燥、色素沉着、脱发、毛发无泽等，如气聚不散，郁而化热，可见疮疡疖肿、口舌生疮、口气热臭、烦躁失眠；二是升发太过，肝气上逆，出现头目胀痛、烦躁易怒、面红目赤等表现。血的运行和津液的输布代谢，亦有赖于气机推动。因此，气机郁结，会导致血行障碍，形成血瘀，而见面色晦暗或青紫，日久面部失去濡养则皱纹满布，出现早衰。另外，肝的疏泄功能正常，则气机调畅，气血调和，心情开朗，七情平和适度，肌肤红润，光泽饱满。反之则肝气郁结，心情抑郁，稍受刺激，即抑郁难解，愁眉苦脸，极易出现月经不调、痤疮、黄褐斑等损容性疾病。

肝藏血是指肝脏具有贮藏血液和调节血量的作用。肝血充盈则双目明亮，视物清晰，爪甲红润饱满，关节活动灵活，动作敏捷；肝血不足则面色㿠白，目涩无神，视物昏花，爪甲干枯薄脆，体态衰老，关节屈伸不利，动作迟钝等。

5. 肾对美容的影响 肾藏精，即肾具有闭藏精气的作用。精气是构成人体的基本物质，也是维持人体生长发育及各种生理活动的物质基础。肾所藏的精气包括“先天之精”和“后天之精”。随着肾中精气的自然衰减，五脏功能逐渐衰退并随之出现一系列生理性衰老的改变，如驼背弯腰，活动不灵活，皮肤松弛，皱纹横生，肤色转暗，缺乏光泽，头发花白稀疏脱落，牙齿松动，视物昏花，听力下降，记忆力下降，以致老态龙钟，丧失人体外在之美。因此生命衰老之根源在于肾。

（二）六腑与美容

六腑，即胆、胃、大肠、小肠、膀胱、三焦的总称。《素问·五脏别论》云：“六府者，传化物而不藏，故实而不能满也。所以然者，水谷入口，则胃实而肠虚，食下，则肠实而胃虚。”

1. 胆对美容的影响 胆的主要生理功能是贮存和排泄胆汁。胆汁的化生和排泄，由肝的疏泄功能控制和调节。若肝的疏泄功能正常，则胆汁排泄畅达，脾胃运化功能也健旺，表现为体重适中，肌肉结实，四肢有力，肌肤充盈饱满，面有光泽，口唇红润。反之，则出现脘腹、胁下胀满疼痛，食欲减退，便溏或便秘，口臭，神疲乏力，头晕目眩，面色萎黄，皮肤失润等；若胆汁上逆，则可见口苦，呕吐黄绿苦水；胆汁外溢，则可出现黄疸。

2. 胃对美容的影响 胃的主要生理功能是受纳和腐熟水谷，以降为和。胃失通降，不仅可以影响食欲，而且可因浊气不能及时排出体外，而发生口臭、脘腹胀闷或疼痛，以及大便秘结等症状，日久导致面色晦滞、皮肤失润、周身不适、精神不振；若胃气上逆，则可出现嗳气酸腐、恶心、呕吐、呃逆等症。

3. 小肠对美容的影响 小肠靠经脉与心相互络属，它的主要生理功能是受盛、化物和泌别清浊。小肠的受盛和化物的功能减弱，必然引起营养物质吸收障碍，水谷不能化为精微，使面色失荣，皮肤失润；小肠泌别清浊功能正常，则二便正常；反之则大便稀薄，小便短少，浊气不能及时排出体外，从而影响精微物质的吸收，导致面色秽滞。

4. 大肠对美容的影响 大肠的主要生理功能是传化糟粕。大肠的传导功能减弱，则粪便排出障碍，引起便秘；变化功能减弱，则粪便形成功能障碍，引起便溏、泄泻等。

5. 膀胱对美容的影响 膀胱的主要生理功能是贮尿和排尿。膀胱的病变，主要表现为尿频、尿急、尿痛；或是小便不利，尿有余沥，甚至尿闭；或是遗尿，甚则小便失禁。表现在美容方面则是水湿停滞，面浮身肿。

6. 三焦对美容的影响 三焦是上焦、中焦、下焦的合称。其生理功能包括通行元气和通行水液两方面。三焦的功能失常，会导致气郁气滞，水液潴留，从而出现面色无华，虚浮郁胀，皮肤皱纹或瘀斑，毛发干枯，视物模糊，肥胖臃肿等表现。

三、气血津液与美容保健

(一) 气与美容

气是维持人体生命活动的最基本物质，它对于人体具有十分重要的生理功能，对保持容貌美、体态美起着决定作用。若气虚则推动作用减弱，血和津液的生成不足，运行迟缓，输布、排泄障碍，可导致面色无华，皮肤皱纹，毛发干枯，视物模糊，面部瘀斑等；如果气的温煦作用失常，可引起体温下降，脏腑功能减退，血和津液运行迟缓，出现耳、手、面、鼻生冻疮，面色青紫，四肢发凉，还可因某些原因引起气聚不散，郁而化热上冲，出现口气秽臭，颜面生疮等；气化功能失常会影响血的化生，出现面色苍白或面部瘀斑，皮肤干燥少泽，毛发脱落等；卫气失调则可见毛发干燥无泽，皮肤干枯而失润，甚至皮肤皲裂等；气虚营养不足则可见皮肤松弛，面容不华，骨弱无力等。

(二) 血与美容

血液的营养和滋润功能，对容貌美起着重要作用，主要表现在肌肉、面色、皮肤、毛发等方面。如血液充足，运行正常，则面色红润，双目有神，肌肉丰满有弹性，皮肤毛发润泽有华，肢体感觉和运动灵活自如；若血的生成不足，持久地过度耗损或血的营养滋润作用减弱，则出现头昏眼花、面色少华或萎黄，肌肤干燥，毛发干枯，双目干涩，肢体麻木等。血是精神活动的物质基础。当血气充盈，血脉调和流利时，人的精神充沛，神志清晰，感觉灵敏，活动自如；反之当血虚、血热或运行失常时，则可出现精神衰退、健忘、多梦、失眠、烦躁，从而影响整体的健美。

(三) 津液与美容

津液和气血一样，是构成人体和维持人体生命活动的基本物质，对机体各部起着滋养润泽的作用。津液布散体表，滋润皮毛，充养肌腠，使皮肤润泽，肌肉丰满，富于弹性，不易产生皱纹，关节运动滑利。如果津液不足，失于滋养则会出现皮肤干燥、脱屑、瘙痒、皲裂、面部皱纹、两目干涩、咽干口燥、口唇干焦起皮，毛发稀疏干枯，容颜苍老等表现。而且津液代谢畅通，对于皮肤来说同样重要。津液气化不行，积聚停留，可见结节性红斑、湿疹、囊肿、痤疮、面目肿胀等。

第三节 美容保健技术发展简史

一、远古至先秦时期

这段时期为美容保健技术的起源时期。养生保健在我国源远流长，商周时期人们就知道洗澡、洗面，甲骨文中就有“沐”“浴”等字，这可以说是美容保健的萌芽时期。到了战国时期开始有文字记载一种较为普遍的美容行为，即“粉黛”，其中“粉”是指由米研成的白色粉末，后经染红做成胭脂，用来涂面；“黛”则是以备画眉之用的青色粉末。同时期还出现面脂、唇脂和发蜡等。孔子在《大戴礼记·劝学》曾说：“君子不可以不学，见人不可以不饰。不饰无貌，无貌不敬，不敬无礼，无礼不立。”可见先人们追求容貌、礼仪之美不仅是爱美的天性，而且已成为了一种礼仪的需要。

战国时《山海经》中曾记载有关美容的药物，如治疗痤疮、腋臭及防治皮肤皱褶的药物。《养生方》等书中也有不少助人长寿的药方。这些书籍在谈论养生长寿时，常着眼于容貌、肌肤美方面，如“令人强，益色美”“令人面泽”等。

二、秦汉至三国时期

我国的养生、美容自《黄帝内经》之后纳入了中医学的范畴，虽然没有关于保健和美容的专篇论述，但与身体健康、长寿、美容密切相连的阴阳、脏腑、气血、病因等理论都有明确、精深的论述。特别是与美容直接相关的形体、容貌、五官、毛发、皮肤、牙齿、神、情、语、态的论述，内容虽然散见于各篇，但其内容量大且丰富。

《黄帝内经》曾在生理方面论述了人体面部、毛发、牙齿、皮肤以及形体与内脏、经络、气血之间的关系。五脏外应于五体(筋、脉、肉、皮、骨)、五官(目、舌、口、鼻、耳)、五志(怒、喜、思、悲、恐)，如“心者……其华在面，其充在血脉……肺者……其华在毛，其充在皮……”并提出“青如翠羽，赤如鸡冠”等为主生的善色，也是健美的体现。气血充沛为健美的基础，如《灵枢·本脏》论：“卫气者，所以温分肉，充皮肤，肥腠理，司开阖者也……卫气和则分肉解利，皮肤调柔，腠理致密矣”。说明卫气调和，皮肤才能柔润，肌肉才能丰满坚实，容貌才能美丽。

《黄帝内经》在病理方面曾论述了表现在人体面部，影响美颜的皮肤病。如《素问·生气通天论》说：“劳汗当风，寒薄为皶，郁乃痤”“汗出见湿，乃生痤、疿”。痤，为痤疮；皶，为酒皶鼻，这些都是影响人体美的疾患，并指出了其病因、病机。

在养生和美容关系方面，《黄帝内经》的论述更为丰富，论述了多种损容性疾病的病因、病机及饮食结构搭配不合理与健康美容的关系，还总结了合理的膳食配制原则，如“五谷为食，五果为助，五畜为益，五菜为充。气味合而服之，以补精益气。”为后世的养生保健、科学健康饮食奠定了理论基础。

在《黄帝内经》这部巨著中，涉及的养生保健、美容美体的内容散见于多个篇章中。尽管如此，我们把它综合起来，确能看到中医美容整体观的雏形，看到健康与美容的一致性、统一性。这部著作从人体、自然、社会的整体观来审视人的健康与美丽，认为人不是孤立存在的，它与自然界的协调、平衡构成了天人相应的统一；与社会的协调、平衡构成了人和社会的统一；体内与体表的协调平衡构成了人体自身的统一。这些理论为美容保健的发展奠定了基础。

《神农本草经》收载365种药物，其中具有美容保健和美容治疗作用的药物约160余种。如白芷“长肌肤润泽，可作面脂”等。

东汉时期张仲景所著的《伤寒杂病论》，确立了中医理、法、方、药，辨证施治的原则，其中也包含美容保健的基础理论和临床经验的相关内容，从整体观念来治疗某些损容性疾病。而且对某些疾病病因、病机的论述，也为后世保健美容提供了思路。

东汉末年中医外科鼻祖华佗，也是一位养生家。他创立了养生导引功——五禽戏，“年九十余，耳目聪明，齿牙完坚”，还创制了“漆叶青粘散”(即黄金散)，经常服用

"寿百余岁"。因他"晓养性之术",所以"年且百岁,而貌有壮容"。可见保健、美容理论在这个时期继续发展,并随着中医理论体系的形成和确立,逐步走向成熟和完善。

三、晋至隋唐时期

晋代,在养生防病医学思想指导下,美容保健有了突出的发展与创新。医学家葛洪,在其编写的《肘后备急方》一书中已将美容的内容列为专题论述,例如《治面疱发秃身臭心昏鄙丑方第五十二》,这是迄今为止国内文献中最早的美容专篇。篇中介绍了治疗粉刺、酒皶鼻、黧黑斑的方药,并载有美容配方,如"张贵妃面膏""杨白皮散""令面白如玉色方"等,一直被后人所采用。

隋代巢元方等人编著的《诸病源候论》中,系统地论述了内、外、妇、儿、五官、皮肤等各科的病因、病机。其中涉及损容性疾病85条,如"面皰候""酒皶候""鬓发秃落候""白发候""发黄候""齿黄黑候"等,还在诸证之末附有养生导引之法,丰富了治疗的方法,提出了非药物治疗的手段,使后世保健、美容得到较快的发展。

唐代,由于政治稳定、经济繁荣,美容保健的发展也日趋完善,且已从宫廷走向民间,趋向大众化。著名医家孙思邈在《备急千金要方》和《千金翼方》中均有专门论述"面药"的篇章。同时为了满足民众的需求,使美容方药能"家家悉解,人人自知",孙氏在《千金翼方》中专开辟"面药"和"妇人面药"二篇,集中刊载了他广泛收集而来的美容秘方,二篇共收集药方130余首,其中仅"妇人面药"一篇就收集了美容方剂39首、中药125种。在其他篇中还夹杂有各种美容内服、外用方剂200余首。如治"唇焦枯无润"的"润脾膏",治"面黑不净"的"澡豆洗手面方","令面光悦,却老祛皱"的"面膏方","令人面白净"的"悦泽方",治"面皮粗涩","治手皴裂、干燥少润","治口及身臭令香"等很多美化面容、皮肤、毛发和治疗面部疾患的方剂。此外还介绍了针灸美容、食膳美容、养生美容等各种方法,提倡养生健身、防病长寿,并自身研究、实践养生长寿之道,以自身实践证实了养生长寿驻颜理论,可称为美容保健史上的一代大师。

四、宋、元、明、清时期

宋代,对美容卓有贡献的医书首推王怀隐等人编著的《太平圣惠方》,书中载有大量美容方剂和方法。其中卷第四十和卷第四十一以美容方为主,集中了"治面上生疮诸方""治粉刺诸方""治黑痣诸方""治狐臭诸方""灭瘢痕诸方""令面光泽洁白诸方""治身体臭令香诸方""生发令长诸方""治头风白屑诸方""染髭发及换白变黑诸方""令发润泽诸方""治须发秃落诸方"等,其中仅美须发方就有120余首。

元代的《饮膳正要》是我国第一部营养学著作。书中选录了元代宫廷饮膳食谱,如羹、粉、汤、面、粥、饼、馒头等,多为延年益寿之品,该书极大丰富了中药食膳的内容。《御药院方》也是一部宫廷方书,书中载录了宋、金、元三代的宫廷秘方千余首,多数方剂他书不载。其中有180余首美容、保健方,如"御前洗面药""皇后洗面药""玉容膏""益寿地仙丸",以及其他令人肥壮强身、洁齿牢牙、明目等的方药。

明代著名药学家李时珍所著《本草纲目》,载药1 892种,且该书的"诸风""眼目""面""鼻""唇""口舌""音声""牙齿""须发""狐臭""诸疮"等篇中介绍了有关美容的药物270余种,功效涉及增白、驻颜、治面皯粉刺及抗皱等方面,如"李花、

梨花、木瓜花、杏花、樱桃花，并入面脂，去黑皱皮，好颜色”，为美容保健提供了药物基础。《普济方》记录了明代以前的大量美容药方，并在医书中首次将“美容”一词作为专用名词，同时还创制了“白面方”等美容新方。《本草纲目》和《普济方》被后人称为中医美容方之大汇总。

清代时期，美容主要在宫廷中得到较大发展。从清代宫廷医案中可以看出当时宫廷美容已达到相当高的水平，现存的许多慈禧太后和光绪的脉案中，长发秃发方笺、令发不落方笺、洗头沐浴方笺、肥皂、面药方笺等俯拾皆是。另外，清代《医宗金鉴》中也记载了大量的美容方剂，如“玉容散”“水晶膏”等，用于治疗损容性疾病，沿用至今均有较好的临床疗效。

五、现代

鸦片战争以后，我国有近百年处于半殖民地、半封建社会，政治腐败、经济萧条、文化落后，美容业停滞不前。直至20世纪70年代后期，我国实施改革开放政策，人民生活水平逐步提高，社会环境稳定，爱美之风日渐盛行，美容保健事业逐步受到全社会关注，得到迅速发展。自1985年以后有关美容的论文和论述日渐增多，涉及的内容有古方临床验证、古方开发、中西医结合及理论探讨等。

目前美容事业在国内各主要城市相继开展，各医院纷纷开展美容服务，中医药研究所及有关研究单位对各种中药化妆品、延衰驻颜的保健药品、保健食品等不断更新工艺，突破传统剂型进行研制开发，繁荣了美容市场，并取得了令人瞩目的成就。国外对中医的经络美容及中药化妆品的研究也正在深入进行，并已取得了一定的成绩。

（陈景华）

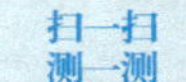

复习思考题

1. 简述美容保健技术的定义、内容、特点和种类。
2. 简述五脏与美容保健的关系。

课件

扫一扫知重点

第二章 药物美容保健

学习要点

中药美容保健的原理和方法；常用美容保健西药；美容保健外用药的给药方法；常用中药美容配方。

药物美容保健包括内用和外用两种方法，内用法以内服为主，也包括注射，它通过对全身的调理来达到局部治疗的目的；外用法以涂搽为主，也包括贴敷、熏洗等，使药物直达病所，奏效迅速。美容保健药物种类包括中药、西药两大类，西药多为化学制剂、生物制剂；中药多为植物、矿物等。

第一节　中药美容保健

中药内服美容法是在中医整体观念和辨证论治理论指导下，针对不同的体质进行辨质施调，以调整人体的脏腑功能、促进气血运行，来增加外部器官活力，即以内养外而达到整体美容保健和治疗的目的，是治本；中药外治法是将相关的中药制剂直接施治于体表相应的部位，以活血通络、软坚散结，达到局部美容或治疗的目的，是治标。这两种方法常常同时使用，以达到标本兼治的目的。中药美容是中医美容的主要方法，因其取材自然，注重整体、防治结合的显著特色而日益受到人们的关注。

一、中药美容保健原理

从传统的中医理论来看，中药是根据四气、五味、升降浮沉、归经、毒性等性能，达到美容保健的目的；从现代理化研究来看，是因为中药含有多种化学成分，它们都具有不同的药理作用。

（一）中药的性能与美容保健

1. 药性与美容保健　药性指药物的寒、热、温、凉四种属性。温热药有升腾阳气、鼓舞气血上浮于面的作用，从而使颜面肌肤获得充足的养分，红润光泽，富有弹性，可用于损容性疾病中阳虚体质之人表现为寒证者；寒凉药有清热泻火、滋阴凉血的作用，而很多损容性疾病中阴虚体质之人都是感受风热或火热之邪、五志化火或阴虚内

热所致，故在美容临床使用也较多。

2. 药味与美容保健　古人根据药物的真实滋味和作用于人体所发挥的不同功能，将中药的药味概括为辛、甘、酸、苦、咸五种，此外还有淡味和涩味，共七种。因长期将涩附于酸、淡附于甘以合五行配属，故习称五味。

(1) 辛味：具有祛风解表、疏通气血的作用，适用于外邪侵袭肌表所致气血失调的病证。许多损容性疾病好发于肌表，且多与气血失调有关，因此辛味药在美容保健和治疗中应用比较广泛。常用药有白芷、细辛、防风、藁本、红花、辛夷等。此外，芳香气味的药物也属辛味，并有辟秽、化湿的作用，常用薄荷、藿香、木香、丁香、麝香、佩兰等。

(2) 甘味：具有补益、调和药性的作用。此类药多质润，富含油脂，善于补益气血、滋阴润燥，用之可强身健体、延衰驻颜。甘味药在美容保健中应用最多。常用药有甘草、绿豆、熟地黄、黄精、白术、何首乌、麦冬、柏子仁等。

(3) 酸味：有收敛、固涩的作用，在美容中常用于收湿敛疮，治疗皮肤湿疮、烧烫伤及疮疡溃后久不收口。常用药有五倍子、龙骨、牡蛎、赤石脂、乌贼骨等。

(4) 苦味：具有清热泻火、泻下通便、燥湿等作用。在美容治疗中，可用于清泻火热治疗疮疡，清热燥湿治疗痤疮，通泄热结治疗便秘。常用药有大黄、黄芩、黄连、黄柏、栀子、龙胆草等。

(5) 咸味：有软坚、散结、泻下作用。在美容中多用以治疗肿块及便秘等，也常用于治疗结节、囊肿型痤疮。常用药物有海藻、昆布、芒硝等。

(6) 淡味：有渗湿、利水作用。多用以治疗肥胖、疮疡等。常用药物有茯苓、猪苓、薏苡仁、通草、滑石等。

(7) 涩味：同酸味，能收敛固涩，但不具备酸味的生津、化阴的作用。常用药有龙骨、牡蛎、莲子等。

3. 药物升降浮沉与美容保健　升降浮沉是指药物向上、向外或向下、向内的作用趋向。在美容治疗头面部的损容性疾病时，常选用具有轻扬上浮性能的中药，或在方剂中配伍此类药物以引药上行，直达病所，如防风、荆芥、藁本、升麻、白芷、薄荷等；但当损容性疾病具火热、湿停、积滞等临床特征时，则又常选用具有沉降、内收性能的中药，如黄连清心胃之火，赤小豆利水，生龙牡收湿敛疮等。

4. 药物归经与美容保健　归经是指药物主要对某经（指脏腑及其经络）或某几经发生明显作用，而对其他经则作用较小，或没有作用，实际是药物对于机体某部分的选择性作用。美容中药以归肝、肺、脾、胃、大肠经为多，其次为心、肾二经。

5. 药物毒性与美容保健　毒性即指药物的“偏性”。偏性较小或无毒的药物可久服，为美容保健的首选药；偏性中等的药物一般用于祛邪、扶正、愈疾，为美容的治疗用药；偏性较大的药物是真正有毒的药物，用之不当会导致中毒，危害性较大，甚至危及生命。在中医美容外治法中，常选用此类药以解疮毒、杀虫、祛腐生新等。美容常用药中如艾叶、苦杏仁、硫黄、朱砂均归为有毒中药，使用时应严格控制用量。

（二）中药的化学成分与美容保健

现代理化研究证明，中药中具有美容作用的化学成分主要有如下9类：

1. 蛋白质、肽和氨基酸类　此类物质美容作用广泛，如抑菌、抗感染、愈伤、修复、保湿、润肤、润发、营养、增白、抗过敏、抗老化、祛斑等。含此类物质的中药有茯苓、绿豆、赤小豆、泽兰、地黄、阿胶、白僵蚕、蝉蜕、乌蛇、大枣、当归、人参、黄芪、蒲公英、玄参、半夏、天冬、天花粉、桑寄生等。

2. 激素与酶类　激素调节、控制着机体的生长、发育、代谢和衰老等生命过程。不同的激素具有不同的作用,如表皮生长因子能刺激表皮和上皮细胞,直接促使表皮增生和角质化,还有消炎、镇痛、促进皮肤和黏膜愈合、护肤、保湿等作用,在哺乳动物体内都存在,可从动物类中药中获取;又如赤霉酸,是植物激素的一种,具有明显的抑制黑素细胞活性的功能,在许多植物种子的胚芽中都存在。酶具有催化活性,不同的酶有不同的作用,如脂肪酶可分解油脂,配入化妆品中有清洁功能,在动物的胰脏、蓖麻种子中存在。

3. 糖类　糖类在中草药中分布十分广泛,一些补益药如山药、何首乌、黄精、地黄、白木耳、大枣等,均含有大量糖类。糖类俗称碳水化合物,有广泛的美容作用。如黄芪多糖是免疫促进剂;鹿茸多糖可抗溃疡;蘑菇多糖可愈伤、抗感染、抗肿瘤;壳聚糖有优良的保湿功能;肝糖有保湿和营养作用;透明质酸可延缓皮肤衰老等。

4. 有机酸类　有机酸广泛地存在于植物体尤其是具有酸味的果实中,如乌梅、覆盆子、山楂、木瓜、苹果、芥菜、胡桃、升麻、阿魏、胡椒、大黄、马齿苋、荷叶等。其种类和化学结构多种多样,具有多种美容功效。如硫辛酸可以加强皮肤代谢功能,抑制皮脂过多分泌;壬二酸可以增加皮肤渗透性;果酸可以软化表皮角质层,祛除皮肤外层坏死细胞;亚油酸有保湿、抗过敏、抑制酪氨酸酶活性作用;阿魏酸有抗氧化和吸收紫外线作用等。

5. 生物碱类　生物碱较广泛存在于各种中草药中,如附子、黄连、黄柏、白杨皮、商陆、火麻仁、马齿苋、莲子、赤芍、黄芪、白鲜皮、大枣等。这是一类存在于生物体(主要是植物)中的含氮有机化合物,有类似碱的性质,绝大多数具有显著生理活性。如汉防己碱具有抗菌、消炎、抗过敏、镇痛、抗肿瘤作用;尿囊素可提高皮肤、毛发吸水能力,有软化角蛋白的作用;茶碱外用可加速黑素的生成;苦参碱可抑制酪氨酸酶活性等。

6. 皂苷类　皂苷广泛存在于植物界,许多中草药如人参、远志、桔梗、甘草、知母、柴胡等的主要有效成分都是皂苷。其活性物的美容作用较广,如熊果苷有抑菌、抗感染作用;积雪草苷可促进伤口愈合,刺激肉芽生长;丝瓜皂苷能提高细胞活性及愈合伤口,调理皮肤,有广谱抗菌性,抗感染性,可刺激头发生长;齐墩果苷能抑制酪氨酸酶活性;柴胡皂苷可吸收紫外线;山茶皂苷可延缓皮肤角质化从而去头屑、防脱发等。

7. 黄酮类　含黄酮类化合物的中草药很多,如金银花、黄芩、高良姜、桑叶、槐角、葛根、射干、莲子、松叶、侧柏叶、桑寄生等。这是一类存在于自然界、具有 2- 苯基色原酮结构的化合物,多有颜色,在植物体内大部分与糖类结合成苷,具有多种生理活性。黄酮类化合物对紫外线和可见光均显示强烈的吸收作用,并可与溶液中的金属离子相结合而具抗氧化性,具有降低血脂、抗菌、抗病毒、泻下等作用,如芦黄素能生肌并愈伤,抗氧性能强;黄芩黄素有抗菌、抗感染及抗变态反应作用;桑黄素有很强的抗氧性;槲皮素可增强毛细血管抵抗力,降低毛细血管脆性,并能吸收大量的紫外线;根皮素可减少皮脂的分泌等。

8. 酚类及醌类　厚朴、生姜、曼陀罗、何首乌、姜黄、丹皮等均含酚类化合物。简单的酚类衍生物具有挥发性，是精油的组成部分。较为复杂的酚类衍生物大多具有显著的生物活性，如厚朴酚能抗菌、抗感染、抗溃疡，并能抑制透明质酸酶的活性，对酪氨酸酶也具有抑制作用；熊果苷能显著抑制酪氨酸酶活性；姜黄素能吸收紫外线等。紫草、茜草、赤芍、何首乌、蒲公英等均含有醌类化合物，具有广泛的生物活性。如胡桃醌能抑制睾丸激素 5α- 还原酶的活性，从而防止脱发；芦荟苷可强烈吸收紫外线，具有保湿，调理皮肤的功能；番泻苷对酪氨酸酶和透明质酸酶都有抑活作用等。

9. 萜类　母菊、橘皮、佛手、芍药、香附、松脂、紫苏、海藻、茯苓、丁香等中草药中均含萜类化合物。这是一类天然的烃类化合物，其分子中具有 5 个碳的基本单位，多具有不饱和键。凡由异戊二烯聚合衍生的化合物，其分子式符合 $(C_5H_8)_n$ 通式的均称萜类化合物，具有多种生物活性。如芍药苷可抑菌、抗敏、抗氧化；维 A 酸对角质有溶解作用，可抗感染、吸收紫外线。中草药中挥发油成分以萜类化合物为多。

除以上 9 大类外，中草药中还含有甾体化合物、鞣质、香豆精衍生物等物质，分别具有不同的生物活性，在美容中起着重要作用。此外，美容中药尤其是矿物药中还含有多种无机元素，在美容中也发挥重要作用。

二、中药美容保健方法

中药美容保健法是通过中药的内服、外用来防病健身、延衰驻颜的一种美容方法。中药美容保健法是中医美容各种方法中内容最丰富的一部分，保健型美容中药多具有滋润肌肤、防皱除纹、悦色增白、护发增辉、护肤防裂等作用，如古代本草文献中所谓“好颜色”“悦泽人面”“白丽”等功效。中药美容保健法因其内容丰富，故又是各种美容方法中最重要的一种，成为目前中医美容的重点研究内容。

美容中药运用于临床，方法多样。根据给药途径的不同，可分为内治法和外治法，根据临床的不同需要又可制成各种不同剂型，以求得到最好的疗效。

（一）内治法

内治法是通过内服中药，来达到调理脏腑、气血、经络的作用，起到美容的效果。

1. 常用法则及药物

(1) 祛风法：指宣散疏风或养血息风的方法。外风宜疏散，包括疏风散寒、疏风清热、疏风祛湿等；内风宜息，包括凉血息风、养血息风、平肝息风等。祛风药多为辛味，性发散，适用于皮肤瘙痒、黄褐斑、白癜风等疾病。

常用药物：白芷、藁本、细辛、防风、辛夷、羌活、独活、前胡、桔梗、薄荷、蝉蜕、葛根、升麻、白僵蚕、桑叶、荆芥、白蒺藜、白附子、桂枝等。

(2) 清热法：热邪是损容性疾病的重要致病因素，清热法即用寒凉药物清热解毒的方法，应用较广泛。临床应用要分清火之虚实。实火者，火毒炽盛应清热解毒，热在气分应清热泻火，热在血分应清热凉血；虚火者宜养阴清热。清热药多为苦味，性寒，适用于疮疡、疖肿、痤疮等疾病。

常用药物：石膏、黄连、知母、黄芩、黄柏、栀子、天花粉、生地黄、赤芍、牡丹皮、蒲公英、紫花地丁、地骨皮、苦参、连翘、金银花、侧柏叶、竹叶、大青叶、水牛角、白鲜皮、地肤子、浮萍、石斛、菊花、芦荟、白蔹等。

(3) 祛湿法：是用化湿、燥湿或利湿药物祛除湿邪的方法。湿邪分外湿和内湿。外湿多由六淫之湿邪侵袭人体所致；内湿多由脾失健运所致。湿在上焦者宜化，湿在中焦者宜燥，湿在下焦者宜利。祛湿药多为淡味，适用于肥胖症、湿疮、粉刺等疾病。

常用药物：皂角、瓜蒌、白芥子、昆布、半夏、藿香、佩兰、白豆蔻、茯苓、白术、苍术、泽泻、滑石、扁豆、薏苡仁、茵陈等。

(4) 理气法：是用理气药物调畅气机、流通气血的方法。情志内伤，肝气郁结，痰湿阻滞等均可造成气机不畅，临床常用疏肝解郁法使肝气条达，气机通畅。该法常与其他治法并用，如理气祛痰、理气化湿、理气活血等。理气药多为辛味，性温，适用于黄褐斑、粉刺、浮肿等疾病。

常用药物：木香、香附、沉香、檀香、甘松香、厚朴、柴胡、陈皮、青皮、郁金、丁香、玫瑰花等。

(5) 化瘀法：是用活血化瘀的药物疏通瘀阻，通畅血液的方法。瘀血可由气滞、气虚、寒凝、血热等原因造成，故临床上化瘀法常配合理气法、益气法、温经法、凉血法同用。活血化瘀药多为辛温之性，适用于血瘀引起的面色晦暗、黄褐斑等疾病。

常用药物：川芎、丹参、益母草、桃仁、红花、月季花、凌霄花、苏木、麝香、当归等。

(6) 补益法：是用扶正补虚的药物弥补人体先天或后天不足，消除虚弱，恢复正气和延缓衰老的一种方法。通常分为益气、养血、滋阴、温阳四法。临床可单独使用，也可互相配合使用。补益药物多味甘，适用于驻颜、防皱、润面、乌发等美容保健法。

常用药物：人参、西洋参、党参、黄芪、黄精、何首乌、枸杞、龙眼、蜂蜜、甘草、大枣、黑芝麻、熟地黄、鹿茸、女贞子、旱莲草等。

2. 常用剂型

(1) 汤剂：把一种或多种药物配伍成方，按煎法要求加水煎煮后，去渣取汤制成的液体剂型。适用于治疗各种损容性疾病。其特点是吸收快，奏效迅速，作用强，并可根据病情变化加减使用。

(2) 散剂：将药物粉碎、过筛、混合均匀，制成粉末状制剂。内服散剂有两种类型，一种为末细量少者，可直接冲服；另一种研成粉末，临用时加水煮沸十几分钟后服用，如人参蛤蚧散。后一种又称煮散，类似于汤剂，但由于药材已研成粗末，颗粒小，有效成分容易煎出，故用量较之汤剂要小得多，且制作简便，便于携带，不易变质，适用于需较长期服用者。

(3) 丸剂：根据配方将药物研成细末，以蜜、水，或米糊、面糊、酒、醋等作为赋形剂制成的球形固体剂型。临床上常用的丸剂有蜜丸、水丸和浓缩丸。其中又有大丸和小丸的不同。丸剂的主要特点是吸收缓慢，药效持久，体积小，服用、携带、贮存方便，适用于体弱和需长期服用者，如六味地黄丸。

(4) 片剂：将中药加工后或提炼后与辅料混合压制成的一种片状剂型。其用量准确，体积小，多用机械生产，效率高，成本低，贮运方便，是现代常用剂型，如参茸片、牛黄解毒片等。

(5) 胶囊剂：将药物细粉或提取物直接分装于硬质空胶囊或具有弹性的软胶囊中制成固体制剂。胶囊剂有硬胶囊、软胶囊和肠溶胶囊等，已是现代美容保健用品的常用剂型，如排毒养颜胶囊。

(6) 膏剂：分内服和外用。内服膏剂是将饮片加热煎煮后，除去药渣，而后再用微

火浓煎,最后加入砂糖、冰糖或白蜜制成的半液体剂型。其特点是便于服用。中药内服美容滋补品多采用膏剂,味甜营养丰富,故又称膏滋,如阿胶膏。

(7) 酒剂:又称药酒,是用酒(一般用白酒或黄酒)为溶媒浸取药物中的有效成分,过滤所得的澄明浸出液。美容用酒剂多系补益之品,既具有药物的补益作用,又具有酒的通血脉、行药势的功能,特别适宜饮酒者,如枸杞酒。

(8) 露剂:又称药露,是将含有挥发性成分的药物放入水中加热蒸馏所收集的蒸馏液。多用新鲜药物制作。其气味清淡,便于口服,一般作为饮料服用,夏天尤为常用,如金银花露。

(9) 冲剂:是在糖浆和汤剂的基础上发展起来的一种剂型。将药材提取物加适量赋形剂或部分药物细粉制成的干燥颗粒状或块状制剂,用时以开水冲服。冲服剂较丸剂、片剂作用迅速,较汤剂体积小,重量轻,易于运输、携带,服用方便,如益母草冲剂。

(二) 外治法

外治法通过熏洗、湿敷、扑撒、涂擦、浸浴、贴敷、喷雾、电离子导入、超声波导入等方法,促进皮肤对药物的吸收,达到疏通经络、行气活血、软坚散结、逐步清污、除皱增白、滋润皮肤的目的,从而起到美容的效果。它利用药物的性能,直达病所,起效很快。

1. 常用法则及药物

(1) 止痒法:用具有祛风、燥湿、杀虫、养血作用的药物制成各种外用剂型作用于体表患处,达到止痒目的。

常用药物:防风、荆芥、苍耳子、蝉蜕、薄荷、樟脑、冰片、威灵仙、地肤子、白鲜皮、苦参、蛇床子、羊蹄、川椒、艾叶、当归、何首乌等。

(2) 清热解毒法:是用寒凉的药物制成各种外用剂型,用于体表患处或局部,达到清解体内和局部蕴结热毒的治法。临床常用于毒热证,如疮痈红肿等。

常用药物:黄连、黄芩、黄柏、虎杖、马齿苋、大黄、栀子、青黛、紫花地丁、大青叶、寒水石、牛黄、儿茶等。

(3) 养血润燥法:用养血润燥的药物制成软膏、油剂、面膜等外用剂型,涂于体表局部以达到滋阴补血、滋养皮肤的目的。临床常用于各种慢性瘙痒性、肥厚性皮肤病及皮肤干燥、老化等。

常用药物:核桃、地黄、当归、蜂蜜、蜂蜡、松脂、杏仁、猪脂、羊脂、麻油、蓖麻油等。

(4) 活血法:是用活血药制成各种软膏、油剂、面膜等外用剂型用于体表局部,以达到活血化瘀目的的治法。临床上常用于治疗血瘀之证,如皮肤色暗、紫红、瘀斑、血丝、结节等。

常用药物:川芎、赤芍、丹参、蒲黄、当归、红花、五灵脂、三棱等。

(5) 收湿法:用具化湿、淡渗、收敛作用的药物制成粉剂、洗剂、散剂、软膏等外用剂型,用于体表患处,以达到祛除湿邪的目的。临床常用于水疱、脓疱等。

常用药物:熟石膏、炉甘石、滑石、赤石脂、煅龙骨、煅牡蛎、蛤蚧粉、五倍子、儿茶、海螵蛸、苍术等。

(6) 退黑祛斑法:是用具有增白祛斑作用的药物制成软膏、面膜等外用剂型,用于皮肤局部以消除色素沉着或增白皮肤退黑祛斑的一种治法。临床常用于色素沉着性疾病或面部皮肤晦暗。

常用药物：当归、川芎、桃仁、红花、珍珠、防风、柴胡、白茯苓、白附子、白芍等。

(7) 腐蚀肌肤法：用具有腐蚀作用的药物制成软膏或糊剂，涂敷于体表患处，腐蚀痣疣或剥蚀表皮以祛斑。临床常用于疣目、黑痣、蟹足肿、雀斑、黧黑斑等病证。过敏者禁用。

常用药物：鸦胆子、乌梅、石灰、木鳖子等。

2. 常用剂型

(1) 粉剂：是将各种不同的药物研成粉末制成的药剂。粉剂多来源于植物或矿物中药的药粉，少数来源于动物药。一般可作洗面药或粉底。除少数干性皮肤不太适合使用外，一般可用于各种皮肤类型的人，应用范围较广泛。

(2) 混悬剂：又名洗剂、悬垂剂、水粉剂、振荡剂，是水与粉(含粉 30%~50%)混合而成的药剂。为了起到助悬浮和滋润保湿作用，常常在该类制剂中加 10% 甘油。作用基本与粉剂相同。使用前需振荡均匀，使水分与药物充分混匀，用纱布或毛刷蘸药液涂布在皮损上，每日数次，如硫黄洗剂。

(3) 溶液：将单味中药或复方加水煎熬至一定浓度后的药液，或用开水将药粉冲烊冷却后的药液称为溶液。此外将新鲜植物草药捣汁，或以酒、醋等作溶剂的制剂亦可归于此类。溶液有外洗和湿敷两种用法。外洗的主要目的是清洁病损部位，湿敷有消炎、退肿、收敛的作用，如硼酸溶液。

(4) 软膏：是将药物加入适宜的基质中，制成均匀、细腻、易于涂布于皮肤、黏膜或病损面的半固体状外用制剂。具有不易干燥，易于黏着人体体表，作用持久深入，可保护皮肤，防止外界物理、化学因素影响等特点。外用软膏在美容保健中用途极广，各类美白、驻颜、润肤的面脂、手脂均为软膏剂。

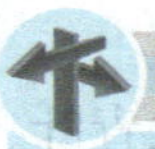

知识链接

软膏的分类

软膏根据基质和制备方法的不同，可分为六类。①调膏：用动物油或植物油(现代还可用矿物油如凡士林)调和药末成糊状即成。②熬膏：以水或酒作溶媒，将生药中的可溶成分加热溶出，滤净去渣，再加热浓缩而成，也可直接用生药汁加热浓缩制备。③油蜡膏：系用植物油或动物油煎熬药料，滤净，再加蜂蜡或虫白蜡成膏。④捣研膏：用富含油脂的生药捣研而成。⑤醋膏：以醋为溶媒，按照熬膏的方法制备而成。⑥蜜膏：以蜂蜜配合药物细末制备成的膏剂。

(5) 硬膏剂：将中药放在植物油中煎熬至枯，除去药渣后再加黄丹、松香等收膏，待呈暗黑色后，涂布于布或纸等裱褙材料上。具有软坚散结、搜风止痒、护肤防裂的作用。常用于牛皮癣、疣、角化性皮肤病等。

(6) 油剂：油剂是将植物油调配适量的药粉混合调匀成糊状制成；或将药物浸在植物油中煎熬至枯，去渣，再加入适量黄蜡即成；还可以直接从动物药或植物药中压榨取油不调配药粉，多用花生油、芝麻油或菜子油。由于油剂为不饱和脂肪酸，其性缓和而无刺激性，有收湿、润燥、止痒的功效。

(7) 乳剂：在乳化剂的作用下，油相和水相物质融合形成的乳液样制剂称为乳剂。乳剂性质稳定缓和，静置后不分离，有清热、止痒、消炎的功能。乳剂的分散度

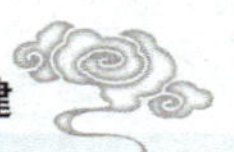

较大，渗入皮肤的力量较强，可增加药物的疗效，减少药物的使用剂量，如各类中药洗面奶。

(8) 膜剂：将中药成分加入成膜材料可以制成剥离面膜；将中药粉末或萃取物加入淀粉中可以制成软膜。膜剂具有保湿、营养、促进吸收和清洁的作用，在美容保健中有非常好的发展前景，如芦荟面膜、人参面膜等。

3. 给药方法　外用美容药物的作用是通过美容药物成分释放、透入皮肤并到达皮肤组织深部而实现的。其给药的方法多种多样，最常用的方法，除局部外敷之外还有中药药浴、超声药物透入、直流电药物离子导入、药物蒸气等。

(1) 中药药浴：指在水中加入中药或直接采用中药的煎液浸浴、洗浴或蒸汽沐浴身体，利用水的温热、按摩等物理作用以及药物的治疗作用，达到美容保健目的的一种美容方法。在药浴中，散布在水蒸气中的药物有效成分可通过口鼻黏膜吸收到体内，溶于水的有效成分则通过角质层、毛囊等进入体内，然后通过血液循环分布到机体各组织与器官而产生药效。现代研究表明，药浴液中的药物离子通过皮肤、黏膜的吸收、扩散、辐射等途径进入体内，避免了肝脏首过效应，减少了毒副作用，增加了病灶局部有效药物的浓度，直接针对病位发挥治疗作用。同时药浴液的温热效应能够提高组织的温度、舒张毛细血管、改善循环，从而达到治疗疾病或强身健体的目的。中药药浴一般采用浸浴、洗浴或蒸汽浴的方法。

(2) 超声药物透入：是运用超声波的作用将药物有效成分经过皮肤或黏膜，送入体内，从而达到美容保健目的的一种方法，简称“声透疗法”。

超声波在介质中传播时，可造成巨大的压强变化，它可使介质中的分子产生剧烈运动，相互摩擦，引起组织细胞容积和内容物移动、变化及细胞原浆环流，从而对组织内物质和微小细胞结构产生一种“微细按摩作用”，同时引起介质温度升高。超声波的这种机械作用、热作用和由此产生的理化作用，可增强细胞的活力、改善局部血液循环、加速新陈代谢。超声药物透入疗法还能将药物透入体内，同时保持药物的原有性能，这样超声波和药物同时产生作用，从而使疗效得到加强。

声透疗法治疗时首先要清洁皮肤，之后将含药物的耦合剂涂布于受治局部(可将中草药制成浸膏或霜剂作为耦合剂)，然后将超声头置于美容部位均匀移动，选用连续波，0.5~1W/cm^2 小剂量，速度约 1~2cm/s。每次使用时间 5~10 分钟，不超过 15 分钟，每日或隔日治疗 1 次，或每周 2 次。若采用穴位声透，可选 0.25~0.5W/cm^2 剂量连续波，每穴 0.5~2 分钟。

使用声透疗法时要注意保护声头，切忌碰撞与空载，否则易使声头中晶片破裂或过热损坏；避免烧灼伤，受治者如感觉局部有烧灼感或其他不适时，应立即关闭机器，在未查明原因前不得继续使用；眼周只能采取小剂量超声治疗，不要超过 1W/cm^2，每眼时间不超过 5 分钟，声波方向不要直对眼球，以免造成眼球损伤；禁用对皮肤有较强刺激的药物，注意药物过敏。

(3) 直流电药物离子导入：用直流电将药物离子通过皮肤导入人体内治疗疾病的方法称为直流电药物离子导入法，简称“药物离子导入”，是直流电疗法的一种特殊方式。

在药物溶液中，一部分药物解离成离子，在直流电的作用下，利用正负电极在人体外形成一个直流电场，在直流电场中加入带阴阳离子的药物，利用电学上“同性相斥，异性相吸”的原理，使药物中的阳离子从阳极、阴离子从阴极导入体内，达到治疗疾病的目的。

操作时将脱脂棉浸透药液裹于电极棒上。带正电荷的药棉裹于阳极棒上，带负电荷的药棉裹于阴极棒上，然后置于面部皮肤缓慢移动。非作用极握于受治者手中。剂量以电流密度为指标，一般选用 0.1~0.2mA/cm^2。每次治疗时间为 15~25 分钟，每日或隔日治疗 1 次。

使用时注意带正电荷的药物一定要从阳极棒导入，带负电荷的药物一定要从阴极棒导入，否则药物不能导入；配制药物所用溶剂一般为蒸馏水、乙醇、葡萄糖溶液等；易引起过敏的药物，导入前需做皮肤过敏试验；急性湿疹、出血倾向性疾病及对直流电过敏者禁用此法。

三、经典美容保健方剂举例

（一）内服方

1. 六君子汤

【来源】《医学正传》

【组成】党参 25g，茯苓 15g，法半夏、炙甘草各 9g，白术、12g，陈皮 5g。

【功效】 健脾益气，主治脾胃不和，不进饮食，上燥下寒，服热药不得者。

【用法】 加生姜 3 片，大枣 1 个，水煎服，每日一剂。

2. 逍遥散

【来源】《外科正宗》卷二

【组成】 当归 5g，白芍 5g，茯苓 5g，白术 5g，柴胡 5g，香附 2.4g，丹皮 2.1g，甘草 1.8g，薄荷 1.5g，黄芩 1.5g。

【功效】 和气血，开郁行滞，疏肝散结。

【用法】 上为粗末，每服二钱（6g），水一大盏，烧生姜一块切破，薄荷少许，同煎至七分，去滓热服，不拘时候。

3. 六味地黄汤

【来源】《小儿药证直诀》

【组成】 熟地黄 25g，山茱萸、山药各 12g，牡丹皮、茯苓、泽泻各 9g。

【功效】 滋阴补肾。

【用法】 上药加水适量共煎，去渣取汁，每天 1 剂，分两次服。

4. 肾气丸

【来源】《金匮要略》

【组成】 干地黄 240g，山药、山茱萸各 120g，泽泻、茯苓、牡丹皮各 90g，桂枝、附子（炮）各 30g。

【功效】 补肾助阳。

【用法】 上为末，炼蜜为丸，如梧桐子大。每服十五丸（6g），加至二十五丸（10g），酒送下，日再服。

5. 血府逐瘀汤

【来源】《医林改错》

【组成】 桃仁 12g，红花、当归、生地黄、牛膝各 9g，川芎、桔梗各 4.5g，赤芍、枳壳、甘草各 6g,柴胡 3g。

【功效】 活血通窍。

【用法】 水煎服,每日 1 剂。

6. 枇杷清肺饮

【来源】《外科大成》

【组成】 枇杷叶 12g,桑白皮 15g,黄芩、夏枯草、连翘各 9g,银花 15g,海浮石 30g,甘草 3g。

【功效】 清泄肺热,除湿散结,消除粉刺。

【用法】 水煎服,每日 1 剂。

7. 当归饮子

【来源】《外科大成》

【组成】 当归 10g,白芍 20g,川芎 10g,,熟地黄 10g,白蒺藜 15g,防风 10g,荆芥 10g,何首乌 15g,黄芪 15g。

【功效】 养血润肤,祛风止痒。

【用法】 水煎服,每日 1 剂。

8. 归脾汤

【来源】《济生方》

【组成】 蜜黄芪 6g,当归 6g,龙眼肉 6g,炒枣仁 4.5g,炒白术 4.5g,人参 3g,茯神 3g,远志 2.4g,木香 1.5g,炙甘草 1.5g,姜枣为引。

【功效】 养血安神,补心益脾,调经。

【用法】 水煎服,每日 1 剂。

9. 七宝美髯丹

【来源】《积善堂方》

【组成】 赤、白何首乌各 500g,赤、白茯苓各 500g,牛膝、当归、枸杞子、菟丝子各 240g,补骨脂 120g。

【功效】 补益肝肾,乌发壮骨,益精血。

【用法】 上为末,炼蜜为丸,如弹子大,共一百五十丸。每次一丸,一日三次,清晨温酒送下,午时姜汤送下,卧时盐汤送下。

10. 四物汤

【来源】《太平惠民和剂局方》

【组成】 熟地 12g,当归 10g,白芍 12g,川芎 8g。

【功效】 补血活血。

【用法】 水煎服,每日 1 剂。

(二) 外用方

1. 玉容散

【来源】《医宗金鉴》

【组成】 白牵牛、白蔹、白芷、细辛、白僵蚕、白术、甘松、白僵蚕、白及、白莲心、白茯苓各 30g,荆芥、独活、羌活各 15g,白附子、鹰条白、白扁豆各 30g,防风 15g,白丁香 30g。

【功效】 润面除斑,祛风止痒。

【用法】 共研细末。每用少许，放手心内，以水调浓，擦搓面上，30 分钟后，再以水洗面，早晚各一次。

2. 玉容丹

【来源】《备急千金要方》

【组成】 白附子、密陀僧、牡蛎、茯苓、川芎各 60g。

【功效】 祛风活血，润面除斑。

【用法】 上 5 味末之，和以羊乳。每夜涂面，以手摩之，30 分钟后以水洗面，早晚各一次。

3. 七白膏

【来源】《太平圣惠方》

【组成】 白芷、白蔹、白术各 30g，白及 15g，细辛、白附子、白茯苓各 9g。

【功效】祛除黑斑，润肤防皱。

【用法】 将以上各药物研成细末后，用鸡蛋清调成如弹子大小的小丸，阴干。每晚睡前用温水将脸洗净，将本品用温水化开，涂于脸上 20~30 分钟后洗去即可。可每日用，也可一周 2~3 次。

4. 玉肌散

【来源】《经验良方》

【组成】绿豆粉 240g，滑石、白芷各 30g，白附子 15g。

【功效】 祛风除斑，润肤泽颜。

【用法】 每晚临睡洗面后拭干，以末敷之，晨起洗去。

5. 孙仙少女膏

【来源】《鲁府禁方》

【组成】 黄柏皮、土瓜根各 9g，大枣 2 枚。

【功效】清热解毒，凉血散瘀。

【用法】 每日早起化汤洗面。

6. 玉容肥皂方

【来源】《女科切要》

【组成】 白元米 150g，肥皂角（去皮核）、枣肉各 120g，天花粉、胡桃肉、猪牙皂角各 240g，滑石、粉葛根、绿豆粉各 90g，白丁香 30g，橄榄（去核）40 个，北细辛 50g。

【功效】 洁肤滋肾，化瘀消斑。

【用法】 用苍耳草捣汁，取圆米饭和捣为丸，如弹子大小，每于洗面后擦之。

7. 长春散

【来源】《普济方》

【组成】 甘松 、藁本、藿香、白附子、细辛，广陵香、小陵香、茅香、白檀香、山柰、川芎、白芷各 60g，白丁香、白及、白蔹各 90g，天花粉、楮实子、牵牛各 120g，滑石、樟脑各 250g，皂角 1 250~1 750g，绿豆 200g。

【功效】洁面消斑。

【用法】以上方药共为细末，加白面 500g，和匀一处，后入樟脑再和匀，外用擦面。

8. 时珍正容散

【来源】《医宗金鉴》

【组成】 猪牙皂角、紫背浮萍、白梅肉、甜樱桃枝各 30g。

【功效】 除垢去斑，美化容额。

【用法】 每日早晚用少许，在手心内，水调浓搓面上，良久以温水洗去。

9. 养容膏

【来源】《简明医榖》

【组成】 防风、零陵香、藁本各 60g，白及、白附子、天花粉、绿豆粉、甘松、山柰、茅香各 15g，皂荚适量。

【功效】 祛风通络，去斑增香。

【用法】 涂面，不拘时。

第二节 西药美容保健

一、抗衰养颜药

人到中年后随年龄的增长，新陈代谢进入衰退状态，各器官功能开始减退，衰老也随之出现。目前，人类已经发现引起衰老的原因有自由基的增多，抗氧化酶活性的下降，单胺氧化酶活性的增强及免疫功能和内分泌功能的衰退等。因此抗衰老药物目前主要为自由基清除剂、单胺氧化酶抑制剂及其他抗衰老药物。

常见的自由基清除剂有超氧化物歧化酶（SOD）、谷胱甘肽过氧化酶（GSH-Px）、维生素 E、维生素 A 及其衍生物维 A 酸类药物。这些药物除通过清除自由基达到抗衰老之外，还通过其他机制起到美容保健的作用。如维 A 酸能增加真皮基质成分，恢复皮肤弹性，减少皱纹；抑制酪氨酸酶活性，减少色素形成；调节上皮细胞的角化，使皮肤光滑细嫩。维生素 E 可促进毛细血管及小血管增生，改善周围循环，延缓皮肤衰老。维生素 C 亦可减少色素的形成。

单胺氧化酶抑制剂有普鲁卡因制剂，通过抑制单胺氧化酶（MAO）的活性而起到抗衰老的作用。国内外目前已有普鲁卡因复方制剂的问世，而且其抗衰老作用已经通过临床验证。

其他抗衰养颜药物还有美托洛尔，主要用于治疗毛细血管扩张及美容保健；阿司匹林可抑制体内过氧化物的形成，起到养颜、抗衰老作用；透明质酸能够保持真皮结缔组织中的水分，其水解物能抑制酪氨酸酶活性和吸收紫外线而起到防光、保湿、增白的作用；胶原蛋白可补充皮肤层内蛋白数量，以注射方法除皱效果明显。

二、防光药

防光药也称防晒剂，目的在于防止 UVA、UVB 对皮肤的伤害。从光防护机制上讲，防晒剂可分为物理防晒剂和化学防晒剂。虽然作用机制不同，但都能阻止紫外线直接到达皮肤，从而减少紫外线对皮肤的损害。

（一）化学性防晒成分

化学性防晒成分属于紫外线吸收剂，是具有光化学活性的有机化合物，在紫外线照射下会发生光降解作用，能将紫外线吸收后再以一种较低的能量形式释放，避免紫外线对皮肤的直接损伤,故称为紫外线吸收剂。因为是在皮肤上发生化学反应,所以对皮肤仍有一定的刺激。

目前用得最多的化学防晒剂是含有羰基和共轭结构的芳香化合物,属于有机化合物。主要有:肉桂酸酯类、二苯甲酮类、水杨酸酯类、对氨基苯甲酸类、邻氨基苯甲酸酯类、樟脑类等,其中肉桂酸酯类化学防晒剂较常用。

(二) 物理性防晒成分

物理性防晒成分属于紫外线散射剂,物理防晒剂通常由"紫外线散射剂"如二氧化钛、氧化锌等组成。物理性防晒剂的作用机制是通过对紫外线的反射和散射作用来避免紫外线直接接触皮肤。具体是指利用防晒剂中的粒子,阻挡、反射或散射掉紫外线,减少到达皮肤的紫外线量。其最大的优点是性质比较稳定、作用时间长、安全性高、不会造成皮肤的依赖性。但物理防晒剂的缺点是会带给肌肤特殊的颜色,如涂抹不均匀容易在皮肤表面形成白色的膜,有碍美观,且用量过多时,皮肤感觉厚重,容易堵塞毛孔。

三、脱色药

皮肤光老化所致的皮肤色素沉着、内分泌紊乱及外界接触物等均可使皮肤颜色加深,如黄褐斑、瑞尔黑变病等,可对容貌产生很大影响。而这些完全可以通过脱色剂得以改善或治愈。

临床上使用的脱色剂主要有两类:一类是角质剥脱剂,加快表皮细胞更替,使黑素颗粒向角质层移动,并随角质细胞一起脱落,达到脱色目的,如水杨酸、维 A 酸等;另一类为酪氨酸活性抑制剂或酪氨酸酶竞争抑制剂,可减少黑色素形成或减缓其形成速度,是目前应用较多的一类脱色剂,如 1%~2% 曲酸霜或凝胶、12%~15% 壬二酸霜、3%~5% 氢醌霜、10% 过氧化氢乙醇液等。

四、减肥药

肥胖的形成有多种原因,其防治应采取综合措施,如适当控制饮食,调整饮食结构,坚持体育锻炼等。同时,选择适当的减肥药物也能收到明显的效果。

(一) 中枢性食欲抑制剂

主要为苯丙胺及其衍生物,作用部位在下丘脑,可促进神经末梢去甲肾上腺素的释放、抑制去甲肾上腺素的再吸收,使神经末梢去甲肾上腺枯竭而抑制摄食。食欲抑制剂常和巴比妥类合并使用,以抵消神经兴奋的副作用。因该药可缓解疲劳、产生欣快感,故易成瘾和产生精神依赖性,不宜长期大剂量使用。对甲亢、青光眼、交感胺类过敏者,孕妇及危险职业者,如司机、炉前工、架子工等均不宜使用,另应注意该类药物与单胺氧化酶抑制剂合用可产生高血压。

(二) 消化吸收阻滞剂

利用某些药物减弱消化吸收的功能,减少能量的吸收和利用,从而达到减肥作用。

1. α- 淀粉酶抑制剂　使淀粉酶活性降低,营养吸收减少,食后血糖升高减慢、胰岛素分泌减少、脂肪合成降低,从而使体重减轻,尤适用于肥胖合并糖尿病者。

2. 瘦素　是一种由脂肪组织分泌的激素,进入血液循环后会参与糖、脂肪及能量

代谢的调节，促使机体减少摄食、增加能量释放、抑制脂肪细胞的合成，进而使体重减轻，减少营养吸收的药物。

3. 双胍类降血糖药　可增加肌肉组织的无氧糖酵解，增加葡萄糖的利用并减少其在肠道的吸收从而降低血糖。此类药物在治疗糖尿病时，常引起病人厌食而致体重减轻，而这一副反应，正可用于减肥治疗。双胍类降血糖药对正常人的血糖没有影响。因此，没有糖尿病的肥胖病人同样可以服用。

4. 代谢增强剂　能促进新陈代谢，加速脂肪分解。常用的有甲状腺片和三碘甲状腺原氨酸钠。

（三）代谢促进剂

通过促进组织氧化和产热，以消耗能量，提高代谢率，帮助减轻体重。常用 β_3 肾上腺素受体激动剂，与 β_3 受体结合后，可刺激脂肪酸的氧化和磷酸化，产生热能，增加能量消耗，当机体代谢增强后，可在不影响进食量的情况下帮助减轻体重，并能促进机体肌肉的合成代谢。

五、治痤疮药

痤疮是青春期最常见损容性疾病，多与青春期内分泌异常、皮脂腺功能亢进及微生物感染等因素有关。目前治疗方法是减少皮脂腺分泌、纠正毛囊皮脂腺异常角化、消炎，并积极控制瘢痕形成和防止炎症后色素沉着。

（一）抗雄激素药

青春期雄性激素分泌增多，可引起皮脂分泌增多、淤积毛囊而形成粉刺。螺内酯、西咪替丁及雌性激素类药物均可抵抗雄激素，抑制皮脂腺分泌，缓解痤疮临床症状。但雌性激素类药物可引起女性月经不调，男性患者女性化等副作用，故不适合长期使用，或男性禁用。

（二）抑制毛囊皮脂腺导管角化异常药

维 A 酸及其衍生物可抑制皮脂腺功能，抑制角化过程，并有一定抑制痤疮丙酸杆菌的作用。

（三）抗皮脂溢出药

硫酸锌或葡萄糖酸锌通过增加体内锌含量对皮肤直接起到收敛作用，并维持酶-雄激素系统正常功能，以抑制皮脂分泌，减轻皮肤油腻，对治疗痤疮有良好疗效。

（四）抗菌药

主要针对痤疮丙酸杆菌，多为广谱抗生素。如过氧化苯酰、米诺环素、红霉素、四环素、阿奇霉素等。

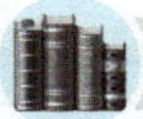

课堂互动

讨论：中药和西药在美容保健应用时，各自的优势和特点。

（张　薇）

扫一扫
测一测

复习思考题

1. 中药美容保健常用法则及药物有哪些？
2. 抗衰美容、脱色、治疗痤疮常用药剂的种类有哪些？
3. 药物美容外用时常用的给药方法有哪些？

第三章

经络美容保健

课件

03章PPT

扫一扫知重点

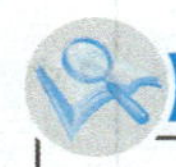

学习要点

美容腧穴的定位、作用、操作；针灸、推拿、拔罐、刮痧的操作方法。

经络美容保健是在中医理论指导下，利用针灸、推拿、刮痧及火罐等方法，对经络、腧穴或全息穴区进行刺激，以疏经通络、调和阴阳、调整脏腑，达到美容养颜、防病保健的目的。

第一节　美容常用经络腧穴

知识链接

腧穴的概念及作用

1. 腧穴是人体脏腑、经络之气输注于体表的特殊部位。是针灸的施术之处。

2. 腧穴的作用有三。①近治作用：指每一个腧穴均能治疗其所在部位及邻近脏腑组织器官病证的作用；②远治作用：指在十四经穴中，尤其是十二经脉肘膝关节以下的腧穴，不仅治疗局部及邻近部位病证，而且还能治疗本经循行所及的远隔部位的脏腑、组织、器官的病证，有的甚至有影响全身的作用；③特殊作用：指某些腧穴具有双向良性调节作用和相对的特异性作用。

一、手三阴经和手三阳经

（一）手太阴肺经

1. 起于中焦，向下联络大肠；2. 回绕过来沿着胃的上口；3. 通过横膈；4. 属于肺脏；5. 从肺系（气管与咽喉）横行浅出侧胸上部（中府穴）；6. 向下沿着上臂内侧，循行在手少阴心经、手厥阴心包经的前缘；7. 下行到肘窝中；8. 沿着前臂内侧桡骨的前缘；9. 进入腕后寸口；10. 经过鱼际部；11. 沿着鱼际的边缘；12. 止于拇指桡侧端（少商穴）。腕后支脉：13. 从腕后桡骨茎突上列缺穴分出，走向食指桡侧端（商阳穴），与手阳明大肠经相联接（图 3-1）。

本经联系的脏腑器官主要有肺、大肠、胃、气管、喉咙等。本经腧穴主要治疗喉、胸、肺病，以及经脉循行部位的其他病证。本经常用美容腧穴如下：

1. 尺泽（合穴）

【定位】 在肘区，肘横纹上，肱二头肌腱桡侧缘凹陷中（图 3-2）。

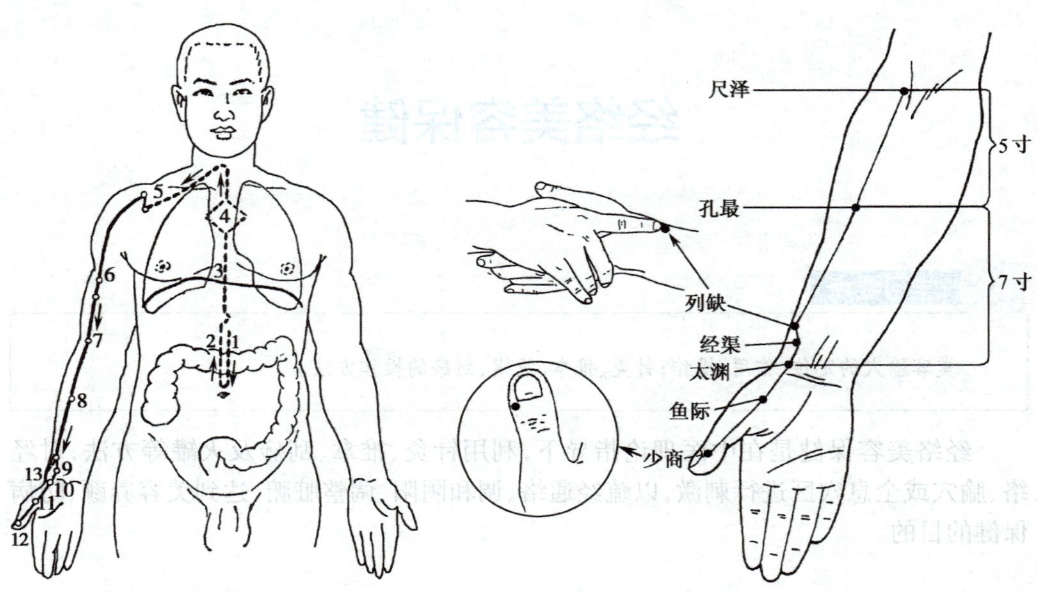

图 3-1　手太阴肺经循行示意图

图 3-2　手太阴肺经前臂穴位示意图

【功用】 清泄肺热，和胃理气，舒筋止痛。

【应用】 皮肤色素沉着、痤疮、酒渣鼻、过敏性皮炎、荨麻疹、上肢保健。

【操作】 直刺 0.8~1.2 寸，或点刺出血；可灸。

2. 列缺（络穴，八脉交会穴——通于任脉）

【定位】 在前臂，腕掌侧远端横纹上 1.5 寸，拇短伸肌腱与拇长展肌腱之间，拇长展肌腱沟的凹陷中（图 3-2）。

【功用】 宣肺理气，通经活络，利水通淋。

【应用】 皮肤瘙痒症、荨麻疹、痤疮、酒渣鼻、面瘫、偏头痛、颈痛、水肿、上肢保健。

【操作】 向上斜刺 0.3~0.5 寸；可灸。

3. 少商（井穴）

【定位】 在手指，拇指末节桡侧，指甲根角侧上方 0.1 寸（指寸）（图 3-2）。

【功用】 清泄肺热。

【应用】 痤疮、酒渣鼻、咽喉肿痛、声音嘶哑、手部保健。

【操作】 浅刺 0.1 寸，或用三棱针点刺出血；可灸。

（二）手少阴心经

1. 起于心中，出属于心系（心与其他脏器相连的组织）；2. 向下通过横膈，联络小肠。心系支脉：3. 从心系；4. 挟着食管上行；5. 连系于目系（眼球后与脑相连的组织）。心系直行主干：6. 从心系上行至肺，再横行向下浅出于腋窝部（极泉穴）；7. 沿着上臂内

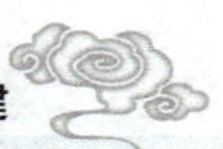

侧，循行在手太阴肺经、手厥阴心包经的后缘；8. 下行到肘窝，沿着前臂内侧后缘；9. 经掌后豌豆骨部；10. 进入掌内，行于第4、5掌骨之间；11. 沿小指的桡侧到指端(少冲穴)，与手太阳小肠经相联接(图3-3)。

本经联系脏腑器官主要有心、小肠、肺、心系、食管、目系等。本经腧穴主治心、胸、神志及经脉循行部位的其他病证。常用美容腧穴如下：

1. 少海(合穴)

【定位】 在肘前区，屈肘，在肘横纹内侧端与肱骨内上髁连线的中点处(图3-4)。

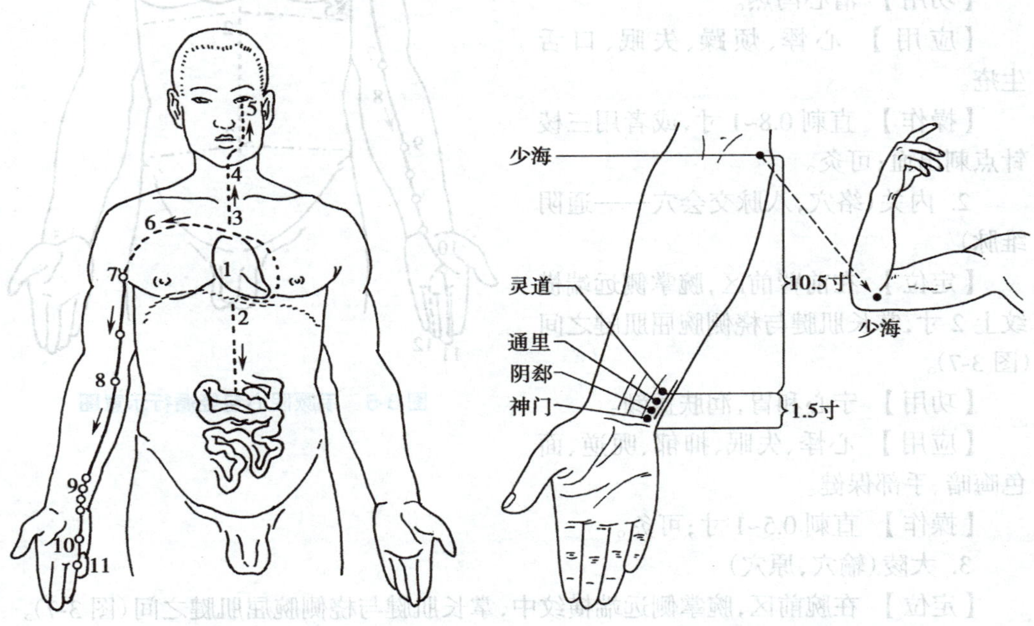

图3-3　手少阴心经循行示意图　　图3-4　手少阴心经前臂穴位示意图

【功用】 清心泻热。

【应用】 心经有热引起的烦躁、心悸、齿痛、牙龈肿痛。

【操作】 直刺0.5~1寸；可灸。

2. 神门(输穴，原穴)

【定位】 在腕前区，腕掌侧远端横纹尺侧端，尺侧屈腕肌腱的桡侧缘(图3-4)。

【功用】 清心，安神，助眠。

【应用】 心烦、心悸、健忘、失眠、手部保健。

【操作】 直刺0.3~0.5寸；可灸。

(三)手厥阴心包经

1. 起于胸中，出属于心包络；2. 向下通过横膈；3. 从胸至腹，依次联络上、中、下三焦。胸部支脉：4. 沿着胸中；5. 出于胁部，从腋下3寸的侧胸部(天池穴)；6. 上行到腋下；7. 沿着上臂内侧，循行在手太阴肺经、手少阴心经之间；8. 下行到肘窝中；9. 再向下行于前臂的掌长肌腱与桡侧腕屈肌腱之间；10. 进入掌中第2、3掌骨之间；11. 沿着中指桡侧到指端(中冲穴)。掌中支脉：12. 从掌中劳宫穴处分出，沿着无名指到指端(关冲穴)，与手少阳三焦经相联接(图3-5)。

本经联系的脏腑器官主要有心包、三焦。本经腧穴主要治疗心、胸、胃病，神志病及经脉循行部位的病变。常用美容腧穴如下：

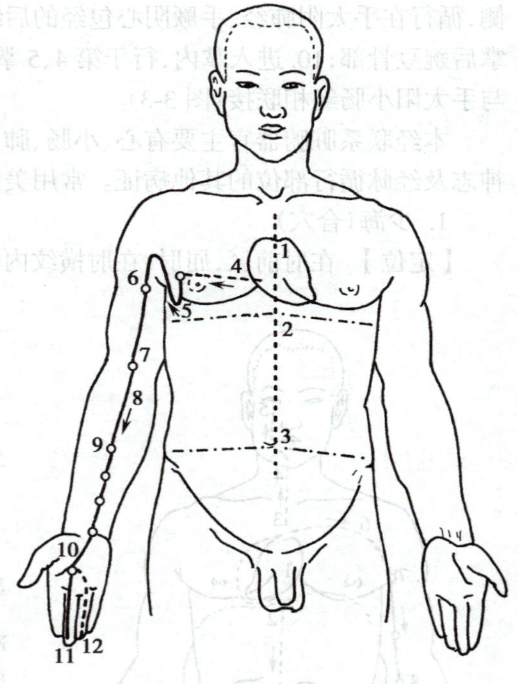

图 3-5 手厥阴心包经循行示意图

1. 曲泽(合穴)

【定位】 在肘前区，肘横纹上，肱二头肌腱的尺侧缘凹陷中(图 3-6)。

【功用】 清心泻热。

【应用】 心悸、烦躁、失眠、口舌生疮。

【操作】 直刺 0.8~1 寸，或者用三棱针点刺出血；可灸。

2. 内关(络穴，八脉交会穴——通阴维脉)

【定位】 在前臂前区，腕掌侧远端横纹上 2 寸，掌长肌腱与桡侧腕屈肌腱之间(图 3-7)。

【功用】 宁心和胃，润肤益颜。

【应用】 心悸、失眠、抑郁、呃逆、面色晦暗、手部保健。

【操作】 直刺 0.5~1 寸；可灸。

3. 大陵(输穴，原穴)

【定位】 在腕前区，腕掌侧远端横纹中，掌长肌腱与桡侧腕屈肌腱之间(图 3-7)。

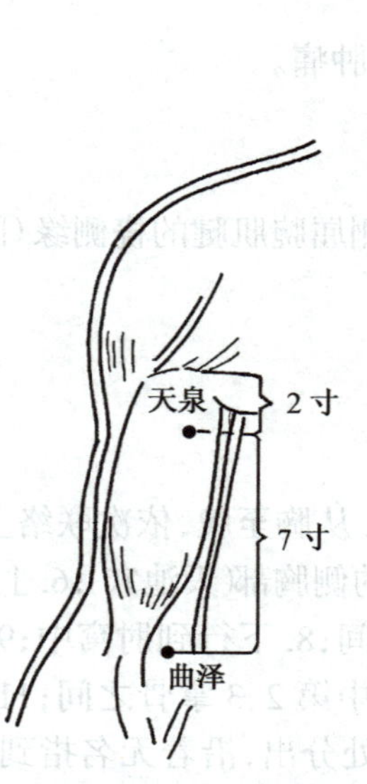

图 3-6 手厥阴心包经上臂穴位示意图

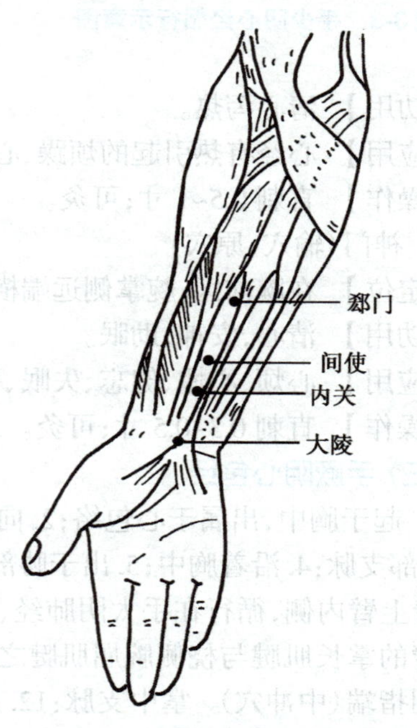

图 3-7 手厥阴心包经前臂穴位示意图

【功用】 清心凉血。

【应用】 心悸、易悲、面色晦暗、咽喉肿痛、手部保健。

【操作】 直刺 0.3~0.5 寸;可灸。

4. 劳宫(荥穴)

【定位】 在掌心,第 2、3 掌骨之间偏于第 3 掌骨,握拳屈指的中指尖处(图 3-8)。

【功用】 清心泻热。

【应用】 眩晕、心烦、失眠、口疮、口臭、鹅掌风、手掌多汗、手部皮肤皲裂、手部保健。

【操作】 直刺 0.3~0.5 寸;可灸。

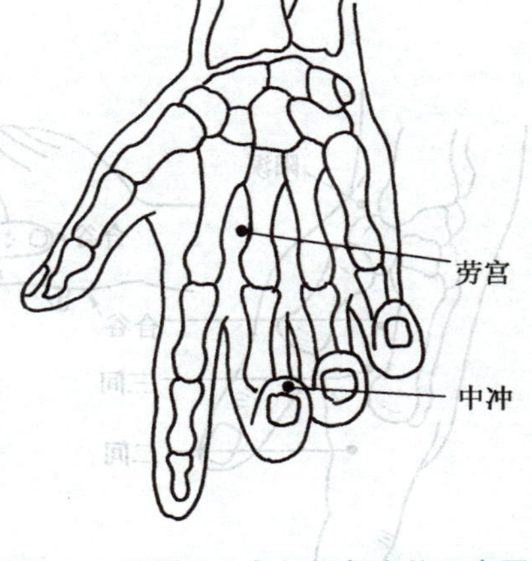

图 3-8　手厥阴心包经手部穴位示意图

(四)手阳明大肠经

1. 起于食指桡侧端(商阳穴),沿着食指桡侧上行;2. 经过掌背第 1、2 掌骨之间,进入拇长伸肌腱与拇短伸肌腱之间;3. 沿前臂桡侧缘;4. 至肘部外侧;5. 再沿上臂外侧前缘;6. 上走肩部;7. 沿肩峰前缘;8. 向后交会于大椎穴;9. 再前行向下进入锁骨上窝部;10. 联络肺脏;11. 通过横膈;12. 属于大肠。锁骨上窝部支脉:13. 从锁骨上窝部,上行颈旁;14. 经过面颊;15. 进入下齿龈中;16. 回绕至上唇,左右两脉在水沟穴交叉后,左脉向右,右脉向左,上行至鼻翼两旁(迎香穴),与足阳明胃经相联接(图 3-9)。

本经联系的脏腑器官主要有大肠、肺、口、下齿、鼻等。本经腧穴主要治疗头面、五官、咽喉病,胃肠病,热病以及经脉循行部位的其他病证。本经常用美容腧穴如下:

1. 合谷(原穴)

【定位】 在手背,第 1、2 掌骨间,第 2 掌骨桡侧的中点处(图 3-10)。

【功用】 通经活络,清热解表,镇静止痛。

【应用】 面瘫、面肌痉挛、痤疮、酒渣鼻、黧黑斑、咽喉肿痛、口臭、荨麻疹、皮肤瘙痒、皮肤过敏、腹泻、便秘、手部保健。

【操作】 直刺 0.5~1 寸,孕妇禁针;可灸。

2. 曲池(合穴)

【定位】 屈肘,肘横纹外侧端与肱骨外上髁连线中点(图 3-11)。

【功用】 调和气血,清热解表。

【应用】 各种热证、痤疮、酒渣鼻、皮肤过敏、黧黑斑、皮脂溢出、口周皮炎、面瘫、肥胖、神经衰弱、心烦失眠、咽喉肿痛、手部保健。

【操作】 直刺 1~1.5 寸;可灸。

3. 肩髃

【定位】 肩部平举时,肩峰前下方凹陷处(图 3-11)。

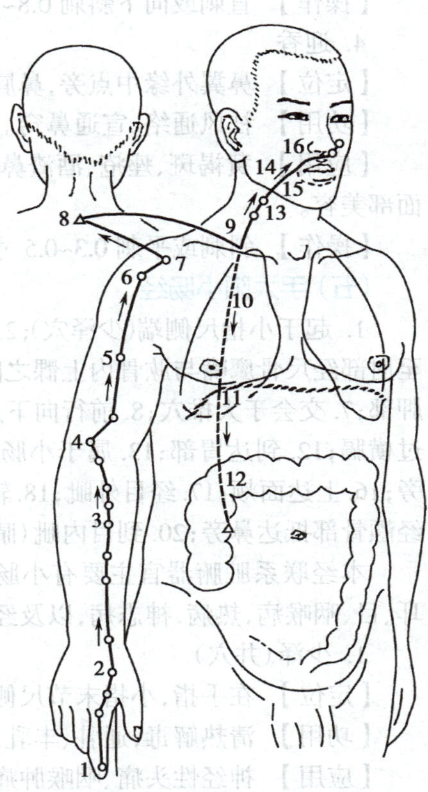

图 3-9　手阳明大肠经循行示意图

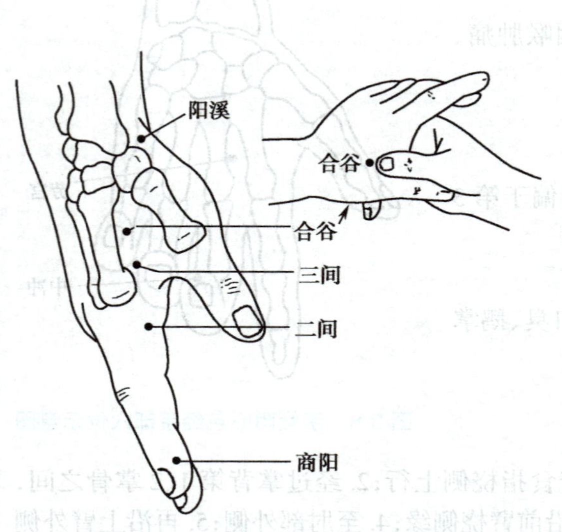

图 3-10 手阳明大肠经手部穴位示意图

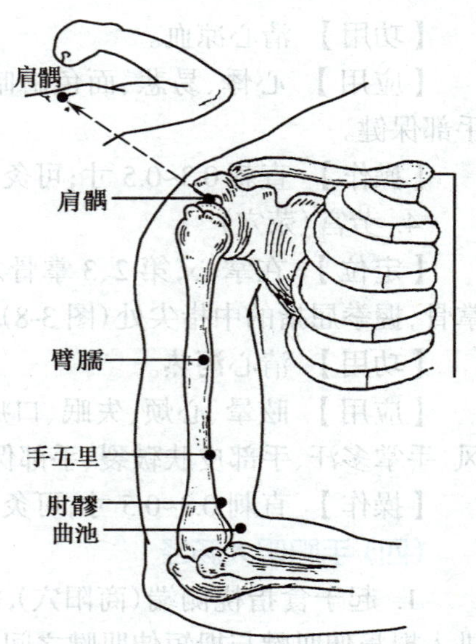

图 3-11 手阳明大肠经上臂穴位示意图

【功用】 祛风除湿,清热解表。

【应用】 荨麻疹、甲状腺肿大、颈淋巴结结核、腋臭、肩周炎、局部脂肪堆积、局部保健。

【操作】 直刺或向下斜刺 0.8~1.5 寸;可灸。

4. 迎香

【定位】 鼻翼外缘中点旁,鼻唇沟中(图 3-12)。

【功用】 祛风通络,宣通鼻窍。

【应用】 黄褐斑、痤疮、酒渣鼻、皮肤过敏、皮脂溢出、口周皮炎、面瘫、面肌痉挛、面部美容。

【操作】 斜刺或平刺 0.3~0.5 寸;不宜灸。

(五)手太阳小肠经

1. 起于小指尺侧端(少泽穴);2. 沿手掌尺侧上至手腕部;3. 直上沿前臂外侧后缘,至肘部经尺骨鹰嘴与肱骨内上髁之间;4. 沿上臂外侧后缘;5. 上出肩关节部;6. 绕行肩胛部;7. 交会于大椎穴;8. 前行向下进入锁骨上窝部;9. 联络心脏;10. 沿着食管;11. 通过横膈;12. 到达胃部;13. 属于小肠。锁骨上窝部支脉:14. 从锁骨上窝部;15. 沿着颈旁;16. 上达面颊;17. 经目外眦;18. 转入耳中(听宫穴)。面颊部支脉:19. 从面颊部分出,经颧骨部抵达鼻旁;20. 到目内眦(睛明穴),与足太阳膀胱经相联接(图 3-13)。

本经联系脏腑器官主要有小肠、心、胃、食管、眼、耳、鼻等。本经腧穴主治头项、耳、目、咽喉病,热病,神志病,以及经脉循行部位的其他病证。常用美容腧穴如下:

1. 少泽(井穴)

【定位】 在手指,小指末节尺侧,指甲根角侧上方 0.1 寸(指寸)(图 3-14)。

【功用】 清热解毒,通乳、丰乳。

【应用】 神经性头痛、咽喉肿痛、乳痈、乳汁少、手部保健。

【操作】 浅刺 0.1 寸,或用三棱针点刺出血;可灸。

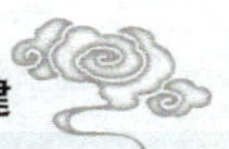

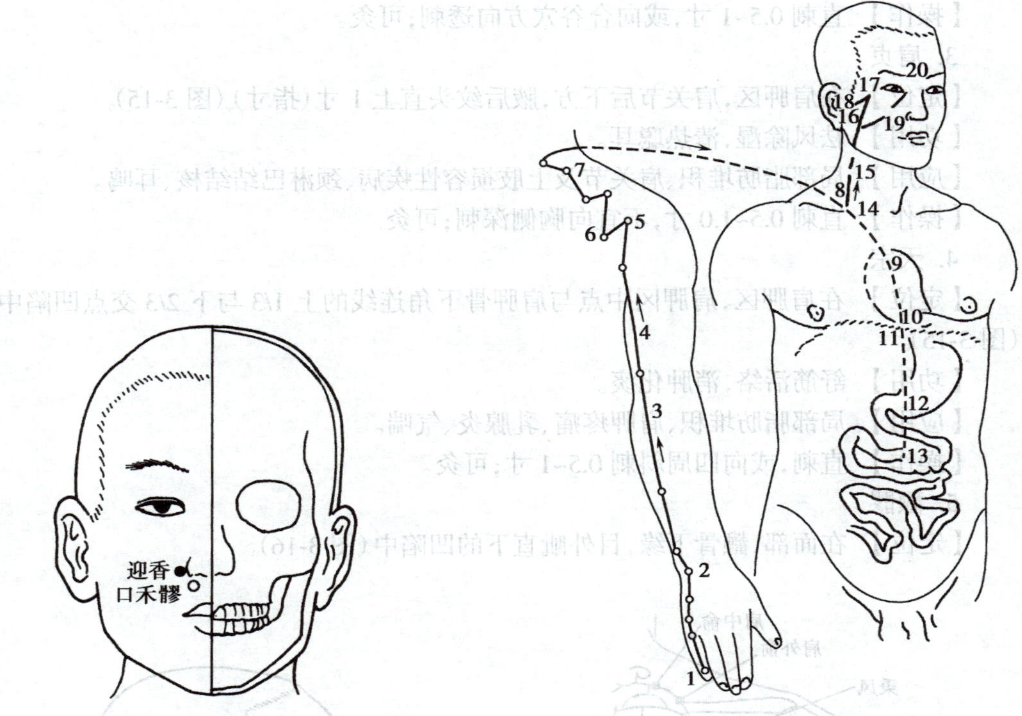

图 3-12 手阳明大肠经面部穴位示意图

图 3-13 手太阳小肠经循行示意图

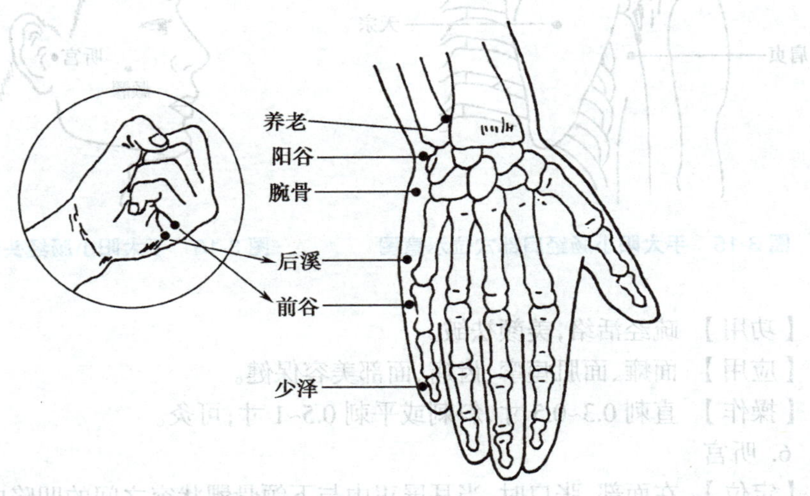

图 3-14 手太阳小肠经手部穴位示意图

2. 后溪(输穴,八脉交会穴——通督脉)

【定位】 在手掌尺侧,微握拳,当小指本节后的远侧掌横纹头赤白肉际处(图 3-14)。

【功用】 镇静安神,清热解毒。

【应用】 落枕、头项强痛、咽喉肿痛、急性腰扭伤、面瘫、眼睑闭合不全、烦躁、荨麻疹、手部保健。

【操作】 直刺 0.5~1 寸，或向合谷穴方向透刺；可灸。

3. 肩贞

【定位】 在肩胛区，肩关节后下方，腋后纹头直上 1 寸（指寸）（图 3-15）。

【功用】 祛风除湿，清热聪耳。

【应用】 局部脂肪堆积、肩关节及上肢损容性疾病、颈淋巴结结核、耳鸣。

【操作】 直刺 0.5~1.0 寸，不宜向胸侧深刺；可灸。

4. 天宗

【定位】 在肩胛区，肩胛冈中点与肩胛骨下角连线的上 1/3 与下 2/3 交点凹陷中（图 3-15）。

【功用】 舒筋活络，消肿化瘀。

【应用】 局部脂肪堆积、肩胛疼痛、乳腺炎、气喘。

【操作】 直刺，或向四周斜刺 0.5~1 寸；可灸。

5. 颧髎

【定位】 在面部，颧骨下缘，目外眦直下的凹陷中（图 3-16）。

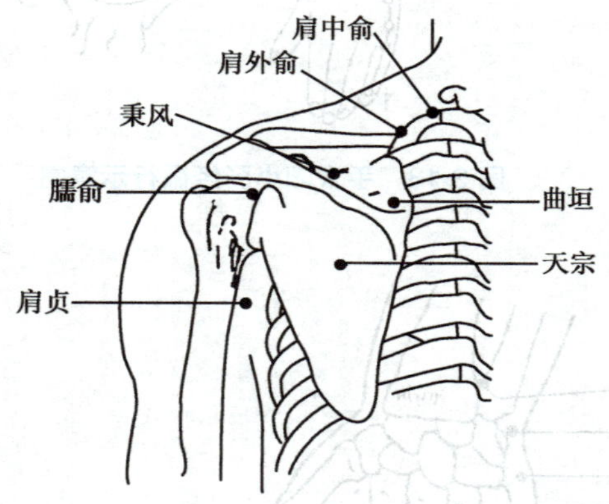

图 3-15　手太阳小肠经肩部穴位示意图

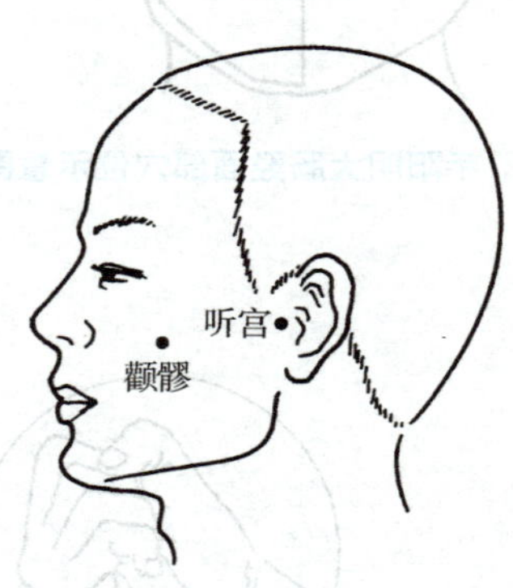

图 3-16　手太阳小肠经头部穴位示意图

【功用】 疏经活络，美颜祛皱。

【应用】 面瘫、面肌痉挛、齿痛、面部美容保健。

【操作】 直刺 0.3~0.5 寸，斜刺或平刺 0.5~1 寸；可灸。

6. 听宫

【定位】 在面部，张口时，当耳屏正中与下颌骨髁状突之间的凹陷中（图 3-16）。

【功用】 聪耳除皱。

【应用】 耳鸣、齿痛、面部美容保健。

【操作】 张口，直刺 1~1.5 寸；可灸。

（六）手少阳三焦经

1. 起自无名指尺侧端；2. 上出于 4、5 两指之间；3. 沿手背至腕部；4. 向上经尺、桡两骨之间；5. 通过肘尖部；6. 沿上臂后；7. 到肩部；8. 在大椎穴处与督脉相会；9. 又从足少阳胆经后，前行进入锁骨上窝；10. 分布在两乳之间，脉气散布联络心包；11. 向下贯穿膈肌，统属于上、中、下三焦；12. 其分支从两乳之间处分出；13. 向上浅出于锁

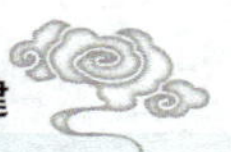

骨上窝；14. 经颈至耳后；15. 上行出耳上角；16. 然后屈曲向下至面颊及眼眶下部；17. 另一支脉从耳后进入耳中，出行至耳前；18. 在面颊部与前条支脉相交；19. 到达外眼角，与足少阳胆经相接（图 3-17）。

本经联系的脏腑器官主要有三焦、心包、耳、眼、膈等。本经腧穴主治头、目、耳、颊、咽喉、胸胁病和热病，以及经脉循行经过部位的其他病证。常用的美容腧穴有：

1. 中渚（输穴）

【定位】 手背部，当掌指关节后方，第 4、5 掌骨间凹陷（图 3-18）。

【功用】 清热散风，舒筋活络。

【应用】 湿疹、疣、皮肤瘙痒症、丹毒、目赤肿痛、面瘫、头痛、耳鸣、耳聋、手部冻疮、肘臂肩背疼痛。

【操作】 直刺 0.3~0.5 寸；可灸。

2. 外关（络穴，八脉交会穴——通阳维脉）

【定位】 在前臂背侧，阳池与肘尖的连线上，腕背横纹上 2 寸，尺骨与桡骨之间（图 3-19）。

【功用】 疏风清热，明目止颤。

【应用】 落枕、偏头痛、荨麻疹、瘙痒症、手汗、手部保健。

【操作】 直刺 0.5~1 寸；可灸。

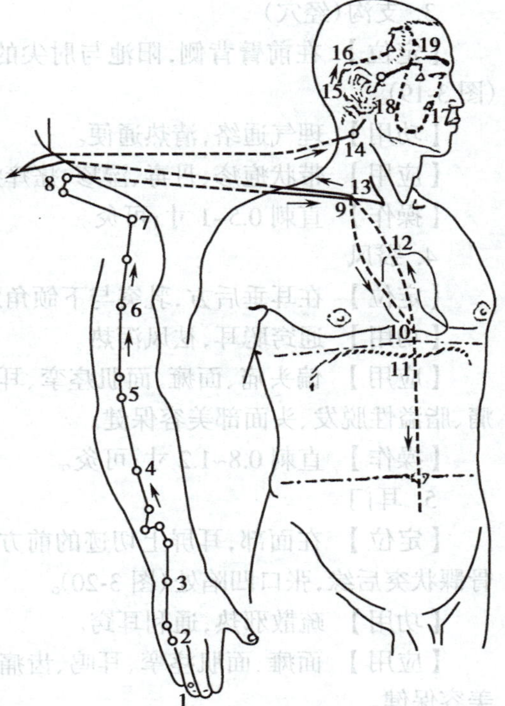

图 3-17 手少阳三焦经循行示意图

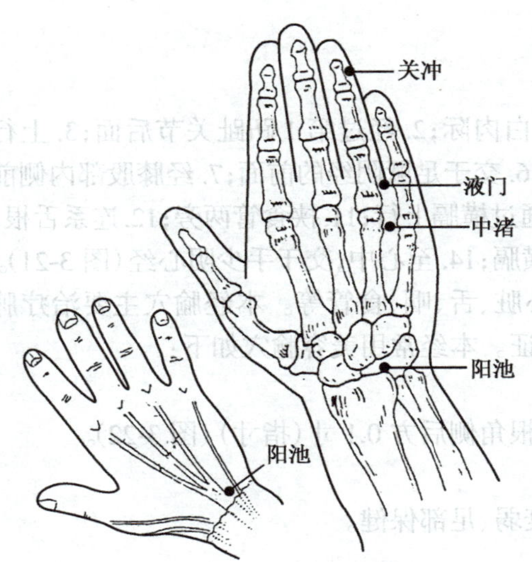

图 3-18 手少阳三焦经手部穴位示意图

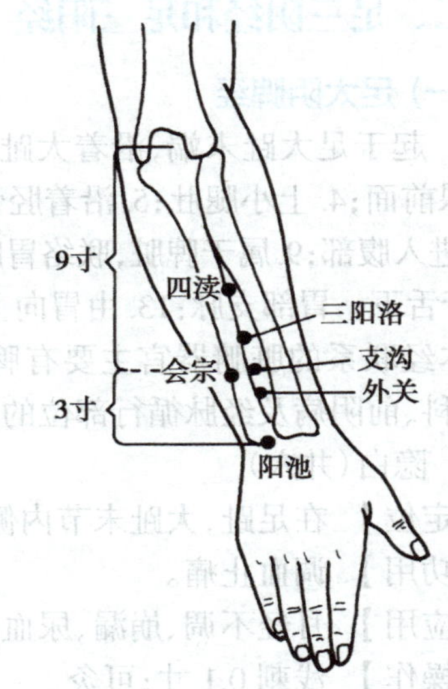

图 3-19 手少阳三焦经前臂穴位示意图

3. 支沟(经穴)

【定位】 在前臂背侧,阳池与肘尖的连线上,腕背横纹上3寸,尺骨与桡骨之间(图3-19)。

【功用】 理气通络,清热通便。

【应用】 带状疱疹、丹毒、湿疹、瘙痒症、肥胖、便秘、手部保健。

【操作】 直刺0.5~1寸;可灸。

4. 翳风

【定位】 在耳垂后方,乳突与下颌角之间的凹陷中(图3-20)。

【功用】 通窍聪耳,祛风泻热。

【应用】 偏头痛、面瘫、面肌痉挛、耳鸣、齿痛、脂溢性脱发、头面部美容保健。

【操作】 直刺0.8~1.2寸;可灸。

5. 耳门

【定位】 在面部,耳屏上切迹的前方,下颌骨髁状突后缘,张口凹陷处(图3-20)。

【功用】 疏散邪热,通利耳窍。

【应用】 面瘫、面肌痉挛、耳鸣、齿痛、面部美容保健。

【操作】 张口,直刺0.5~1寸;可灸。

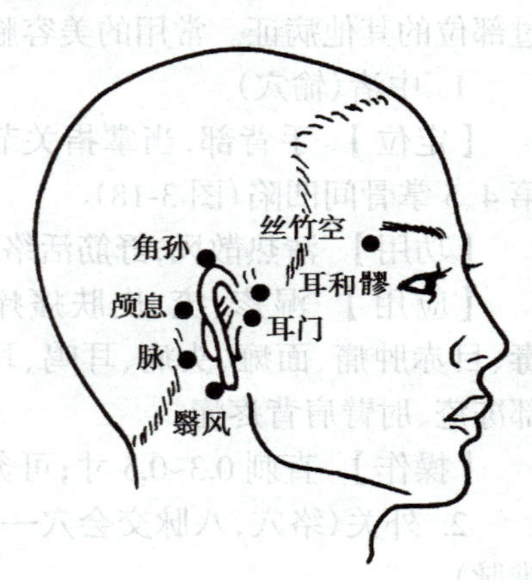

图3-20 手少阳三焦经头部穴位示意图

6. 丝竹空

【定位】 在面部,当眉梢凹陷处(图3-20)。

【功用】 祛风明目,除皱美颜。

【主治】 偏头痛、面瘫、面肌痉挛、齿痛、目赤肿痛、面部美容保健。

【操作】 平刺0.5~1寸或透刺鱼腰、太阳穴;可灸。

二、足三阴经和足三阳经

(一)足太阴脾经

1. 起于足大趾末端,沿着大趾内侧赤白肉际;2. 经过第1跖趾关节后面;3. 上行至内踝前面;4. 上小腿肚;5. 沿着胫骨后面;6. 交于足厥阴经的前面;7. 经膝股部内侧前缘;8. 进入腹部;9. 属于脾脏,联络胃腑;10. 通过横膈上行;11. 挟食管两旁;12. 连系舌根,分散于舌下。胃部支脉:13. 由胃向上通过横膈;14. 至心中,交于手少阴心经(图3-21)。

本经联系的脏腑器官主要有脾、胃、心脏、舌、咽、食管等。本经腧穴主要治疗脾胃、妇科、前阴病及经脉循行部位的其他病证。本经常用美容腧穴如下:

1. 隐白(井穴)

【定位】 在足趾,大趾末节内侧,趾甲根角侧后方0.1寸(指寸)(图3-22)。

【功用】 调血止痛。

【应用】 月经不调、崩漏、尿血、神经衰弱、足部保健。

【操作】 浅刺0.1寸;可灸。

2. 三阴交

【定位】 在小腿内侧,足内踝尖上3寸,胫骨内侧面后缘(图3-23)。

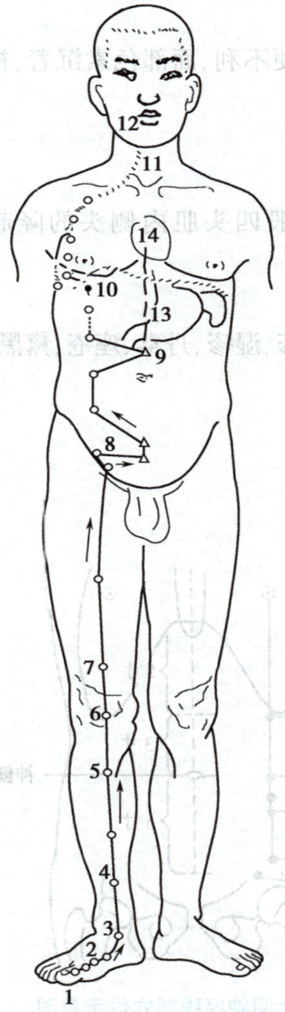

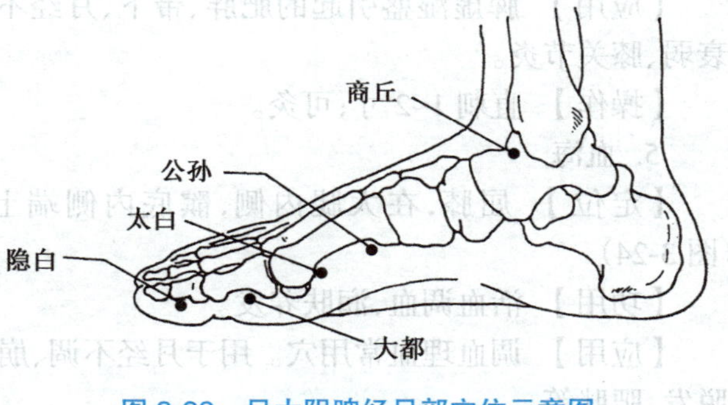

图 3-22　足太阴脾经足部穴位示意图

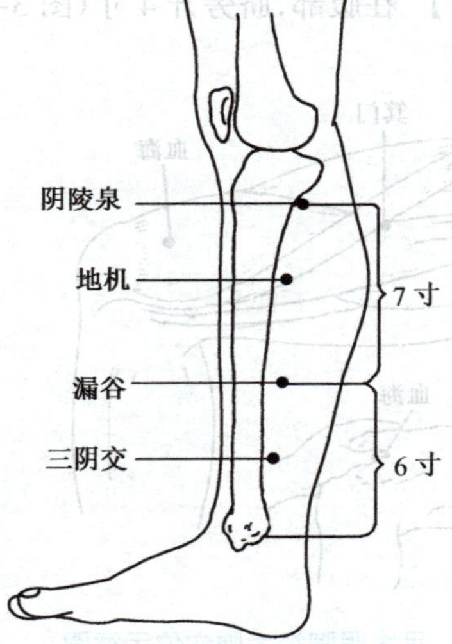

图 3-21　足太阴脾经循行示意图

图 3-23　足太阴脾经小腿穴位示意图

【功用】 活血化瘀，健脾美颜。

【应用】 美容保健要穴，调理肝、脾、肾三经，延缓衰老，调节内分泌。用于脾胃虚弱引起的面色少华、消化不良、腹泻、肥胖、消瘦等，黑眼圈、粉刺、黧黑斑、荨麻疹、白癜风、脱发等，月经不调，赤白带下，阳痿遗精。常灸之可以增强抵抗力，改善虚弱体质。

【操作】 直刺 1~1.5 寸，孕妇禁针；可灸。

3. 地机（郄穴）

【定位】 在小腿内侧，阴陵泉下 3 寸，胫骨内侧缘后缘（图 3-23）。

【功用】 健脾胃，调经带。

【应用】 腹胀、食欲不振、肥胖、水肿、月经不调、痛经、黧黑斑等。

【操作】 直刺 1~1.5 寸；可灸。

4. 阴陵泉（合穴）

【定位】 在小腿内侧，胫骨内侧髁下缘与胫骨内侧缘之间的凹陷中（图 3-23）。

【功用】 健脾利湿，美颜瘦身。

【应用】 脾虚湿盛引起的肥胖、带下、月经不调、小便不利、面部色素沉着、神经衰弱、膝关节炎。

【操作】 直刺 1~2 寸；可灸。

5. 血海

【定位】 屈膝，在大腿内侧，髌底内侧端上 2 寸，股四头肌内侧头的隆起处(图 3-24)。

【功用】 活血调血，润肤养发。

【应用】 调血理血常用穴。用于月经不调、崩漏、瘾疹、湿疹、丹毒、痤疮、黧黑斑、脱发、肥胖等。

【操作】 直刺 1~1.5 寸；可灸。

6. 大横

【定位】 在腹部，脐旁开 4 寸(图 3-25)。

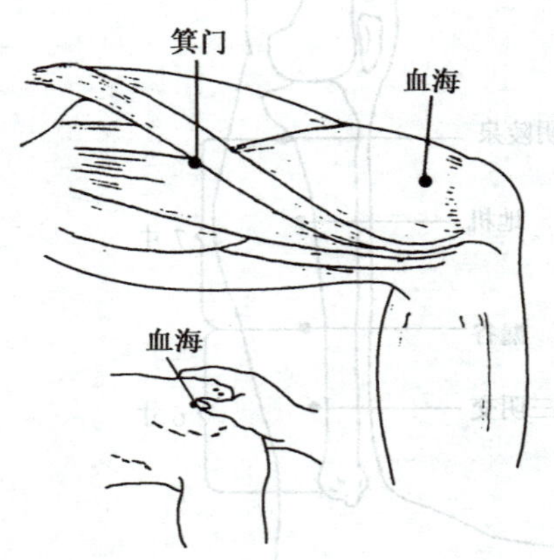

图 3-24　足太阴脾经大腿穴位示意图

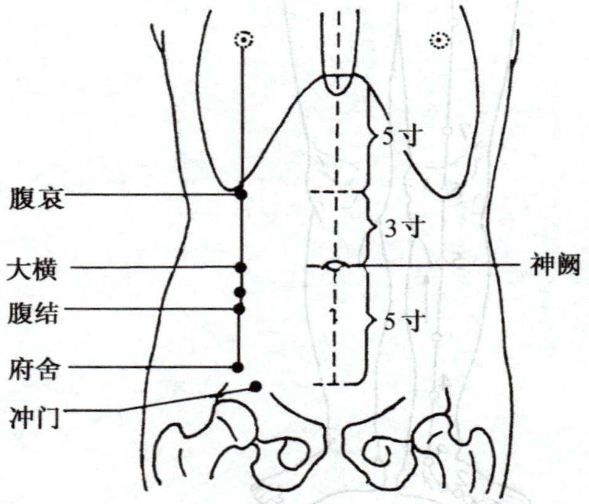

图 3-25　足太阴脾经腹部穴位示意图

【功用】 调理肠腑，减肥瘦身。

【应用】 肥胖、便秘、腹泻。

【操作】 直刺 1~2 寸；可灸。

(二) 足少阴肾经

1. 起于足小趾之下，斜走足心(涌泉穴)；2. 出于舟骨粗隆下；3. 沿内踝后；4. 进入足跟；5. 上行于小腿内侧；6. 出腘窝的内侧；7. 向上行股内后缘；8. 通过脊柱(长强穴)，属于肾脏；9. 联络膀胱。直行经脉：10. 从肾向上；11. 通过肝和横膈；12. 进入肺中；13. 沿着喉咙；14. 挟于舌根部。肺部支脉：15. 从肺部出来，联络心脏，流注于胸中，交于手厥阴心包经(图 3-26)。

本经联系的脏腑器官主要有肾、膀胱、肝、肺、心、脊髓、舌、喉咙等。本经主要治疗妇科、前阴、肾、肺、咽喉病证，以及经脉循行部位的病变。常用美容腧穴如下：

1. 涌泉(井穴)

【定位】 在足底，卷足，约当足底第 2、3 趾缝纹端与足跟连线的前 1/3 与后 2/3 交点凹陷中(图 3-27)

【功用】 滋补肝肾，平肝息风。

【应用】 虚火上炎所致的头痛头晕、失眠多梦、心烦、咽喉肿痛、足部保健。

【操作】 直刺 0.5~1 寸；可灸。

2. 太溪（输穴，原穴）

【定位】 足内踝后方，内踝尖与跟腱之间的凹陷处（图 3-28）。

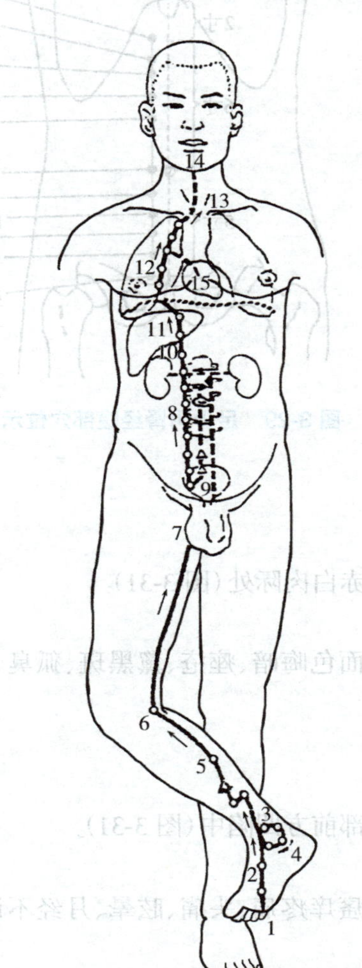

图 3-26 足少阴肾经循行示意图

涌泉

1/3

2/3

图 3-27 足少阴肾经足底部穴位示意图

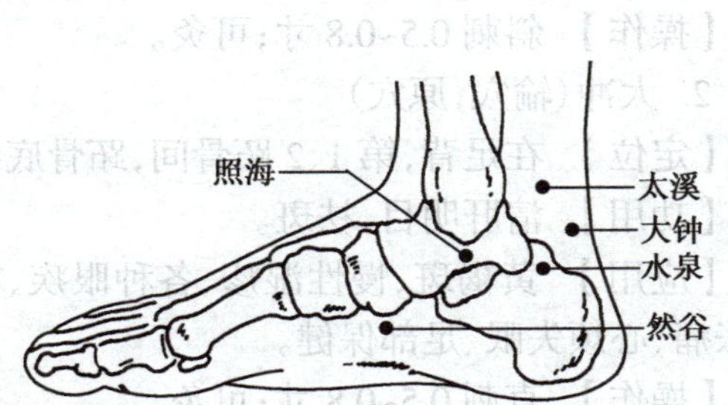

图 3-28 足少阴肾经足部穴位示意图

【功用】 益肾滋阴。

【应用】 滋阴补肾常用穴。用于形体消瘦、皮肤干燥、面色晦暗、心烦、失眠、腰膝酸软、脱发、月经不调、带下、足部保健。

【操作】 直刺 0.5~1 寸；可灸。

3. 肓俞

【定位】 腹中部，脐中旁开 0.5 寸（图 3-29）。

【功用】 益肾健脾，利尿通淋。

【应用】 腹痛、腹胀、浮肿、便秘、月经不调、腰脊痛。

【操作】 斜刺0.8~1寸；可灸。

（三）足厥阴肝经

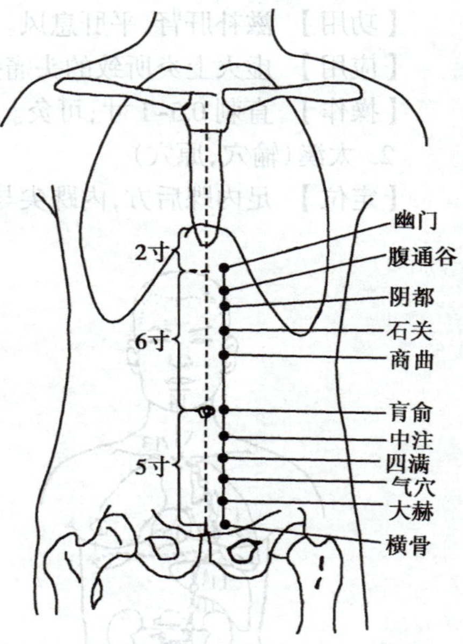

图3-29 足少阴肾经腹部穴位示意图

1. 起于足大趾(大敦穴)；2. 沿着足跗向上；3. 经过内踝前1寸处；4. 向上至内踝上8寸处交于足太阴经的后面；5. 上行膝内侧；6. 沿着大腿内侧；7. 进入阴毛中；8. 绕过阴部；9. 上达小腹；10. 挟行于胃旁，属于肝脏，联络胆腑；11. 向上通过横膈；12. 分布在胁肋部；13. 沿着喉咙后；14. 向上进入鼻咽部；15. 连接于目系(眼球连系于脑的部位)；16. 向上出于前额；17. 与督脉会合于巅顶。目系的支脉：18. 下行颊里；19. 环绕唇内。肝部的支脉：20. 从肝分出；21. 通过横膈；22. 向上流注于肺中，交于手太阴肺经(图3-30)。

本经联系的脏腑器官主要有肝、胆、肺、胃、脑等。本经腧穴主要治疗肝病、妇科病、前阴病，以及经脉循行部位的其他病证。常用的美容腧穴有：

1. 行间(荥穴)

【定位】 在足背侧，第1、2趾间，趾蹼缘后方赤白肉际处(图3-31)。

【功用】 清肝泻火。

【主治】 急躁易怒、头痛、失眠、痛经、崩漏、面色晦暗、痤疮、黧黑斑、狐臭、足部保健。

【操作】 斜刺0.5~0.8寸；可灸。

2. 太冲(输穴，原穴)

【定位】 在足背，第1、2跖骨间，跖骨底结合部前方凹陷中(图3-31)。

【功用】 清肝明目，祛斑。

【应用】 黄褐斑、慢性湿疹、各种眼疾、前阴瘙痒疼痛、头痛、眩晕、月经不调、胸胁胀痛、心烦失眠、足部保健。

【操作】 直刺0.5~0.8寸；可灸。

3. 章门(脾的募穴、八会穴之脏会)

【定位】 侧腹部，当第11肋游离端的下方(图3-32)。

【功用】 疏肝理气。

【应用】 黄褐斑、消瘦、肥胖症、黄疸、胸胁胀满、腹胀、呃逆、胃神经官能症。

【操作】 斜刺0.5~0.8寸；可灸。

4. 期门(肝的募穴)

【定位】 在胸部，第6肋间隙，前正中线旁开4寸(图3-32)。

【功用】 疏肝理气，丰胸。

【应用】 黄褐斑、消瘦、女性胸部扁平、胸胁胀满、呃逆、胃神经官能症、乳腺炎。

【操作】 斜刺或平刺0.5~0.8寸；可灸。

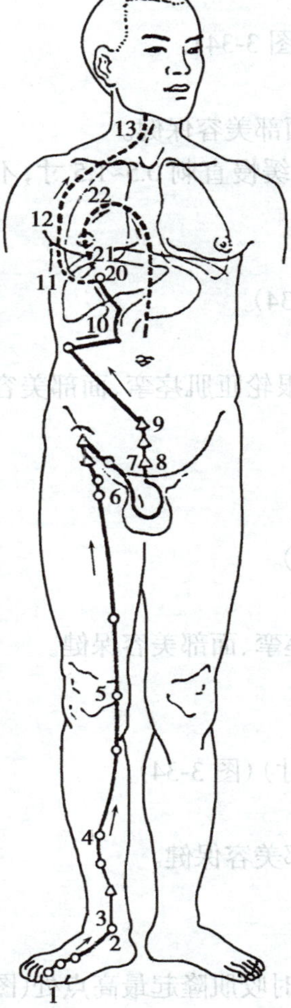

图 3-30 足厥阴肝经循行示意图

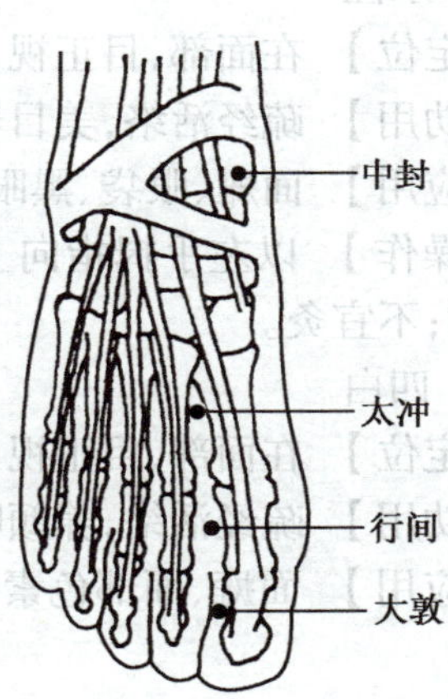

图 3-31 足厥阴肝经足部穴位示意图

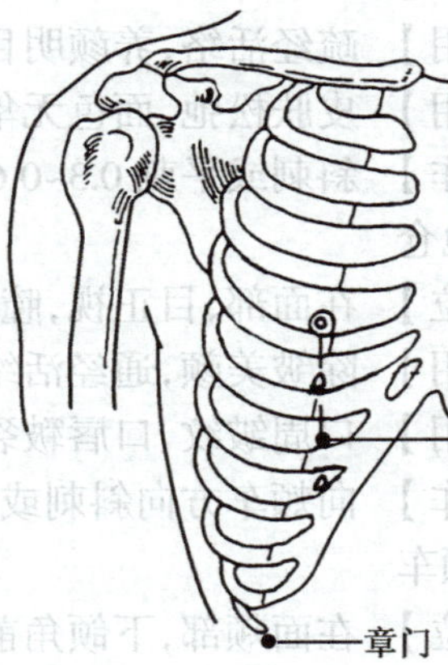

图 3-32 足厥阴肝经胸部穴位示意图

（四）足阳明胃经

1. 起于鼻翼两侧（迎香穴），上行到鼻根部；2. 与足太阳经交会；3. 向下沿鼻外侧；4. 进入上齿龈；5. 回出环绕口唇；6. 向下交会于承浆穴；7. 沿着口腮后下方，出于大迎穴；8. 经过颊车；9. 上行耳前，经过上关穴；10. 沿着发际；11. 到达前额（神庭穴）。面部支脉：12. 从大迎前下走人迎，沿着喉咙；13. 进入锁骨上窝；14. 向下通过横膈；15. 属于胃腑，联络脾脏。锁骨上窝部直行脉：16. 从锁骨上窝下行经乳头；17. 向下挟脐旁，进入少腹两侧气冲穴。胃下口支脉：18. 沿腹里向下到气冲穴会合；19. 下行至髀关；20. 直抵伏兔部；21. 下至膝盖；22. 沿胫骨外侧前缘；23. 下经足跗；24. 进入第 2 足趾外侧端（厉兑穴）。胫部支脉：25. 从膝下 3 寸处分出；26. 进入足中趾外侧。足跗部支脉：27. 从足跗上分出，进入足大趾内侧端，交于足太阴脾经（图 3-33）。

本经联系的脏腑器官主要有脾、胃、鼻、眼、口、上齿、喉咙、乳房等。本经腧穴主要治疗胃肠病、头面五官病、神志病、热病，以及经脉循行部位的其他病证。本经常用美容腧穴如下：

1. 承泣

【定位】 在面部，目正视，瞳孔直下，眼球与眶下缘之间（图 3-34）。

【功用】 疏经活络，美目养颜。

【应用】 面瘫、眼袋、黑眼圈、眼周皱纹、眼轮匝肌痉挛、面部美容保健。

【操作】 以左手拇指向上轻推眼球，右手紧靠眼眶下缘缓慢直刺 0.5~1.5 寸，不宜提插；不宜灸。

2. 四白

【定位】 在面部，目正视，瞳孔直下，眶下孔凹陷处（图 3-34）。

【功用】 疏经活络，养颜明目。

【应用】 面瘫、面部色素沉着、眼袋、黑眼圈、眼周皱纹、眼轮匝肌痉挛、面部美容保健。

【操作】 直刺 0.3~0.5 寸，不可深刺；不宜灸。

3. 巨髎

【定位】 在面部，目正视，瞳孔直下，平鼻翼下缘（图 3-34）。

【功用】 疏经活络，养颜明目。

【应用】 皮肤松弛、面色无华、痤疮、黧黑斑、面瘫、面肌痉挛、面部美容保健。

【操作】 斜刺或平刺 0.3~0.6 寸；可灸。

4. 地仓

【定位】 在面部，目正视，瞳孔直下，口角旁开 0.4 寸（指寸）（图 3-34）。

【功用】 除皱美颜，通经活络。

【应用】 口周皱纹、口唇皲裂、痤疮、面瘫、面肌痉挛、面部美容保健。

【操作】 向颊车方向斜刺或平刺 0.5~0.8 寸；可灸。

5. 颊车

【定位】 在面颊部，下颌角前上方 1 横指凹陷中，当咀嚼时咬肌隆起最高点处（图 3-35）。

【功用】 除皱，活络，止痛。

【应用】 面颊皱纹、黄褐斑、痤疮、面瘫，面肌痉挛、牙痛、三叉神经痛、面部美容保健。

【操作】 直刺 0.3~0.5 寸，平刺 0.5~1 寸，可向地仓穴透刺；可灸。

6. 下关

【定位】 耳前方，颧弓与下颌切迹所形成的凹陷中，闭口有孔，张口即闭（图 3-35）。

【功用】 除皱，活络，止痛。

【应用】 面颊皱纹、黄褐斑、痤疮、面瘫，面肌痉挛、牙痛、三叉神经痛、面部美容保健。

【操作】 直刺 0.5~1 寸；可灸。

7. 头维

【定位】 额角发际上 0.5 寸，头正中线旁 4.5 寸（图 3-35）。

【功用】 疏经通络，养发驻颜，明目。

【应用】 头痛、失眠、眩晕、脱发、颞部皱纹、神经衰弱、面瘫、眼轮匝肌痉挛、头面

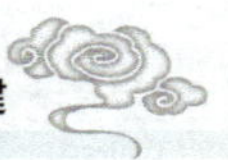

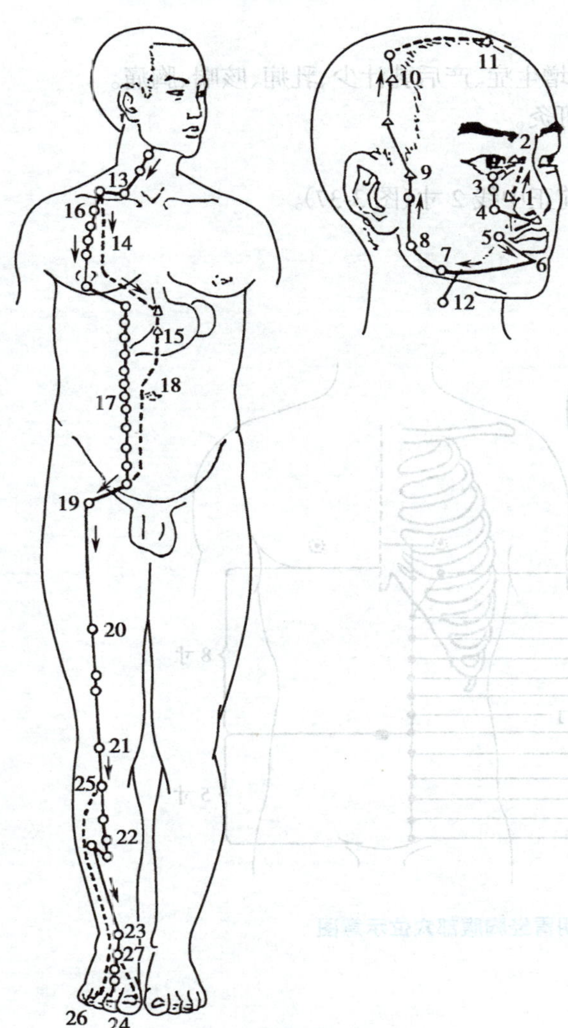

图 3-33 足阳明胃经循行示意图

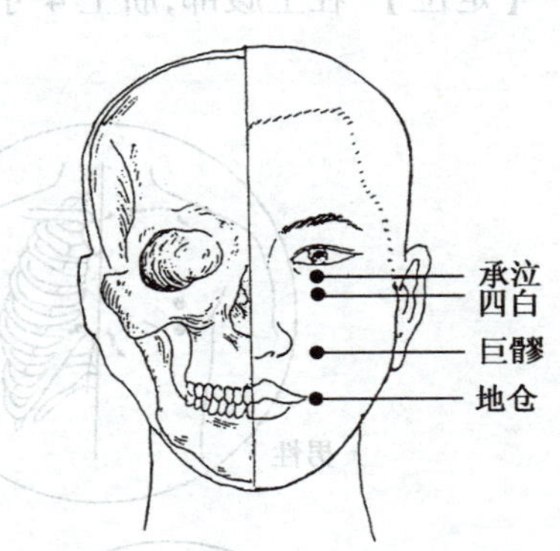

图 3-34 足阳明胃经面部穴位示意图

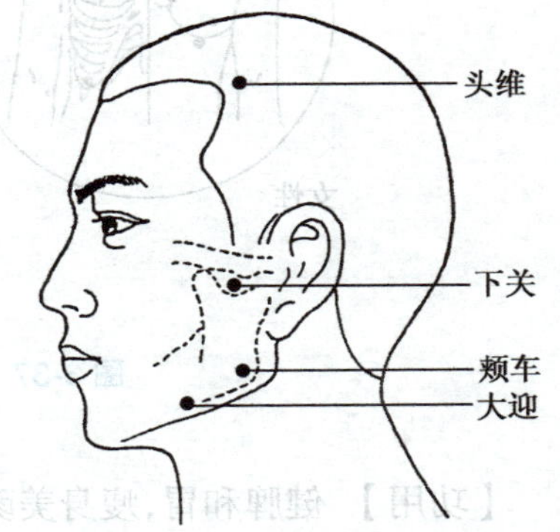

图 3-35 足阳明胃经头部穴位示意图

部美容保健。

【操作】 平刺 0.5~1 寸；不宜灸。

8. 膺窗

【定位】 在胸部，第 3 肋间隙，前正中线旁开 4 寸（图 3-36）。

【功用】 理气丰胸。

【应用】 女性乳房发育不良、乳痈、咳喘。

【操作】 斜刺或平刺 0.5~0.8 寸；可灸。

9. 乳根

【定位】 在胸部，第 5 肋间隙，前正中线旁开 4 寸（图 3-36）。

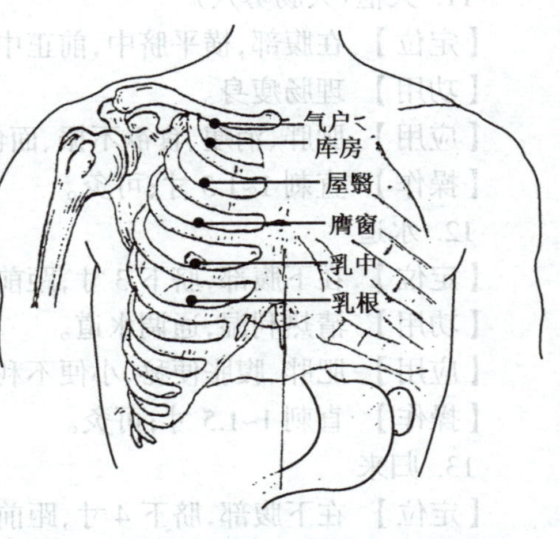

图 3-36 足阳明胃经胸部穴位示意图

【功用】 健胸丰乳，理气止痛。

【应用】 女性乳房发育不良、乳腺增生症、产后乳汁少、乳痈、咳喘、胸痛。

【操作】 斜刺或平刺 0.5~0.8 寸；可灸。

10. 梁门

【定位】 在上腹部，脐上 4 寸，距前正中线 2 寸(图 3-37)。

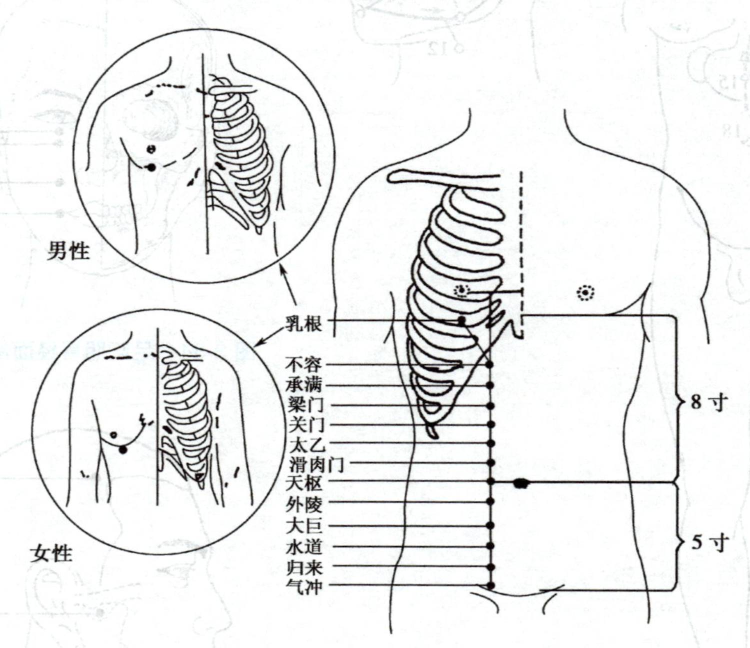

图 3-37 足阳明胃经胸腹部穴位示意图

【功用】 健脾和胃，瘦身美颜。

【应用】 肥胖、消瘦、食欲不振、面色无华、腹泻、便秘。

【操作】 直刺 0.8~1.2 寸；可灸。

11. 天枢(大肠募穴)

【定位】 在腹部，横平脐中，前正中线旁开 2 寸(图 3-37)。

【功用】 理肠瘦身。

【应用】 肥胖、消瘦、食欲不振、面色无华、腹泻、便秘、月经不调、痛经。

【操作】 直刺 1~1.5 寸；可灸。

12. 水道

【定位】 在下腹部，脐下 3 寸，距前正中线 2 寸(图 3-37)。

【功用】 清热利湿，通调水道。

【应用】 肥胖、腹胀便秘、小便不利、月经病、带下病。

【操作】 直刺 1~1.5 寸；可灸。

13. 归来

【定位】 在下腹部，脐下 4 寸，距前正中线 2 寸(图 3-37)。

【功用】 行气活血，调补肝肾。

【应用】 肥胖、腹胀便秘、小便不利、月经病、带下病。

【操作】 直刺1~1.5寸；可灸。

14. 足三里（合穴）

【定位】 在小腿前外侧，犊鼻下3寸，距胫骨前缘1横指（中指）（图3-38）。

【功用】 健脾和胃，瘦身美颜。

【应用】 强壮保健要穴。用于长期脾胃功能失调所引起的肥胖、消瘦、皮肤干燥或油腻、体虚早衰、面色不华、脱发、皱纹、痤疮、黧黑斑等，睡眠不佳，神经衰弱，消化不良，腹胀便秘。常灸之可以增强抵抗力，改善虚弱体质。

【操作】 直刺1~2寸；可灸。

15. 上巨虚（大肠下合穴）

【定位】 在小腿前外侧，犊鼻下6寸，距胫骨前缘1横指（中指）（图3-38）。

【功用】 理肠和胃。

【应用】 胃肠积热引起的便秘、痤疮、皮肤油腻红痒、口臭、肥胖。

【操作】 直刺1~2寸；可灸。

16. 下巨虚（小肠下合穴）

【定位】 在小腿前外侧，犊鼻下9寸，距胫骨前缘1横指（中指）（图3-38）。

【功用】 理肠和胃。

【应用】 大便干燥、小便短赤、失眠多梦、口舌生疮、粉刺、肥胖。

【操作】 直刺1~1.5寸；可灸。

17. 丰隆（络穴）

【定位】 在小腿前外侧，当外踝尖上8寸，距胫骨前缘2横指（中指）（图3-38）。

【功用】 健脾和胃，化痰瘦身。

【应用】 痰湿内盛引起的肥胖、腹胀、大便不爽，打鼾、嗜睡、痤疮、黧黑斑、头痛、眩晕。

【操作】 直刺1~1.5寸；可灸。

18. 内庭（荥穴）

【定位】 在足背，第2、3趾间，趾蹼缘后方赤白肉际处（图3-39）。

【功用】 通经活络，泻热凉血。

【应用】 善清头面、上焦之热。用于齿痛、咽喉肿痛、面瘫、痤疮、酒渣鼻、荨麻疹、足部保健。

【操作】 直刺或斜刺0.5~0.8寸；可灸。

（五）足太阳膀胱经

1. 起于目内眦（睛明穴）；2. 上前额；3. 交会于巅顶。巅顶部支脉：4. 从巅顶到颞颥部。巅顶部直行的脉：5. 从巅顶入络于脑；6. 回出分开下行项后；7. 沿着肩胛部内侧，挟着脊柱；8. 到达腰部；9. 进入体腔；10. 联络肾脏；11. 属于膀胱。腰部的支脉：12. 向下通过臀部；13. 进入腘窝中。后项的支脉：14. 通过肩胛骨内缘直下；15. 经过臀部；16. 沿着大腿后外侧；17. 与腰部下行的支脉会合于腘窝中；18. 向下通过腓肠肌；19. 出于外踝之后；20. 沿着第5跖骨粗隆；21. 至小趾外侧端（至阴穴），交于足少阴肾经（图3-40）。

本经联系脏腑器官主要有膀胱、肾、脑、眼等。本经腧穴主治头面五官病、神志病，

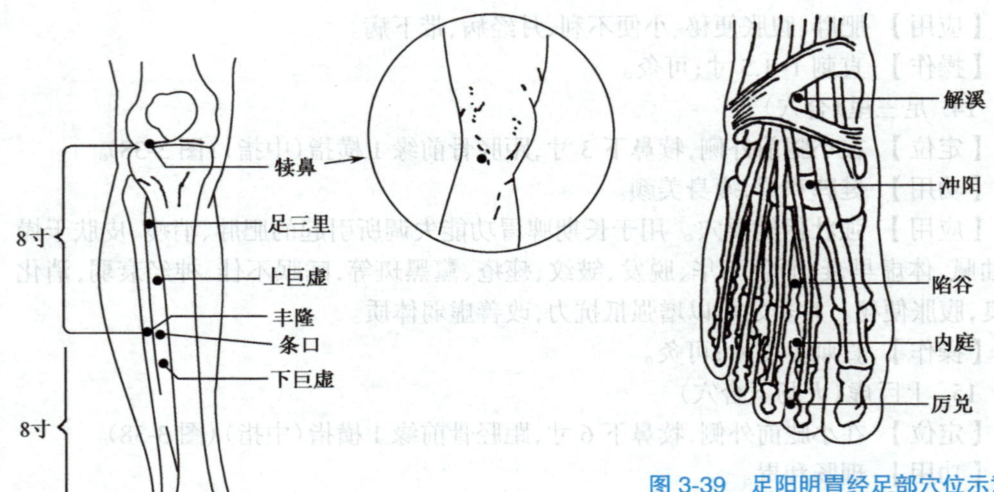

图 3-38 足阳明胃经胫部穴位示意图

图 3-39 足阳明胃经足部穴位示意图

以及经脉循行部位的项、背、腰、下肢病证；背俞穴主治相关脏腑、组织器官的病证。常用美容腧穴如下：

1. 睛明

【定位】 在面部，目内眦内上方眶内侧壁凹陷中(图 3-41)。

【功用】 明目消皱。

【应用】 面瘫、各种眼疾、眼部美容保健。

【操作】 患者闭目，医者左手轻推眼球向外侧固定，右手缓慢进针，紧靠眶缘直刺 0.3~0.5 寸，不提插捻转，出针后按压针孔，以防出血；禁灸。

2. 攒竹

【定位】 在面部，眉头凹陷中，额切迹处(图 3-41)。

【功用】 疏经活络，明目除皱。

【应用】 各种眼疾、面瘫、面肌痉挛、头痛、眉棱骨痛、呃逆、眼部美容保健。

【操作】 平刺 0.5~0.8 寸；禁灸。

3. 风门(背俞穴)

【定位】 在脊柱区，第 2 胸椎棘突下，后正中线旁开 1.5 寸(图 3-42)。

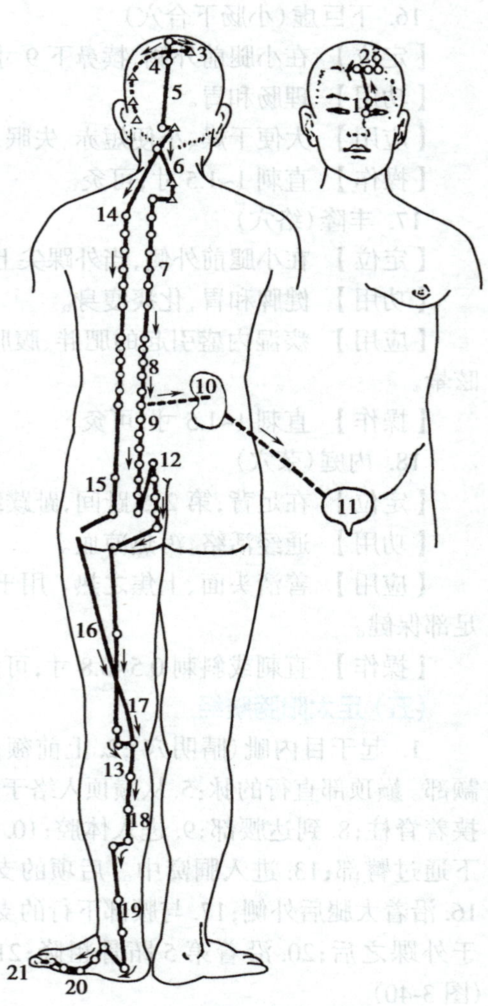

图 3-40 足太阳膀胱经循行示意图

【功用】 疏风清热，除疹润面。

【应用】 荨麻疹、痤疮、斑秃、皮肤过敏、背部痈肿、哮喘、头痛、项强、背痛。

【操作】 斜刺0.5~0.8寸不宜深刺；可灸。

4. 肺俞（背俞穴）

【定位】 在脊柱区，第3胸椎棘突下，后正中线旁开1.5寸（图3-42）。

【功用】 润肤美颜，止咳平喘。

【应用】 皮肤过敏、瘙痒、干燥、痤疮、荨麻疹、皮肤美容保健。

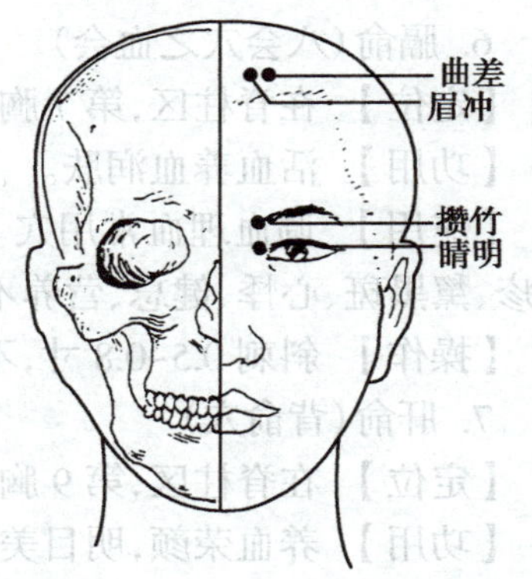

图3-41 足太阳膀胱经面部穴位示意图

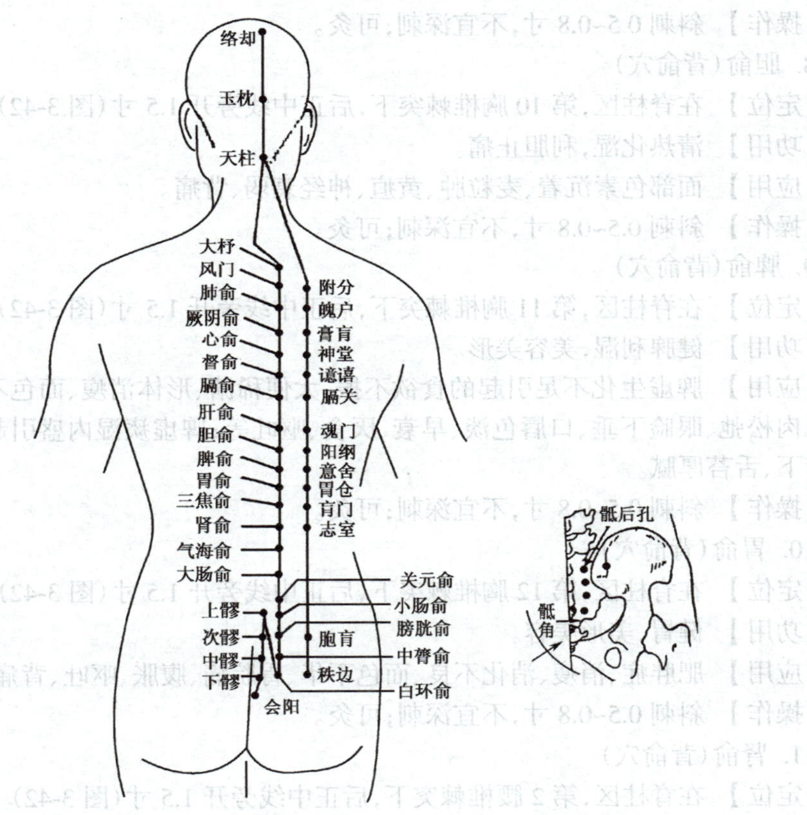

图3-42 足太阳膀胱经背部穴位示意图

【操作】斜刺0.5~0.8寸，不宜深刺；可灸。

5. 心俞（背俞穴）

【定位】 在脊柱区，第5胸椎棘突下，后正中线旁开1.5寸（图3-42）。

【功用】 活血调血润肤。

【应用】 面色晦暗或苍白、痤疮、疖肿、皮肤瘙痒症、荨麻疹、失眠、神经衰弱、心悸、心烦、健忘、失眠。

【操作】斜刺0.5~0.8寸，不宜深刺；可灸。

6. 膈俞（八会穴之血会）

【定位】 在脊柱区，第7胸椎棘突下，后正中线旁开1.5寸（图3-42）。

【功用】 活血养血润肤。

【应用】 调血理血常用穴。用于面色萎黄、脱发、皮肤过敏、瘙痒、干燥、痤疮、荨麻疹、黧黑斑、心悸、健忘、营养不良、形体消瘦。

【操作】 斜刺0.5~0.8寸，不宜深刺；可灸。

7. 肝俞（背俞穴）

【定位】 在脊柱区，第9胸椎棘突下，后正中线旁开1.5寸（图3-42）。

【功用】 养血荣颜，明目美甲。

【应用】 肝气郁结引起的抑郁、月经不调、皮肤油腻、干燥、粉刺、黧黑斑；肝肾亏虚引起的早衰、失眠、健忘、腰膝酸软。

【操作】 斜刺0.5~0.8寸，不宜深刺；可灸。

8. 胆俞（背俞穴）

【定位】 在脊柱区，第10胸椎棘突下，后正中线旁开1.5寸（图3-42）。

【功用】 清热化湿，利胆止痛。

【应用】 面部色素沉着、麦粒肿、黄疸、神经衰弱、背痛。

【操作】 斜刺0.5~0.8寸，不宜深刺；可灸。

9. 脾俞（背俞穴）

【定位】 在脊柱区，第11胸椎棘突下，后正中线旁开1.5寸（图3-42）。

【功用】 健脾利湿，美容美形。

【应用】 脾虚生化不足引起的食欲不振、大便稀溏、形体消瘦、面色不华、皮肤干枯、肌肉松弛、眼睑下垂、口唇色淡、早衰、厌食、呕吐等；脾虚痰湿内盛引起的肥胖、头昏、带下、舌苔厚腻。

【操作】 斜刺0.5~0.8寸，不宜深刺；可灸。

10. 胃俞（背俞穴）

【定位】 在脊柱区，第12胸椎棘突下，后正中线旁开1.5寸（图3-42）。

【功用】 健胃，美形美容。

【应用】 肥胖症、消瘦、消化不良、面色不华、胃脘痛、腹胀、呕吐、背痛。

【操作】 斜刺0.5~0.8寸，不宜深刺；可灸。

11. 肾俞（背俞穴）

【定位】 在脊柱区，第2腰椎棘突下，后正中线旁开1.5寸（图3-42）。

【功用】 补肾助阳，驻颜美容。

【应用】 肾阳虚引起的形寒肢冷、面色㿠白、腰膝冷痛、早衰、皮肤干枯、黑眼圈；肾阴虚引起的形体消瘦、心烦失眠、色斑、粉刺；肝肾亏虚引起的腰膝酸软、早衰、脱发；心肾不交引起的失眠。

【操作】 直刺0.5~1寸；可灸。

12. 大肠俞（背俞穴）

【定位】 在脊柱区，第4腰椎棘突下，后正中线旁开1.5寸（图3-42）。

【功用】 疏调肠胃，理气化滞。

【应用】 面部色素沉着、痤疮、荨麻疹、湿疹、腹泻、便秘、痔疮、腰膝酸软、遗精、阳痿、月经不调、痛经。

【操作】 直刺 0.5~1 寸;可灸。

13. 膏肓(背俞穴)

【定位】 在脊柱区,第 4 胸椎棘突下,后正中线旁开 3 寸(图 3-42)。

【功用】 益气补虚,保健强身;美容美形。

【应用】 体质虚弱、消瘦、神疲乏力、遗精。为保健美容要穴之一。

【操作】 斜刺 0.5~0.8 寸,不宜深刺;多用灸法。

14. 委中(合穴,下合穴)

【定位】 在腘横纹中点,股二头肌腱与半腱肌肌腱的中间(图 3-43)。

【功用】 祛风湿,利腰膝。

【应用】 腰膝疼痛,皮肤热毒引起的疔疮、湿疹、丹毒。

【操作】 直刺 1~1.5 寸,或用三棱针点刺腘静脉出血;可灸。

15. 承山

【定位】 在小腿后面正中,委中与昆仑之间,当伸直小腿或足跟上提时,腓肠肌肌腹下出现尖角凹陷处(图 3-43)。

【功用】 舒筋活络,清热理肠,疗痔。

【应用】 肥胖症、便秘、痔疮、腓肠肌痉挛、湿疹、口臭。

【操作】 直刺 1~2 寸,不宜强刺激,以免引起腓肠肌痉挛;可灸。

16. 昆仑(经穴)

【定位】 在足外踝后方,外踝尖与跟腱之间的凹陷处(图 3-43)。

【功用】 通络化痰,舒筋健腰。

【应用】 头痛、目眩、耳鸣、腰背痛、粉刺、黧黑斑、难产、足部保健。

【操作】 直刺 0.5~0.8 寸;可灸。孕妇禁针。

17. 至阴(井穴)

【定位】 足小趾末节外侧,距趾甲角 0.1 寸(图 3-44)。

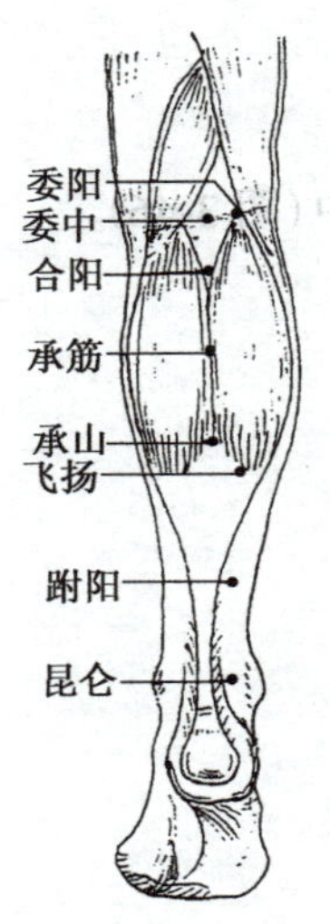

图 3-43 足太阳膀胱经小腿后部穴位示意图

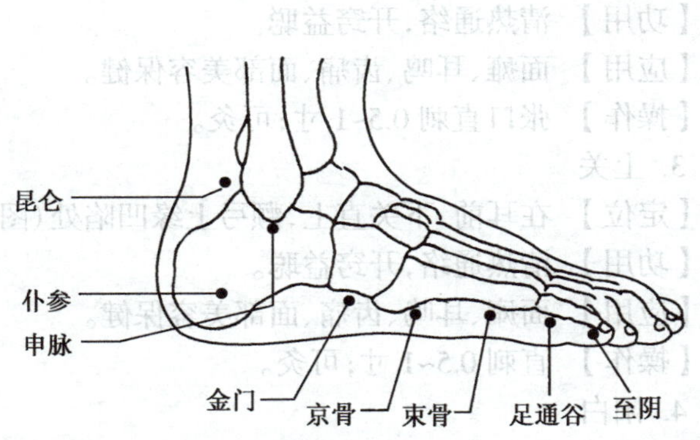

图 3-44 足太阳膀胱经足部穴位示意图

【功用】 祛风止痒，通络明目。
【应用】 神经性头痛、目痒痛、胎位不正、足部保健。
【操作】 浅刺0.1寸；胎位不正用灸法。

课堂互动

讨论：五脏背俞穴的位置、刺法与应用。

（六）足少阳胆经

1. 起于目外眦（瞳子髎穴）；2. 向上到额角部；3. 下行至耳后；4. 沿着颈部行于手少阳经的前面，到肩上交出手少阳经的后面；5. 向下进入锁骨上窝。耳部支脉：6. 从耳后进入耳中；7. 出走耳前；8. 到目外眦后方。外眦部的支脉：9. 从目外眦处分出；10. 下走大迎；11. 合于手少阳经到达目眶下；12. 下行经过颊车穴；13. 由颈部向下会合前脉于锁骨上窝部；14. 进入胸中，通过横膈；15. 联络肝脏；16. 属于胆腑；17. 沿着胁肋内；18. 出于少腹两侧腹股沟动脉部；19. 经过外阴毛际处；20. 横行入髋关节部。缺盆部直行支脉：21. 从锁骨上窝下行；22. 到达腋下；23. 沿着胸胁；24. 经过季胁；25. 向下会合前脉于髋关节部；26. 沿着大腿的外侧；27. 出于膝外侧；28. 经腓骨前面；29. 直下到达腓骨下段；30. 经外踝的前面，沿足背；31. 进入足第4趾外侧端（足窍阴穴）。足背部支脉：32. 从足背分出，沿着第1、2跖骨之间，出于大趾端，回绕到趾甲后的毫毛部，交于足厥阴肝经（图3-45）

本经脉联系的脏腑器官主要有胆、肝、膈、耳、眼、咽喉等。本经腧穴主治侧头、目、耳、咽喉病，神志病，热病，以及经脉循行部位的其他病证。常用的美容腧穴有：

1. 瞳子髎
【定位】 在面部，目外眦外侧0.5寸凹陷中（图3-46）。
【功用】 疏风散热，明目除皱。
【应用】 面瘫、面肌痉挛、眼部美容保健。
【操作】 平刺0.3~0.5寸；不宜灸。

2. 听会
【定位】 在面部，耳屏间切迹与下颌骨髁突之间的凹陷中（图3-46）。
【功用】 清热通络，开窍益聪。
【应用】 面瘫、耳鸣、齿痛、面部美容保健。
【操作】 张口直刺0.5~1寸；可灸。

3. 上关
【定位】 在耳前，下关直上，颧弓上缘凹陷处（图3-46）。
【功用】 清热通络，开窍益聪。
【应用】 面瘫、耳鸣、齿痛、面部美容保健。
【操作】 直刺0.5~1寸；可灸。

4. 阳白
【定位】 在头部，眉上1寸，瞳孔直上（图3-47）。
【功用】 祛风清热，益气明目。

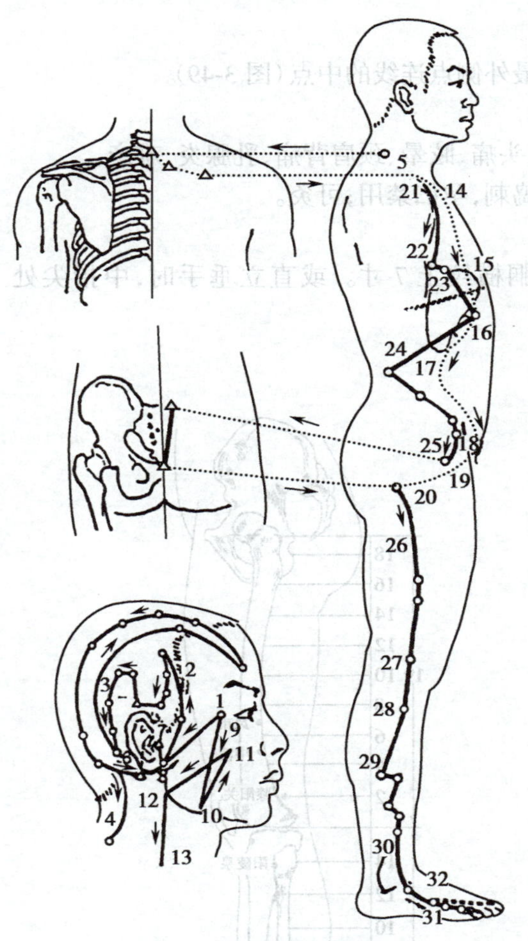

图 3-45 足少阳胆经循行示意图

图 3-46 足少阳胆经面部穴位示意图

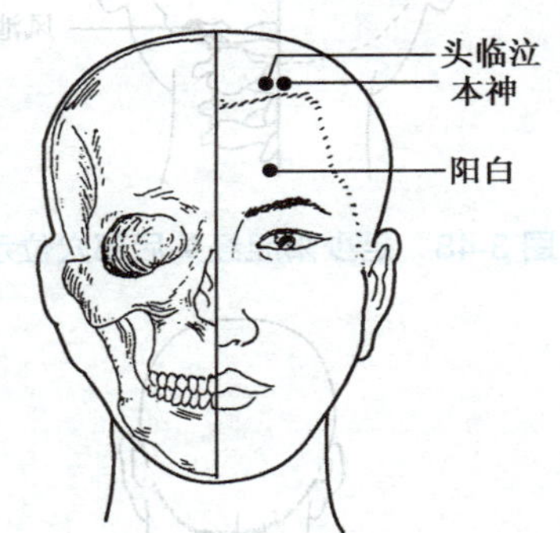

图 3-47 足少阳胆经头面部穴位示意图

【应用】 面瘫、面肌痉挛、眼睑下垂、面部美容保健。

【操作】 平刺 0.3~0.5 寸;可灸。

5. 头临泣

【定位】 头部,目正视时,当瞳孔直上入前发际 0.5 寸,神庭与头维连线的中点(图 3-47)。

【功用】 清头明目,安神定志。

【应用】 面部皱纹、眼睑下垂、迎风流泪、头痛、眩晕。

【操作】 平刺 0.3~0.5 寸;可灸。

6. 风池

【定位】 在颈后区,枕骨之下,胸锁乳突肌上端与斜方肌上端之间的凹陷中(图 3-48)。

【功用】 祛风通络,明目开窍。

【主治】 头痛、眩晕、颈项强痛、斑秃、脱发、面瘫、面肌痉挛、皮肤干燥、瘙痒、粉刺、荨麻疹、头部保健。

【操作】 针尖向鼻尖方向斜刺 0.8~1.2 寸,或平刺透风府穴;可灸。

7. 肩井

【定位】 肩上,第7颈椎棘突与肩峰最外侧点连线的中点(图3-49)。

【功用】 祛风通络,涤痰开窍。

【应用】 局部损容性疾病、保健美容、头痛、眩晕、颈肩背痛、乳腺炎、难产。

【操作】 直刺0.5~0.8寸,切忌深刺、捣刺,孕妇禁用;可灸。

8. 风市

【定位】 在大腿外侧部的中线上,腘横纹上7寸。或直立垂手时,中指尖处(图3-50)。

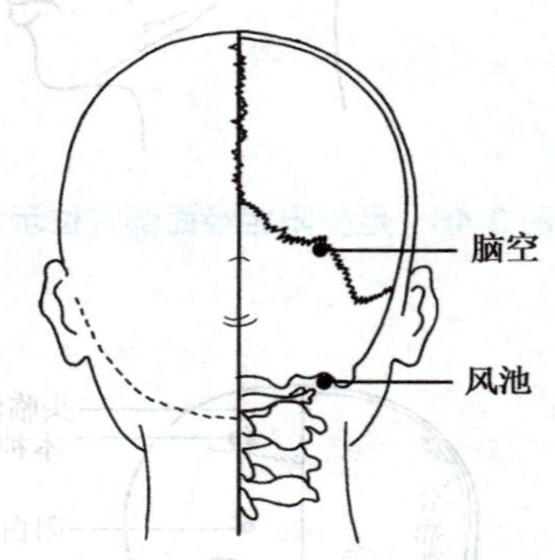

图3-48 足少阳胆经头后部穴位示意图

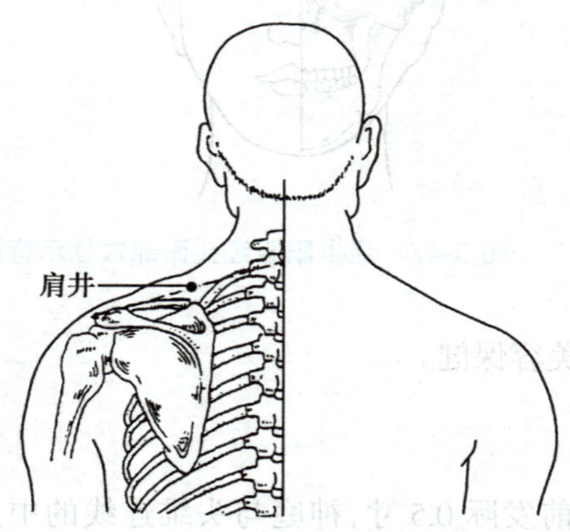

图3-49 足少阳胆经肩部穴位示意图

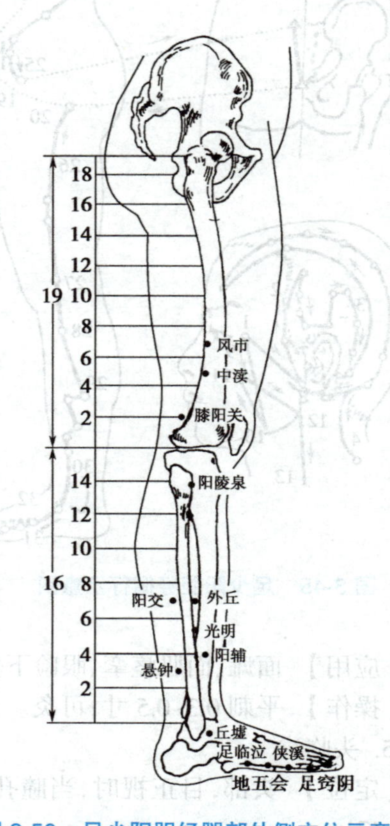

图3-50 足少阳胆经腿部外侧穴位示意图

【功用】 祛风除湿通络。

【应用】 皮肤过敏、遍身瘙痒、荨麻疹、局部脂肪堆积、下肢痿痹。

【操作】 直刺1~2寸;可灸。

9. 阳陵泉(合穴,八会穴之筋会)

【定位】 在小腿外侧,腓骨小头前下方凹陷处(图3-50)。

【功用】 疏经活络,强健腰膝。

【应用】 疏肝理气,清泻肝胆的常用穴。肝气郁结、胆经郁热所致的损容性改变皆可用之。

【操作】 直刺1~1.5寸;可灸。

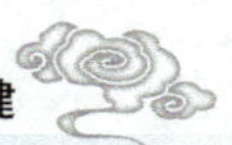

10. 光明(络穴)

【定位】 在小腿外侧,外踝尖上5寸,腓骨前缘(图3-50)。

【功用】 通络明目。

【应用】 各种眼疾、易怒、面色晦暗。

【操作】 直刺1~1.5寸;可灸。

11. 悬钟(八会穴之髓会)

【定位】 小腿外侧,外踝尖上3寸,腓骨前缘(图3-50)。

【功用】 通经活络,强筋健骨,局部美形。

【应用】 局部脂肪堆积、黄褐斑、皮肤瘙痒症、湿疹、丹毒、颈淋巴结结核、足癣、斜颈、落枕、偏头痛、痔疮、便秘。

【操作】 直刺1~1.5寸;可灸。

三、任督二脉

(一) 任脉

1. 起于小腹内;2. 下出于会阴部(会阴穴),向前进入阴毛部;3. 沿着腹内正中线上行,经过关元等穴;4. 到达咽喉部;5. 上行至颏部(承浆穴);6. 环绕口唇;7. 经过面部(图3-51)。

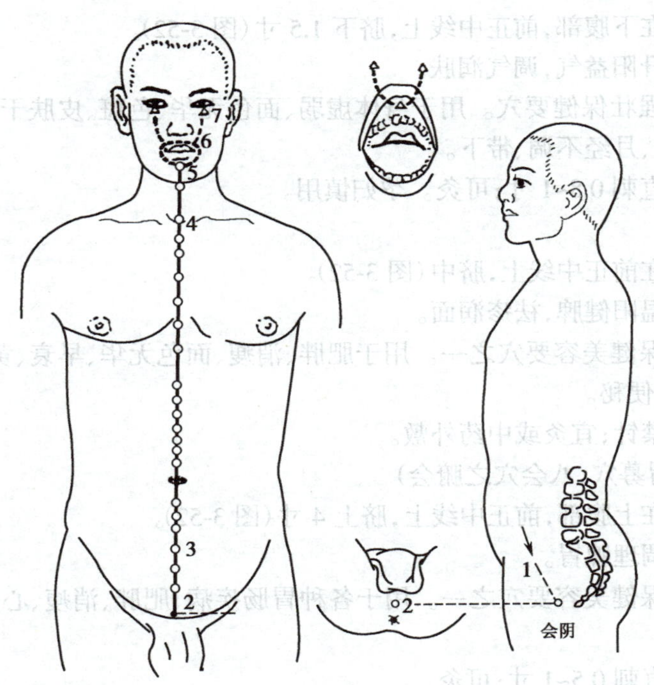

图3-51 任脉循行示意图

本经联系的脏腑器官主要有胞宫、咽喉、口唇、目等。本经腧穴主要治疗腹、胸、颈、头面的局部病证及相应的内脏器官疾病,少数腧穴有强壮作用或可治疗神志病。常用的美容腧穴有:

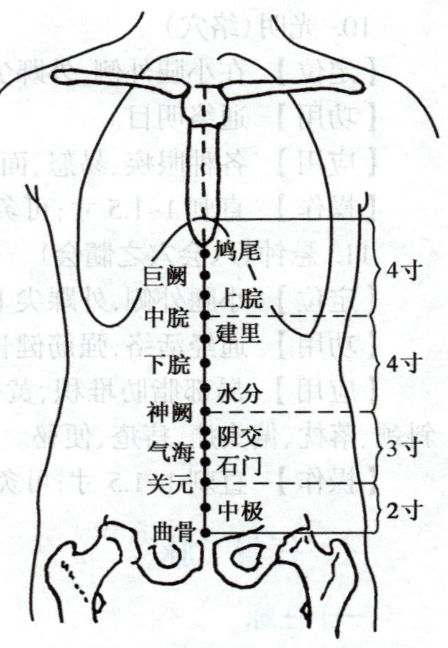

图 3-52 任脉腹部穴位示意图

1. 中极(膀胱的募穴)

【定位】 下腹部,前正中线上,脐下 4 寸(图 3-52)。

【功用】 活血除湿。

【应用】 肥胖症、阴囊湿疹、外阴瘙痒、遗精、遗尿、月经不调、功能失调性子宫出血、痛经、带下。保健美容要穴之一。

【操作】 直刺 0.5~1 寸,需在排尿后进行针刺,孕妇禁针;可灸。

2. 关元(小肠的募穴)

【定位】 在下腹部,前正中线上,脐下 3 寸(图 3-52)。

【功用】 培元固本,养颜防衰。

【应用】 强壮保健要穴。用于身体虚弱、面色无华、色斑、皮肤干燥、失眠、神经衰弱、月经不调、带下。

【操作】 直刺 0.5~1 寸,排尿后进针;宜灸。

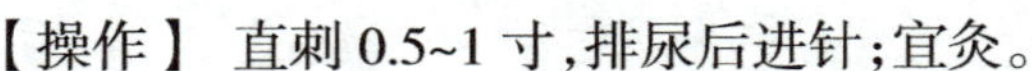

3. 气海(肓之原穴)

【定位】 在下腹部,前正中线上,脐下 1.5 寸(图 3-52)。

【功用】 升阳益气,调气润肤。

【应用】 强壮保健要穴。用于身体虚弱、面色无华、色斑、皮肤干燥、脱发、肥胖、失眠、神经衰弱、月经不调、带下。

【操作】 直刺 0.8~1 寸;可灸。孕妇慎用。

4. 神阙

【定位】 在前正中线上,脐中(图 3-52)。

【功用】 温阳健脾,祛疹润面。

【应用】 保健美容要穴之一。用于肥胖、消瘦、面色无华、早衰、黄褐斑、脱肛、心烦、失眠、腹泻、便秘。

【操作】 禁针;宜灸或中药外敷。

5. 中脘(胃募穴,八会穴之腑会)

【定位】 在上腹部,前正中线上,脐上 4 寸(图 3-52)。

【功用】 调理脾胃。

【应用】 保健美容要穴之一。用于各种胃肠疾病、肥胖、消瘦、心烦、失眠、腹泻、便秘。

【操作】 直刺 0.5~1 寸;可灸。

6. 膻中

【定位】 胸部,前正中线上,平第 4 肋间隙(图 3-53)。

【功用】 调气益气,通络健乳。

【应用】 保健美容要穴之一。用于黄褐斑、乳腺炎、产后乳汁少、呃逆、哮喘、心悸、咽部异物感、健胸丰乳。

【操作】 平刺 0.3~0.5 寸；可灸。

7. 承浆

【定位】 在面部，颏唇沟正中凹陷处（图 3-54）。

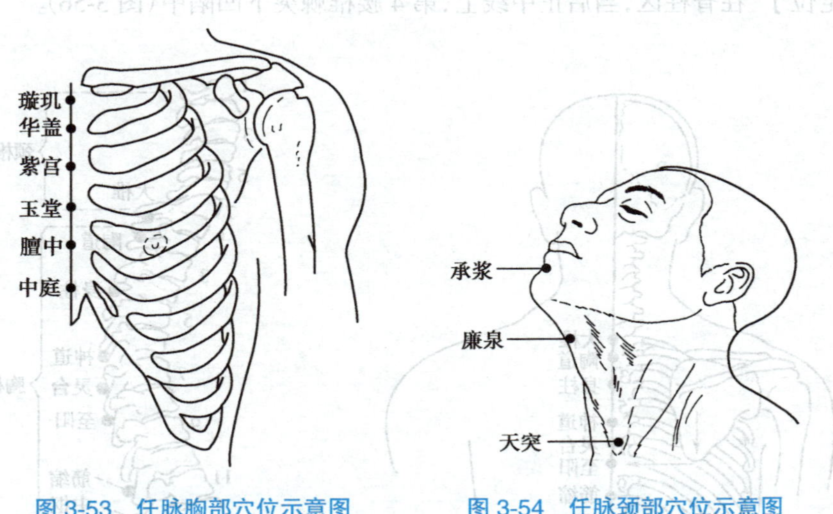

图 3-53 任脉胸部穴位示意图　　图 3-54 任脉颈部穴位示意图

【功用】 祛风通络美颜。

【应用】 口舌生疮、面瘫、齿痛、面部美容保健。

【操作】 斜刺 0.3~0.5 寸；可灸。

（二）督脉

1. 起于小腹内，下出于会阴部，向后经过尾骶（长强穴）；2. 行于脊柱内；3. 上达项后风府穴，进入脑内；4. 上行巅顶；5. 沿前额下行至鼻柱，经人中沟，止于上唇内（龈交穴）（图 3-55）。

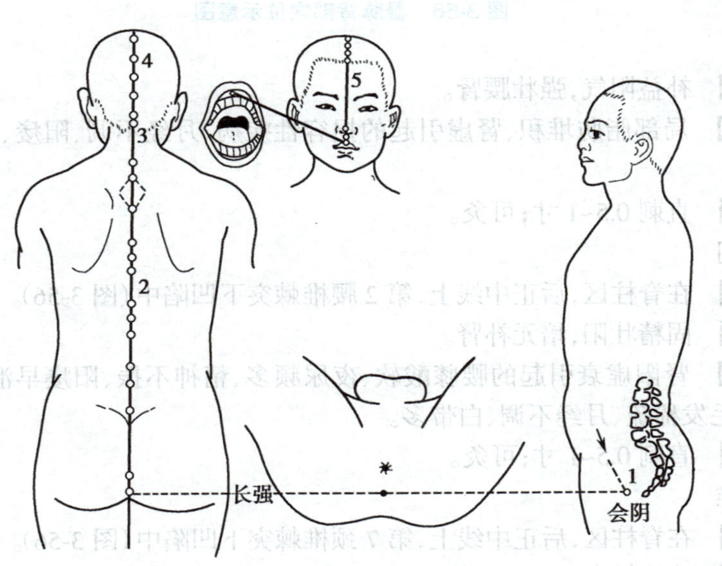

图 3-55 督脉循行示意图

本经脉联系的脏腑器官主要有胞宫、脑、鼻、唇。本经腧穴主要治疗神志病、热病、腰骶、脊背、头项等局部病证及相应的内脏病证。常用美容腧穴有：

1. 腰阳关

【定位】 在脊柱区，当后正中线上，第 4 腰椎棘突下凹陷中(图 3-56)。

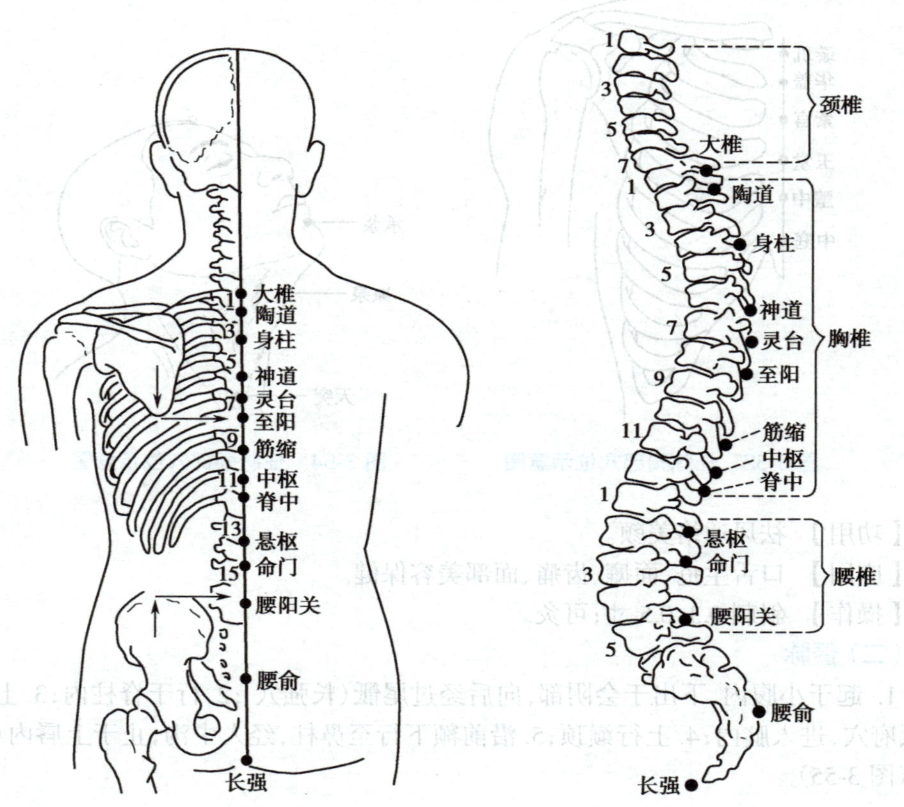

图 3-56 督脉背部穴位示意图

【功用】 补益阳气，强壮腰肾。

【应用】 局部脂肪堆积、肾虚引起的损容性疾病、月经不调、阳痿、遗精、腰背及下肢痛。

【操作】 直刺 0.5~1 寸；可灸。

2. 命门

【定位】 在脊柱区，后正中线上，第 2 腰椎棘突下凹陷中(图 3-56)。

【功用】 固精壮阳，培元补肾。

【应用】 肾阳虚衰引起的腰膝酸软、夜尿频多、精神不振、阳痿早泄、畏寒肢冷、面色㿠白、毛发稀疏、月经不调、白带多。

【操作】 直刺 0.5~1 寸；可灸。

3. 大椎

【定位】 在脊柱区，后正中线上，第 7 颈椎棘突下凹陷中(图 3-56)。

【功用】 清热解毒，温经通阳。

【应用】 颈肩综合征、头项强痛、痤疮、脂溢性皮炎、荨麻疹、头部保健。

【操作】 向上斜刺 0.5~1 寸，或刺络拔罐；可灸。

4. 风府

【定位】 在颈后区，后发际中点直上 1 寸，枕外隆凸直下，两侧斜方肌之间凹陷中（图 3-57）。

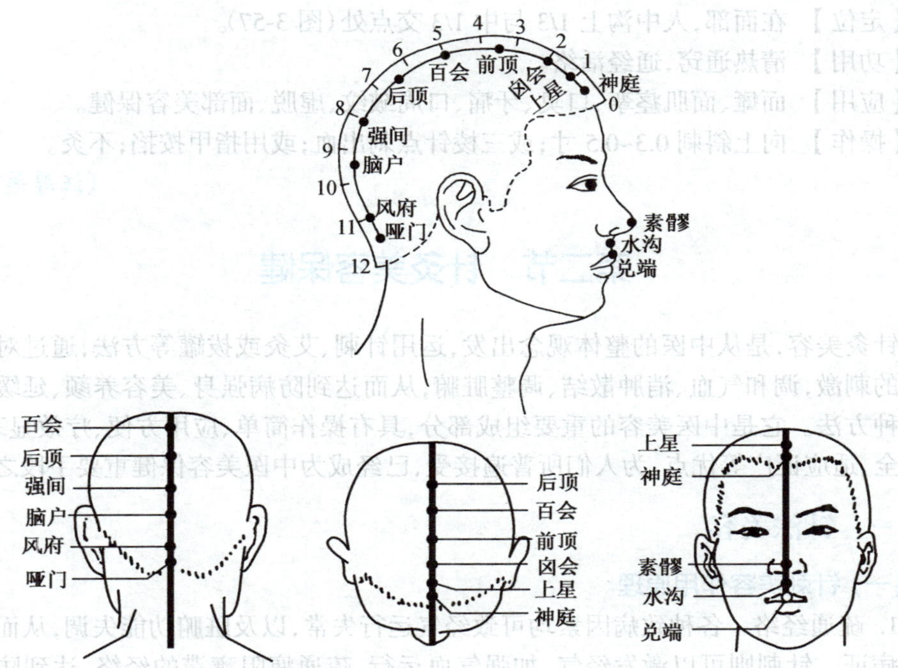

图 3-57 督脉头面部穴位示意图

【功用】 祛风清热。

【应用】 头项部神经肌肉痛、烦躁不安、咽喉肿痛、失音、头部保健。

【操作】 伏坐位，头微前倾，项肌放松，朝下颌方向缓慢刺入 0.5~1 寸，针尖不可向上，以免刺入枕骨大孔，误伤延髓；不灸。

5. 百会

【定位】 在头部，前发际正中直上 5 寸，或两耳尖连线中点处（图 3-57）。

【功用】 升阳固脱，开窍安神。

【应用】 清阳不升、中气下陷引起的面色不华、形体消瘦、皮肤干燥、眩晕健忘、久泄久痢、内脏下垂，头部保健。

【操作】 平刺 0.5~0.8 寸；升阳举陷宜用灸法。

6. 神庭

【定位】 在头部，前发际正中直上 0.5 寸（图 3-57）。

【功用】 安神定志，宁心通窍。

【应用】 头痛、眩晕、失眠、记忆力减退、神经衰弱、头部保健。

【操作】 平刺 0.5~0.8 寸；可灸。

7. 素髎

【定位】 面部，当鼻尖的正中央(图 3-57)。

【功用】 泄热开窍，回阳救逆。

【应用】 酒渣鼻、休克、低血压、心动过缓。

【操作】 向上斜刺 0.3~0.5 寸，或点刺出血；一般不灸。

8. 水沟

【定位】 在面部，人中沟上 1/3 与中 1/3 交点处(图 3-57)。

【功用】 清热通窍，通经活络。

【应用】 面瘫、面肌痉挛、口臭、牙痛、口周皱纹、虚脱、面部美容保健。

【操作】 向上斜刺 0.3~0.5 寸；或三棱针点刺出血；或用指甲按掐；不灸。

（汪厚莲）

第二节　针灸美容保健

针灸美容，是从中医的整体观念出发，运用针刺、艾灸或拔罐等方法，通过对经络腧穴的刺激，调和气血、消肿散结、调整脏腑，从而达到防病强身、美容养颜、延缓衰老的一种方法。它是中医美容的重要组成部分，具有操作简单、应用方便、疗效显著、经济安全、适应证广等优点，为人们所普遍接受，已经成为中医美容保健重要手段之一。

一、针法美容

（一）针刺美容作用原理

1. 疏通经络　各种致病因素均可致经气运行失常，以及脏腑功能失调，从而引发多种病证。针刺则可以激发经气，加强气血运行，疏通痹阻壅滞的经络，达到防病保健的目的。

2. 扶正祛邪　扶正，即扶助正气，提高机体抗病能力；祛邪，即消除病邪，消除致病因素的影响。疾病的发生与体内正气及致病邪气的盛衰有密切的关系。疾病的发生、发展及转归过程，就是正气与邪气相互斗争的过程。正能胜邪，则邪退病愈；正不敌邪，则疾病趋于恶化。针刺能激发并振奋机体的调节能力和防御能力。针用补法，可使功能低下的经络、脏腑组织振奋；针用泻法，能使外邪得以驱除。

3. 调和阴阳　阴阳失调是一切疾病发生的根本原因。根据证候的表、里、寒、热、虚、实属性，配伍适当的腧穴，使用恰当的针刺补泻手法，可调节阴阳的偏盛偏衰，使机体恢复至阴平阳秘的状态。

（二）操作方法

1. 毫针法　毫针刺法在保健美容中使用最为广泛。常用毫针多为 28~30 号的 1~3 寸毫针。面部多选用 32~36 号的 0.5~1.5 寸毫针。

（1）进针手法

1）单手进针：多用于较短的毫针。用右手拇、食指持针，中指紧靠穴位，指腹抵住针体中部，当拇、食指向下用力时，中指也随之屈曲，将针刺入，直至所需的深度。

2）双手进针：①指切进针：用左手拇指或食指端切按在腧穴位置上，右手持针，紧靠左手指甲面将针刺入腧穴，此法适用于短针的进针；②夹持进针：即用严格消毒的左手拇、食二指夹住针身下端，将针尖固定在所刺腧穴的皮肤表面位置，右手捻动针柄，将针刺入腧穴，此法适用于长针的进针；③舒张进针：用左手食、中二指或拇、食二指将所刺腧穴部位的皮肤向两侧撑开，使皮肤绷紧，右手持针，使针从左手食、中二指或拇、食二指的中间刺入，此法适用于皮肤松弛部位的腧穴；④提捏进针：用左手拇、食二指将所刺腧穴部位的皮肤提起，右手持针，从捏起的上端将针刺入，此法主要用于皮肉浅薄部位的腧穴，如印堂穴。

(2) 行针手法

1) 提插法：将针刺入腧穴一定深度后，行上提下插纵向运动的手法，将针反复由浅层插入深层，再由深层提至浅层（图 3-58）。

2) 捻转法：将针刺入腧穴一定深度后，行向前向后来回旋转的手法。注意不能单向捻转，避免肌纤维缠绕引起局部疼痛及滞针（图 3-59）。

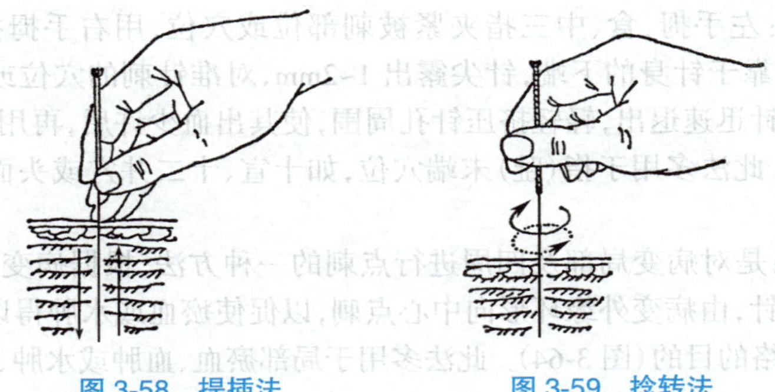

图 3-58　提插法　　图 3-59　捻转法

(3) 行针辅助手法：是除行针的基本手法即提插法和捻转法之外，促使针后得气和加强针感的操作手法，美容常用弹法和刮法。

1) 弹法：是用手指轻弹针柄或针尾，以增强针感（图 3-60）。

2) 刮法：是用食指或中指的指甲，自下而上刮动针柄，以促使得气（图 3-61）。

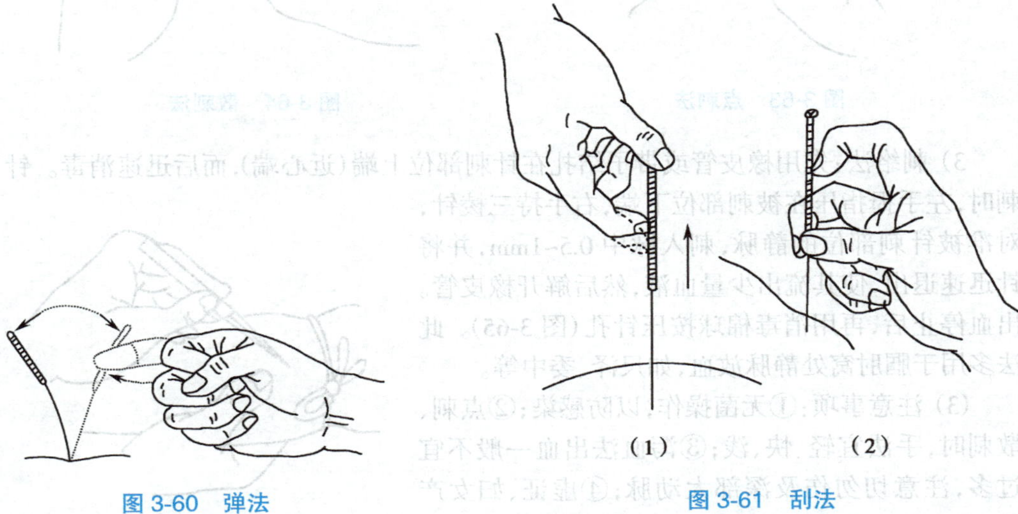

图 3-60　弹法　　图 3-61　刮法

(4) 注意事项：①患者应采取舒适自然的体位，进针后不可随便变动体位，避免弯针、滞针及针身折断；②过饥、过劳、情绪激动者及皮肤感染、溃疡或肿瘤部位均不宜针刺；③若遇晕针，应迅速拔针，使患者取头低脚高位，服温水或糖盐水，严重者掐人中，灸气海、关元；④妇女于孕期和经期不宜针刺腹部、腰骶部腧穴及三阴交、合谷、至阴、昆仑等通经活血的穴位。

2. 三棱针法　是用三棱针刺破患者一定穴位的皮肤或浅表血络，放出少量血液，以防治疾病的方法。此法具有开窍泻热、活血消肿的作用。

(1) 针具：三棱针是用于点刺放血的针具，一般由不锈钢制成，针长约 6cm，针柄较粗，呈圆柱形，针身呈三棱形，尖端三面有刃，针尖锋利（图 3-62）。

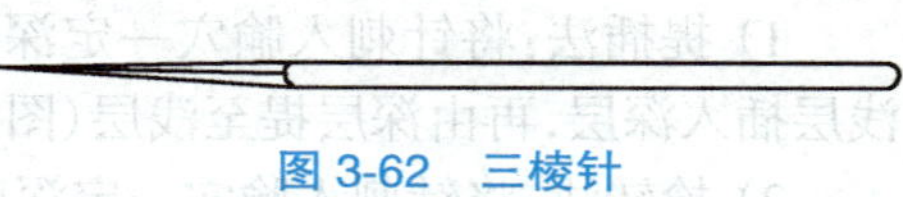

图 3-62　三棱针

(2) 针刺方法：三棱针刺法一般分为点刺法、散刺法、刺络法三种。

1）点刺法：左手拇、食、中三指夹紧被刺部位或穴位，用右手拇指食指捏住针柄，中指指腹紧靠于针身的下端，针尖露出 1~2mm，对准针刺的穴位或者部位，刺入 1~2mm，立即将针迅速退出，轻轻挤压针孔周围，使其出血少许后，再用消毒棉球按压针孔（图 3-63）。此法多用于指（趾）末端穴位，如十宣、十二井穴或头面部的太阳、耳尖等。

2）散刺法：是对病变局部及四周进行点刺的一种方法，根据病变部位的大小不同，可刺 10~20 针，由病变外缘环形向中心点刺，以促使瘀血或水肿得以排出，达到去瘀生新、通经活络的目的（图 3-64）。此法多用于局部瘀血、血肿或水肿、顽癣等。

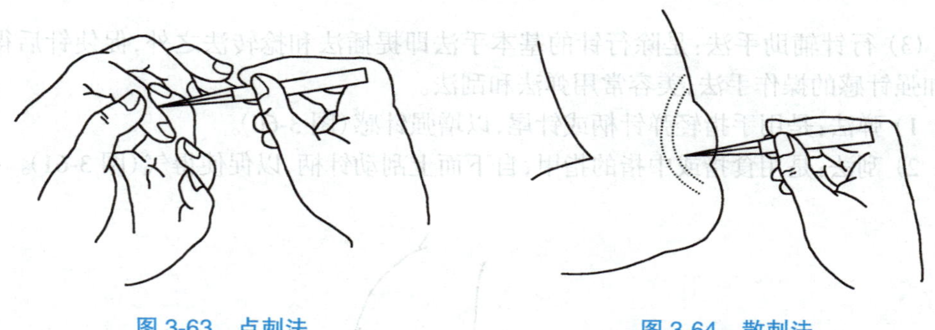

图 3-63　点刺法　　图 3-64　散刺法

3）刺络法：先用橡皮管或带子结扎在针刺部位上端（近心端），而后迅速消毒。针刺时，左手拇指压在被刺部位下端，右手持三棱针，对准被针刺部位的静脉，刺入脉中 0.5~1mm，并将针迅速退出，使其流出少量血液，然后解开橡皮管。出血停止后，再用消毒棉球按压针孔（图 3-65）。此法多用于腘肘窝处静脉放血，如尺泽、委中等。

(3) 注意事项：①无菌操作，以防感染；②点刺、散刺时，手法宜轻、快、浅；③泻血法出血一般不宜过多，注意切勿伤及深部大动脉；④虚证、妇女产后、有自发性出血倾向者，均不宜使用本法。

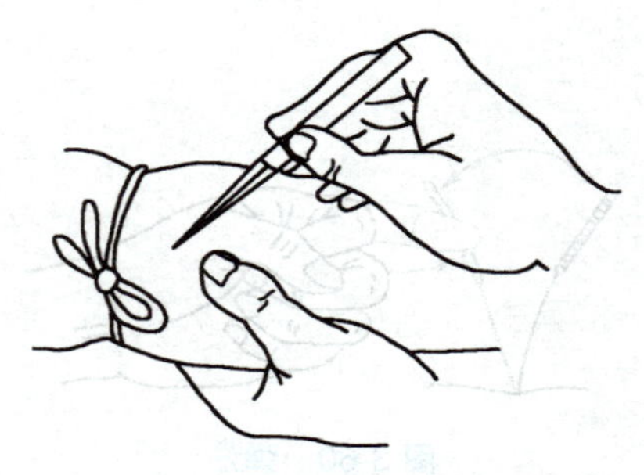

图 3-65　刺络法

3. 皮肤针法　是用多支短针来叩刺人体一定部位或穴位，以疏通经络、调和气血，从而防治疾病、保健美容的一种针刺方法。

(1) 针具：皮肤针是针头呈小锤形的一种针具，一般针柄长 15~19cm，一端附有莲蓬状的针盘，下边散在镶嵌着不锈钢短针。根据所用针具数目多少的不同，又分别称之为梅花针(五支针)、七星针(七支针)、罗汉针(十八支针)。

(2) 针刺方法：右手握针柄，用无名指、小指将针柄末端固定于小鱼际，针柄末端露出手掌后约 2~5cm，以拇指与中指夹持针柄，食指置于针柄中段上方(图 3-66)。

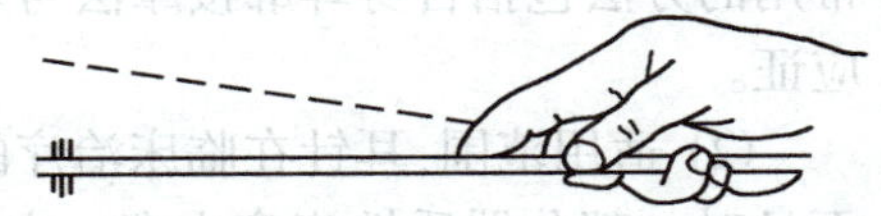
图 3-66　皮肤针刺法

(3) 注意事项：①注意检查针具，发现针尖有倒钩或缺损、针锋参差不齐者，须及时修理，或弃之不用；②针具和针刺局部皮肤均应消毒；③局部皮肤有创伤和溃疡者，不宜使用本法。

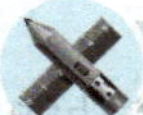

技能要点

1. 叩刺的速度要均匀一致，不要忽快忽慢、用力不均。
2. 针尖起落要垂直，即针垂直刺下，垂直提起，反复操作。
3. 防止针尖斜着刺入和向后拖拉起针，避免增加病人的疼痛感。

4. 耳针法　是使用短毫针或其他方法刺激耳穴，以达到保健美容目的的方法。

(1) 操作方法：首先要定准耳穴，在穴区内确定阳性反应点，并做好标记。严格消毒，除了医者手指与针具消毒外，耳穴皮肤应当先用 2% 碘酊消毒，再用 75% 酒精消毒并脱碘。正确选用刺激方法，并根据患者体质、病情、穴位、时节等具体情况灵活选用。耳针法的刺激方法很多，目前常用的有以下几种：

1) 毫针法：即用毫针刺激耳穴以治疗疾病的方法。进针时，以左手拇指和食指固定耳廓，中指托着针刺部位的耳背。以右手持针，在选定的阳性反应点或耳穴处进针。进针的方法包括捻入法和插入法两种。针刺的深度应视耳廓局部的厚薄、穴位的位置而定，一般刺入深度为 2~3mm 即可到达软骨，其深度以毫针能稳定立起、不摇摆为宜，但不能刺透耳廓背面皮肤。刺激强度应当根据患者的体质、病情、耐受度灵活掌握。针刺手法以小幅度捻转为主。如果局部感应强烈，可以不行针。留针时间一般是 20~30 分钟，慢性病和疼痛性疾病可以适当延长，小儿和老年人不宜久留针。起针时，左手托住耳背，右手起针，并立即用消毒干棉球压迫针孔，以防止出血，必要时用 2% 碘酒棉球再消毒 1 次。

2) 压籽法：即在耳穴表面贴敷压丸的一种简易疗法，也称为压丸法、压豆法。本法操作简单，疗效确切，而且安全、无创、疼痛轻，刺激时间长，易被患者接受。凡是具有表面光滑、质硬无副作用、适合贴压穴位大小的物质均可用于耳穴贴压，临床多选用王不留行籽。操作时，先在耳廓局部消毒，将材料黏附在 0.5cm × 0.5cm 的胶布中央，再贴敷于耳穴上，并给予适当按压，使耳廓有发热、胀痛感，使之得气。一般每次贴压一侧耳穴，两耳交替，3 天更换 1 次，也可以两耳同时贴压。耳穴贴压期间，要求患者每日自行按压数次，每次每穴 1~2 分钟。此法适用于耳针治疗的各种病症，一般老人、儿童、孕妇、神经衰弱者用轻刺激法，急性疼痛性病证宜用强刺激法。

3）刺血法：先按摩耳廓使其充血，常规消毒后，运用三棱针点刺法在耳廓皮肤上或耳穴处放血3~5滴，然后立即用消毒干棉球擦拭，按压止血。一般隔日1次，急性病可以每天2次。有泻热解毒、镇静开窍、消肿止痛、祛瘀生新等作用，此法适用于实热、阳闭、热毒、瘀血等证。孕妇、出血性疾病及凝血功能障碍者忌用，体质虚弱者慎用。

4）按摩法：是在耳廓不同部位用手进行按摩、点掐或提捏，以防治疾病的方法，常用的方法包括自身耳廓按摩法与耳廓穴位按摩法。此法适用于耳针疗法的各种适应证。

(2) 适用范围：耳针在临床治疗的疾病很广，不仅对许多功能性疾病有调整作用，而且对一部分器质性疾病也有一定效果。另外，还可用于美容、保健、减肥、戒烟、戒毒等。

(3) 注意事项：①严格消毒，防止感染；②耳廓上有溃疡、湿疹、冻疮破溃等，不宜用此法；③习惯性流产的孕妇及妇女妊娠期间慎用耳针；④对年老体弱、高血压或严重器质性疾病者手法要轻柔，刺激量不宜过大，以避免发生意外。

5. 腧穴磁疗法　又称为“磁穴疗法”，是运用磁场作用，调节人体经络与脏腑功能的一种方法。此法具有镇静止痛、消炎降压、驻颜延衰、防病保健的作用。腧穴磁疗法使用的器材主要有磁片、磁珠、旋转磁疗机及电磁疗机等。

(1) 操作方法：①磁片贴敷法：将磁片直接或间接地贴敷于选用穴位的表面，外加胶布固定；②耳磁疗法：将直径1~3mm的磁珠用胶布固定于耳穴上，每次3~5穴，5~7天更换1次，两耳交替使用；③磁针法：将皮内针或短毫针刺入穴位后，于针尾处接磁片或磁场脉冲机头，然后用胶布固定，磁场可通过针尖集中射入机体深层组织；④脉动磁场疗法：此法是利用同名极旋磁机发出的脉动磁场进行治疗，操作时调整磁头位置于所选穴位处，打开电源开关，将输出电压旋钮调节至所需电压值；⑤交变磁场疗法：此法利用电磁疗机所产生的低频交变磁场进行治疗，操作时将磁头导线插入插孔里，于治疗部位上选择合适的磁头放置，接通电源后，指示灯亮，电压表指针上升，视患者具体情况调节电压旋钮的低、中、高档。

(2) 注意事项：白细胞总数低于4×10^9/L、急性严重疾病、体质极度虚弱、高热、皮肤破溃出血、磁疗后副作用明显者及孕妇禁用或慎用腧穴磁疗法。

知识链接

腧穴激光照射法

腧穴激光照射法又称“激光针”，是利用低功率激光束直接照射穴位以达到防病保健、延衰驻颜的方法。常用氦-氖激光机和半导体激光机。操作时，调整电流，当激光管发光稳定后，用光导纤维传输的激光束垂直照射经穴或耳穴，距离皮肤80~100mm，每穴每次照射5~10分钟，每日1次，10次为一个疗程。癫痫、心脏病患者及眼球部不可使用。

二、灸法美容

灸法，是指用艾绒或药艾制成的艾炷或艾条于穴位上熏灼，借助温热的刺激作用

以防治疾病、美容保健的方法。

(一)灸法美容作用

灸法具有温经通络、祛风散寒、行气活血、温中补气、防病保健的作用。多用于防治虚寒性损容性疾病及美容养生保健。

(二)操作方法

1. 艾炷直接灸　将艾炷放在皮肤上直接施灸的方法,称为直接灸。根据灸后有无化脓,分为化脓灸和非化脓灸。在进行美容保健时,一般采用非化脓灸法。

操作时,首先在施灸的穴位处涂以少量的凡士林或葱、蒜汁,以增强黏附和刺激作用。再将艾炷放上点燃,当艾炷燃烧剩下 1/3 或患者感到灼痛时,即用镊子将艾炷夹去,更换艾炷再灸,一般连续灸 3~7 壮,以局部皮肤出现潮红充血为度(图 3-67)。本法适用于虚寒性病证。

2. 艾炷间接灸　是指在艾炷下垫一层间隔物,放在穴位上施灸的方法。根据隔物的不同,可分为隔姜灸、隔蒜灸、隔盐灸和隔附子饼灸等(图 3-68)。其火力温和,又具有艾灸和药物的双重作用,适用于慢性疾病、疮疡、阳虚证等。

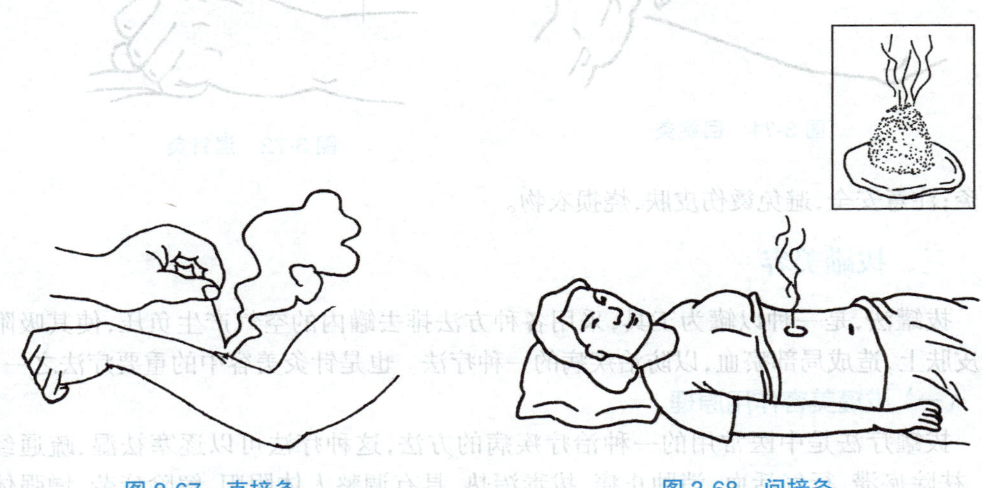

图 3-67　直接灸　　图 3-68　间接灸

3. 艾条灸　分为温和灸、回旋灸和雀啄灸。

(1) 温和灸:将艾条的一端点燃,对准应灸的部位,约距皮肤 2~3cm,进行熏灸,使局部有温热感而无灼痛为宜,一般每穴灸 10~15 分钟,至皮肤出现红晕为度(图 3-69)。

(2) 雀啄灸:施灸时,艾条像鸟雀啄食一样,一上一下地移动(图 3-70)。

(3) 回旋灸:施灸时,艾条均匀地向上下左右或反复旋转移动施灸(图 3-71)。

4. 温针灸　是将针刺与艾灸相结合的一种方法。适用于既需要留针又适宜用艾灸的情况。操作时,首先将针刺入腧穴使其得气,再给予适当补泻手法而留针,然后将纯净细软的艾绒捏在针尾上,也可用一段长约 2cm 的艾条,插在针柄上,点燃施灸。待艾绒或艾条燃烧完毕后除去灰烬,将针取出(图 3-72)。

(三)注意事项

灸法虽可温阳但亦能伤阴,临床上凡属阴虚阳亢、热毒炽盛及邪实内闭等证,应慎用灸法;颜面五官及大血管分布部位不宜直接灸;妊娠期妇女的腹部及腰骶部不宜

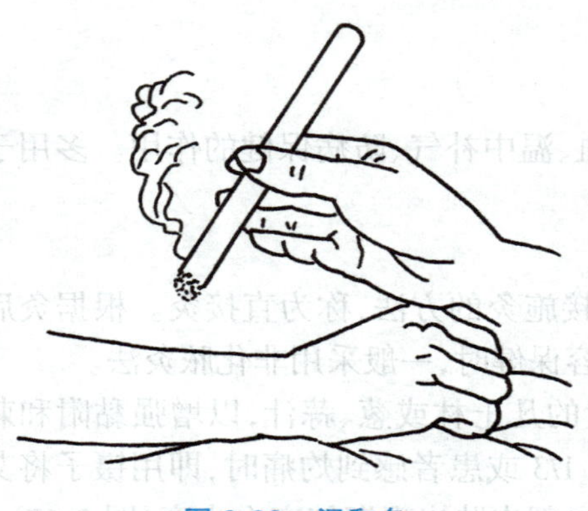

图 3-69 温和灸

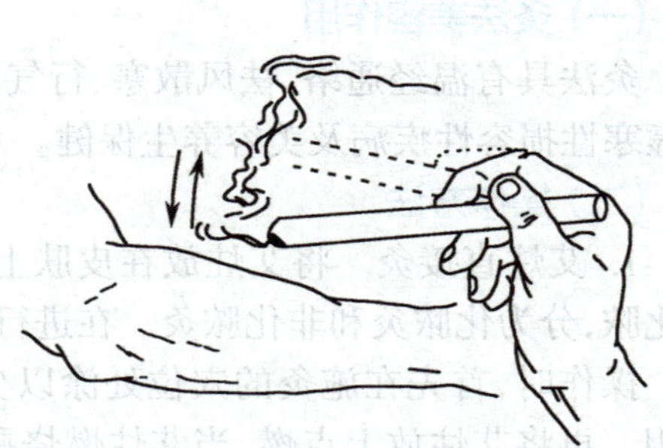

图 3-70 雀啄灸

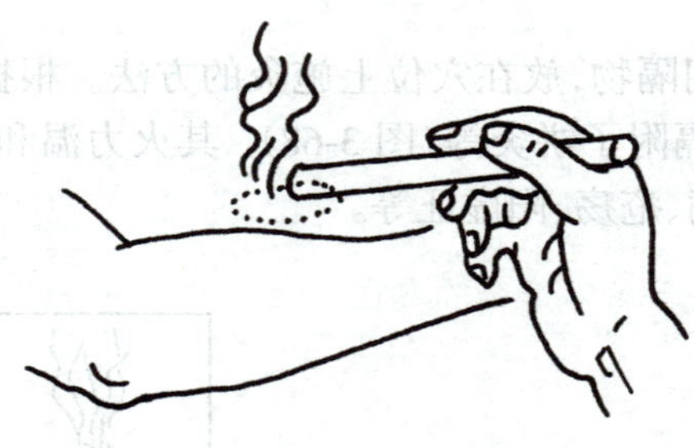

图 3-71 回旋灸

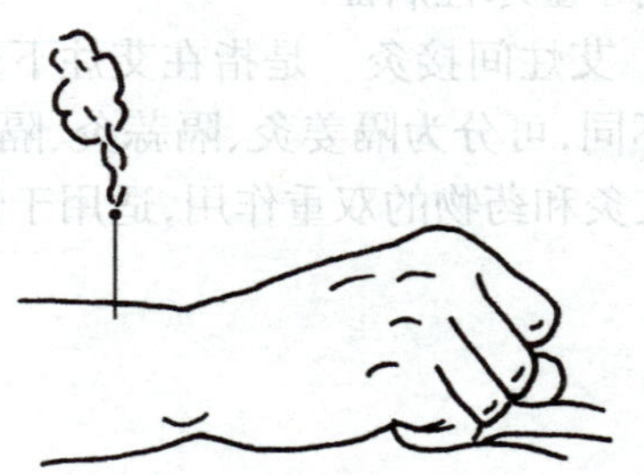

图 3-72 温针灸

施灸;注意安全,避免烫伤皮肤,烧损衣物。

三、拔罐美容

拔罐法,是一种以罐为工具,采用各种方法排去罐内的空气产生负压,使其吸附于皮肤上,造成局部瘀血,以防治疾病的一种疗法。也是针灸美容中的重要疗法之一。

(一)拔罐美容作用原理

拔罐疗法是中医常用的一种治疗疾病的方法,这种疗法可以逐寒祛湿、疏通经络、祛除瘀滞、行气活血、消肿止痛、拔毒泻热,具有调整人体阴阳、解除疲劳、增强体质的功能,从而达到扶正祛邪、防治疾病的目的。

(二)操作方法

1. 罐的种类　常用的有竹罐、陶罐、玻璃罐和抽气罐(图 3-73)。

2. 吸拔的方法　常用的有闪火法与抽气法。

(1) 闪火法:利用燃烧时火焰的热力,排出空气,使罐内形成负压,令其吸附在皮肤上,临床较为常用。操作时,用镊子夹起 95% 酒精棉球,点燃后,往罐底一闪,迅速撤出,立即将火罐扣在应拔的部位上,此时罐内已成负压即可吸住(图 3-74)。其优点在于,当闪动酒精棉球时,火焰已离开火罐,罐内无火,可避免烫伤。

(2) 抽气法:用抽气筒套在塑料罐的活塞上,将空气抽出,即能吸拔。也可采用可调式磁疗拔罐器,只用旋转罐外的旋罩,便可形成负压,而且还可以根据具体情况调节负压大小。

3. 拔罐法的运用

(1) 闪罐:罐拔上后,立即取下,反复吸拔多次,至皮肤潮红为度。适用于局部皮

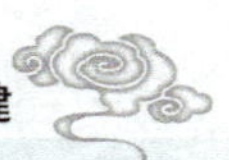

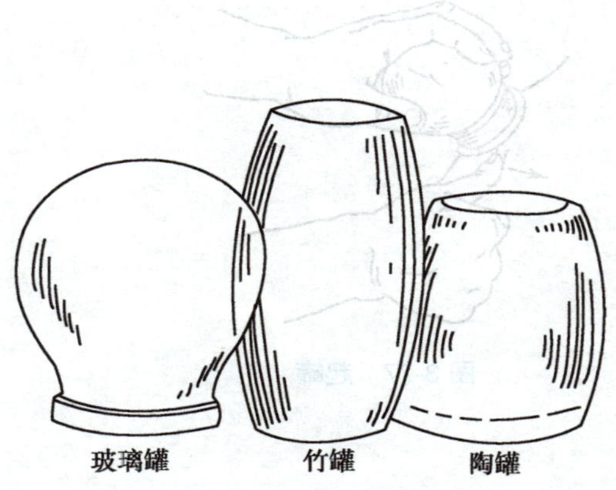

图 3-73　常用罐

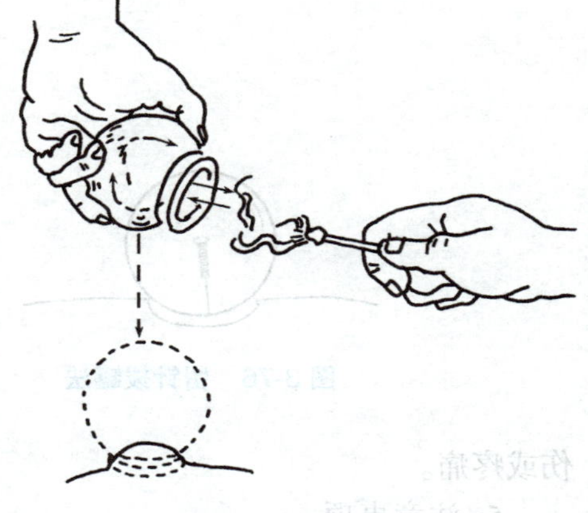

图 3-74　闪火法

肤麻木或者功能减退的虚证。

(2) 留罐：拔罐后，一般留置 5~15 分钟，当施术部位局部充血时，将罐取下。若罐口大，吸拔的力量强，则应适当减少留罐时间。若在夏季及肌肤浅薄处，留罐的时间也不宜过长，以防损伤皮肤。

(3) 走罐：又称推罐，一般用于腰背、大腿等面积较大、肌肉丰厚的部位，选用口径较大、罐口平滑的玻璃罐，先在施术部位皮肤上涂上凡士林等润滑剂，罐吸上后，以手握住罐底，稍向后倾斜，慢慢向前推动，这样在皮肤表面上下或左右来回推拉移动数次，至皮肤潮红为度(图 3-75)。

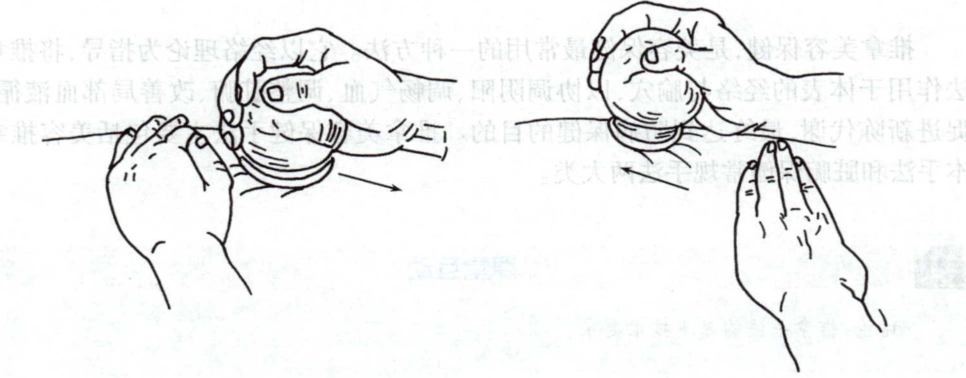

图 3-75　走罐

(4) 留针拔罐法：先在腧穴上进行针刺，得气后，将针留在原处，再以针刺处为中心，拔上火罐(图 3-76)。若与药罐结合，称为“针药罐”，多用于风湿证。

(5) 刺血拔罐法：又称刺络拔罐法，操作时，首先按病变部位的大小和出血要求，用三棱针或皮肤针点刺出血，然后拔以火罐，可以增强刺血法的效果。适用于各种急慢性软组织损伤、皮肤瘙痒、丹毒、神经性皮炎、神经衰弱等。

4. 起罐方法　左手轻按罐子，向左侧倾斜，右手按在罐口的肌肉处，使空气进入罐内，吸力消失，火罐会自然脱落(图 3-77)。切忌施用暴力硬拔，造成皮肤、肌肉的损

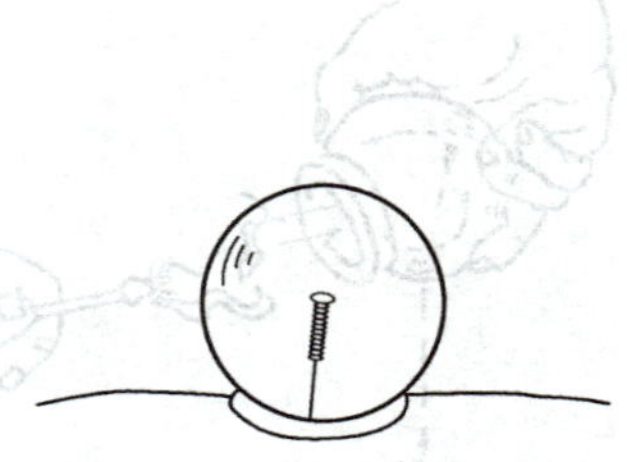
图 3-76 留针拔罐法

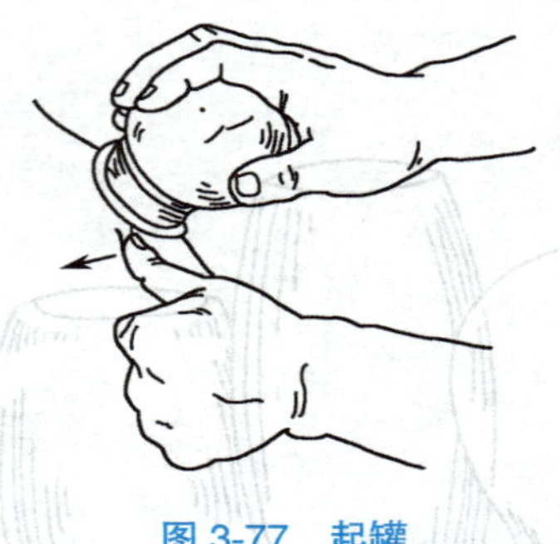
图 3-77 起罐

伤或疼痛。

5. 注意事项

(1) 空腹、饱腹均不宜操作;高热、抽搐、痉挛等,皮肤过敏或溃疡破损处,肌肉瘦削或骨骼凹凸不平及毛发多的部位不宜应用;孕妇腰骶部及腹部均须慎用。

(2) 如果起罐后出现水疱,应视水疱大小采取不同处理方法。小的水疱可自行吸收无需特殊处理,尽量保持皮肤完整以避免感染;大的水疱需消毒后用针刺破排出渗液,并涂以碘伏消毒,以免感染。

(3) 拔罐过程中,若感到头晕、心悸、脉搏变弱,应迅速取下火罐,饮用温水,一般能够缓解。

(邓 露)

第三节 推拿美容保健

推拿美容保健,是美容保健最常用的一种方法。它以经络理论为指导,将推拿手法作用于体表的经络与腧穴,以协调阴阳、调畅气血、调整脏腑、改善局部血液循环、促进新陈代谢,最终达到防病保健的目的。推拿美容保健手法主要包括美容推拿基本手法和脏腑保健常规手法两大类。

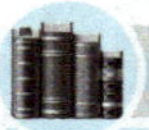

课堂互动

讨论:推拿手法的基本技术要求。

一、美容推拿基本手法

(一) 㨰法

【操作】 以小指掌指关节背侧吸附于体表施术部位,以肘关节为支点,前臂主动做旋转运动,带动腕关节做屈伸运动,使小鱼际和手背尺侧在施术部位上进行连续不断地滚动(图 3-78)。

【应用】 温经通络,舒筋活血,滑利关节,解痉止痛。适用于身体肌肉较丰厚的部位,如颈部、肩背部、腰骶部、臀部、四肢部等。主要用于风湿疼痛、关节不利、肢体麻木、瘫痪以及软组织损伤引起的运动功能障碍疾患。㨰法是常用的保健推拿手法之一。

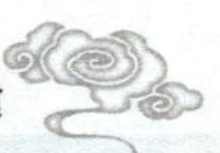

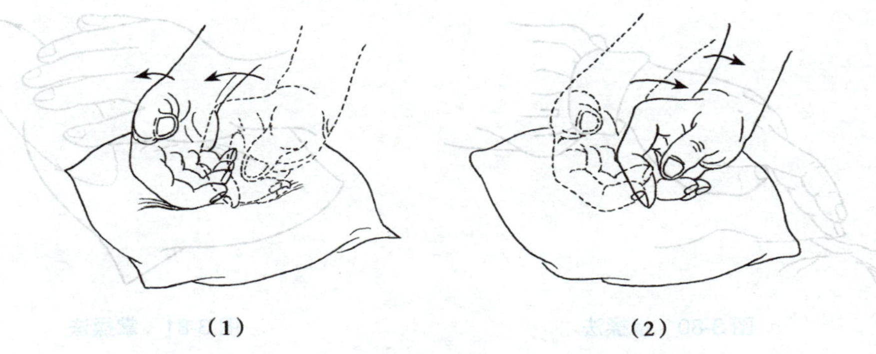

图 3-78 擦法

(二)一指禅推法

【操作】用拇指螺纹面或指端或拇指桡侧偏峰着力，其余四指自然屈曲呈半握拳状，沉肩、垂肘、悬腕、指实、掌虚，前臂主运动，带动腕关节有节律地左右摆动，使拇指产生的力轻重交替、持续不断地作用于治疗部位或穴位上。操作时要求肩部自然放松，不要耸肩，不要外展；肘关节自然下垂，不可高于腕关节；腕关节自然屈曲(图 3-79)。

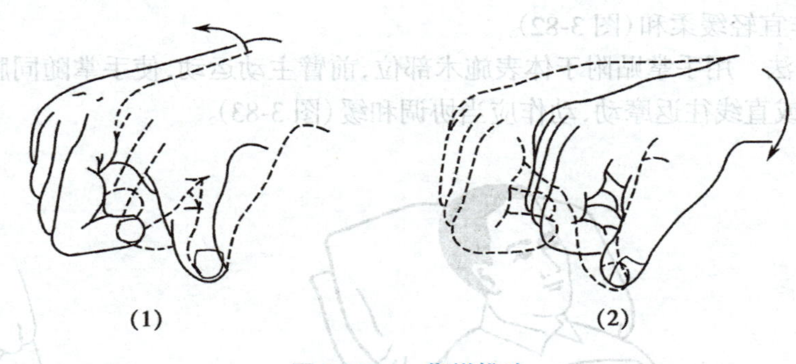

图 3-79 一指禅推法

【应用】理气活血，通经止痛，祛瘀消肿。适用于全身各部位，尤其是经络和腧穴。主要用于头痛、胃脘痛、风湿痹痛、筋肉拘急等。

(三)揉法

揉法是用掌根、大鱼际或指腹部贴附于体表施术部位或穴位上，做轻柔和缓的环旋转动，且带动吸定部位组织运动，常用的有指揉法和掌揉法。

1. 指揉法

【操作】用指腹着力于体表施术部位或穴位上，以肘关节为支点，前臂做主动运动，通过腕关节使手指螺纹面做轻柔和缓的节律性环旋运动，并带动皮肤深层组织运动。操作时腕部放松，揉动时需要蓄力于指，吸定操作部位(图 3-80)。

【应用】温经理气，缓急止痛。本法适用范围较广，头面、胸胁部位皆可应用，主要用于头痛、脘腹痛及软组织损伤等症。

2. 掌揉法

【操作】用手掌着力贴附于体表施术部位或穴位上做环旋运动。操作方法同指揉法(图 3-81)。

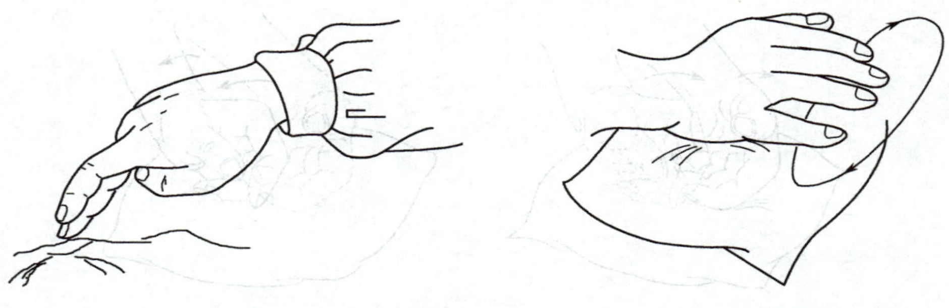
图 3-80 指揉法　　图 3-81 掌揉法

【应用】 本法和缓舒适，具有活血祛瘀、消肿止痛、理气和胃等作用。主要用于脘腹胀痛、胸胁支满、便秘、腹泻、头痛、失眠等，也可用于软组织损伤引起的红肿疼痛、肢体麻木等症。

(四) 摩法

【操作】

1. 指摩法　用手指螺纹面贴附于体表施术部位做有节律的环形或直线往返摩动。操作时肘微屈，腕部放松，以肘关节为支点，前臂主运动，使指面随同腕关节运动来完成，动作宜轻缓柔和(图 3-82)。

2. 掌摩法　用手掌贴附于体表施术部位，前臂主动运动，使手掌随同腕关节连同前臂做环旋或直线往返摩动，动作应当协调和缓(图 3-83)。

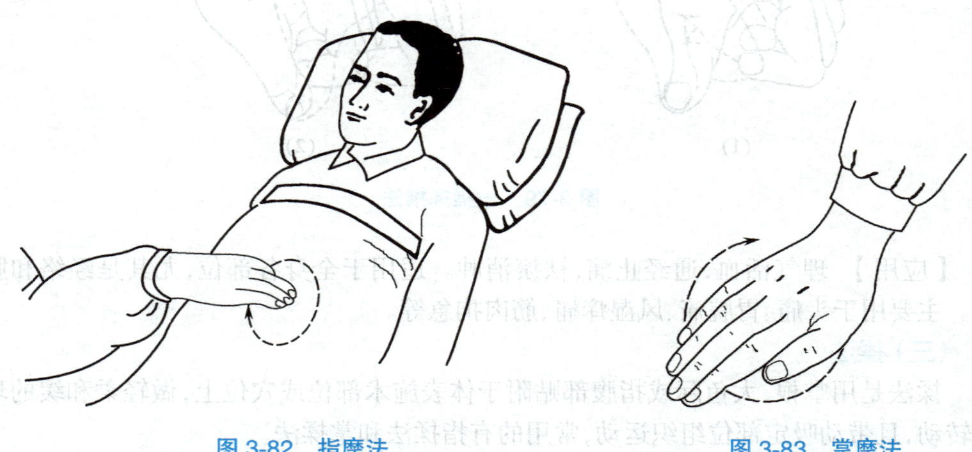
图 3-82 指摩法　　图 3-83 掌摩法

【应用】 理气消积，温经散寒。常用于胸腹及胁肋部，主要治疗胃脘痛、胸胁胀满、消化不良、腹泻、便秘等。

(五) 擦法

【操作】 擦法是用手掌、大鱼际或小鱼际着力于体表施术部位，进行直线往返快速擦动，或上下，或左右，不可歪斜。动作稍快，用力要均匀。操作应产生温热渗透感(图 3-84~ 图 3-86)。

【应用】 运用擦法能使局部产生温热感。具有舒筋活络，理气止痛，消瘀退肿，健脾和胃，祛风散寒等作用。主要用于胃脘痛、消化不良、腰背酸痛，肢体麻木及软组织损伤等。

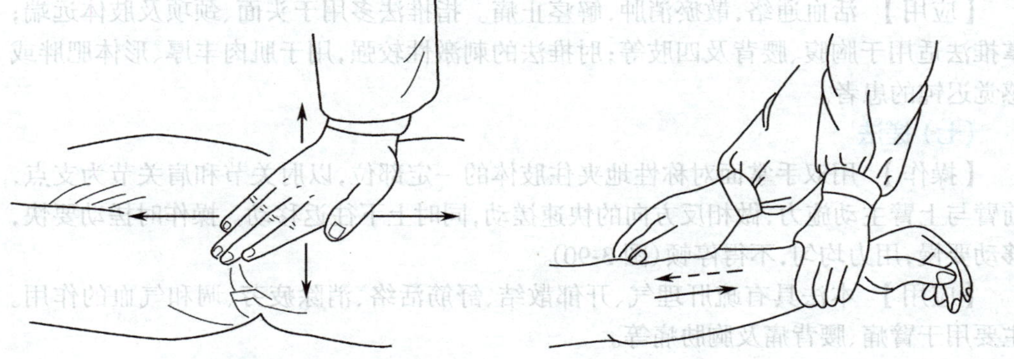

图 3-84　掌擦法　　图 3-85　大鱼际擦法

（六）推法

【操作】 用指腹、指端、单掌、双掌或肘尖部紧贴患者皮肤向前直推，也可顺着筋肉结构形态而推之（图 3-87~ 图 3-89）。

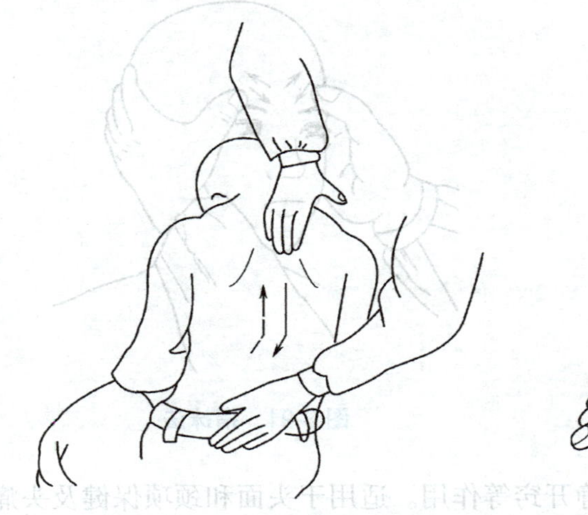

图 3-86　小鱼际擦法

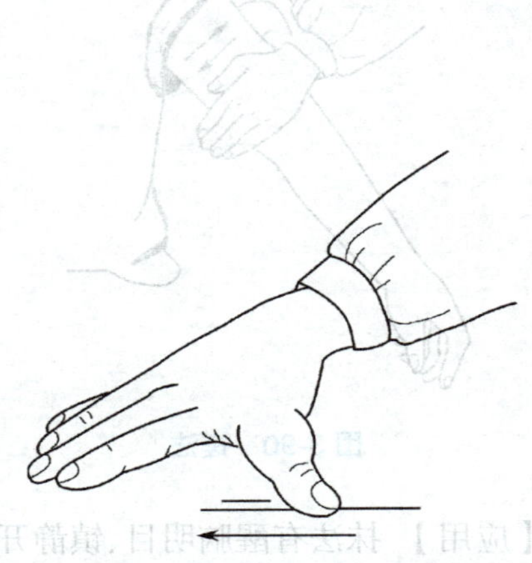

图 3-87　拇指平推法

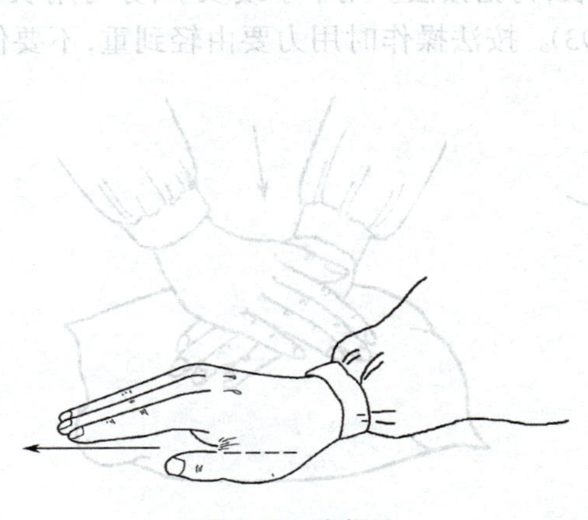

图 3-88　掌推法

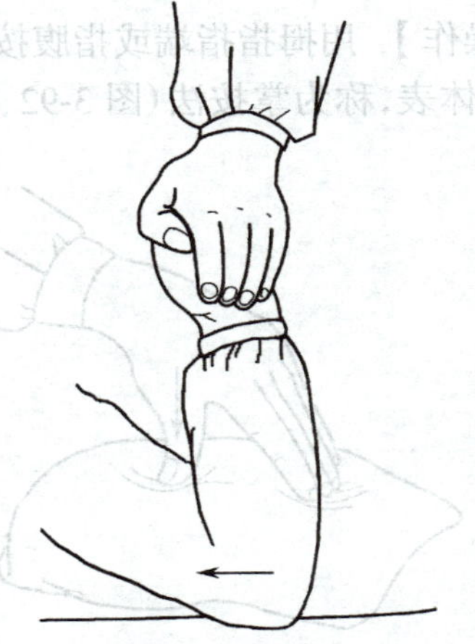

图 3-89　肘推法

【应用】 活血通络，散瘀消肿，解痉止痛。指推法多用于头面、颈项及肢体远端；掌推法适用于胸腹、腰背及四肢等；肘推法的刺激性较强，用于肌肉丰厚、形体肥胖或感觉迟钝的患者。

（七）搓法

【操作】 用双手掌面对称性地夹住肢体的一定部位，以肘关节和肩关节为支点，前臂与上臂主动施力，做相反方向的快速搓动，同时上下往返移动。操作时搓动要快，移动要慢，用力均匀，不得停顿（图3-90）。

【应用】 本法具有疏肝理气、开郁散结、舒筋活络、消除疲劳、调和气血的作用。主要用于臂痛、腰背痛及胸胁痛等。

（八）抹法

【操作】 抹法是用拇指指腹贴附于皮肤，轻柔和缓地做上下或左右移动，操作时不要带动深部组织（图3-91）。

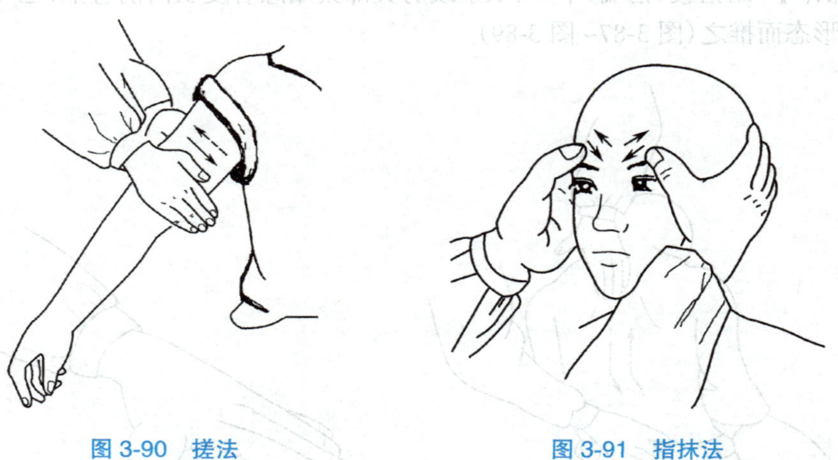

图3-90 搓法　　图3-91 指抹法

【应用】 抹法有醒脑明目、镇静开窍等作用。适用于头面和颈项保健及头痛、头晕、失眠、面瘫等。

（九）按法

【操作】 用拇指指端或指腹按压体表，为指按法。用单掌或双掌，亦可用双掌重叠按压体表，称为掌按法（图3-92、图3-93）。按法操作时用力要由轻到重，不要使用

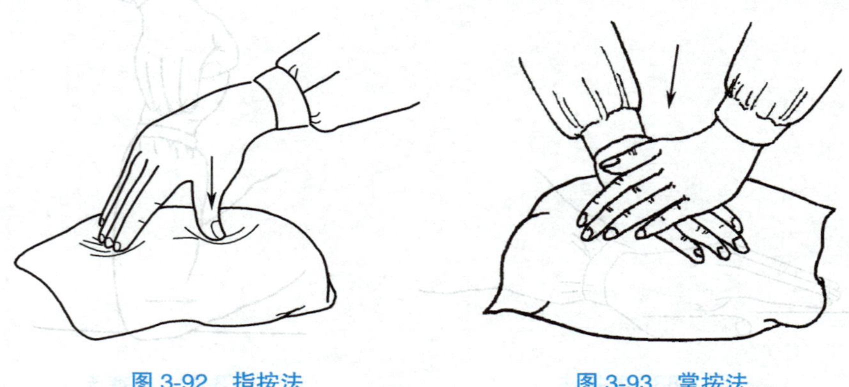

图3-92 指按法　　图3-93 掌按法

暴力猛然按压。

【应用】 按法常常与揉法结合应用,组成复合手法“按揉法”。指按法适用于全身各部穴位;掌按法多用于腰背和腹部。本法具有放松肌肉、开通闭塞、活血止痛之功效。

(十) 点法

【操作】 拇指端点法是用拇指指端点压体表。屈指点法可以屈拇指,用拇指指间关节桡侧点压体表,也可以屈食指,用食指近端指间关节点压体表(图 3-94、图 3-95)。

【应用】 本法刺激很强,使用时要视病人的具体情况和操作部位酌情用力。多用于肌肉较薄的骨缝处。具有开通闭塞、活血止痛、调整脏腑的作用。

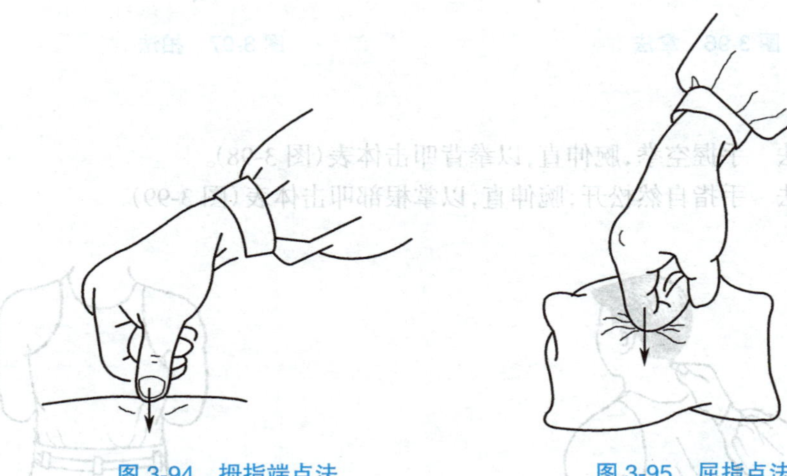

图 3-94 拇指端点法　　图 3-95 屈指点法

(十一) 捏法

【操作】 用拇指和食、中指指面,或拇指与其余四指指面夹住肢体,相对用力挤压,随即放松,重复以上动作,并循序移动。

【应用】 适用于头项、肩颈、四肢及脊背,具有舒筋通络、行气活血的作用。

(十二) 拿法

【操作】 以拇指和其余手指的指面相对用力,对肢体或肌肉进行轻重交替、连续不断有节奏的提捏,并施以揉动(图 3-96)。操作时,用力应当由轻而重,不可突然用力,动作要和缓而有连贯性。

【应用】 常用于头项、肩颈及四肢等部位。具有祛风散寒、开窍止痛、舒筋通络、消除疲劳等作用。

(十三) 拍法

【操作】 用虚掌拍打体表,称为拍法。操作时手指自然并拢,掌指关节微屈,拍打患部,平稳而有节奏(图 3-97)。

【应用】 拍法适用于肩背、腰臀及下肢部。对风湿酸痛、局部感觉迟钝或肌肉痉挛等症常用本法配合其他手法治疗,具有舒筋通络、行气活血的作用。

(十四) 击法

用拳背、掌根、掌侧小鱼际、指尖或桑枝棒叩击体表,称为击法。

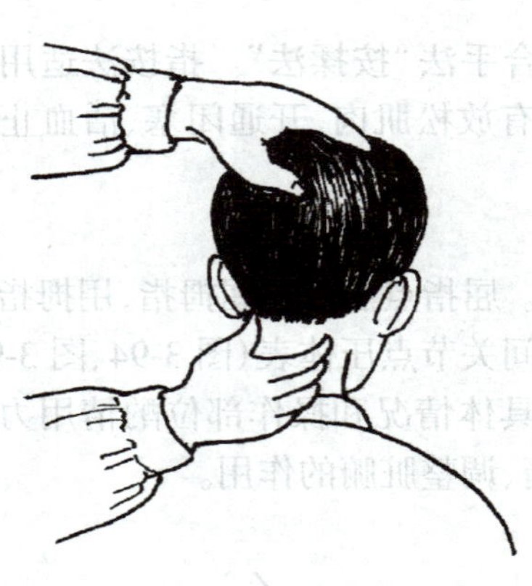

图 3-96　拿法

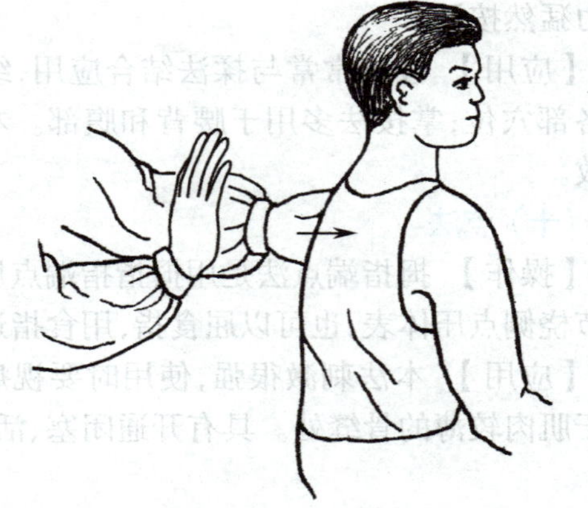

图 3-97　拍法

【操作】

1. 拳击法　手握空拳，腕伸直，以拳背叩击体表（图 3-98）。

2. 掌击法　手指自然松开，腕伸直，以掌根部叩击体表（图 3-99）。

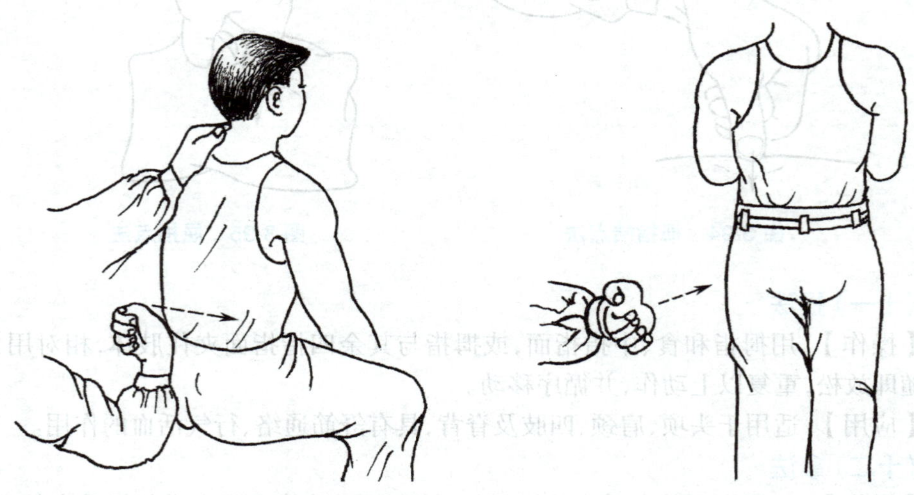

图 3-98　拳击法　　图 3-99　掌击法

3. 侧击法　手指自然伸直，腕略背屈，用单手小鱼际击打或双手小鱼际交替击打体表（图 3-100）。

4. 指尖击法　用指端轻轻击打体表，如雨点落下（图 3-101）。

5. 棒击法　手握桑枝棒一端，前臂主动运动，使棒体有节律地击打体表（图 3-102）。

【应用】 本法具有舒筋活络、调气和血、缓解痉挛的作用。主要用于颈腰椎疾患引起的肢体麻木酸痛、风湿痹痛、肌肉萎缩等症。

二、脏腑保健常规手法

（一）旋摩百会法

【操作】 用掌根部以顺时针方向摩百会 3 分钟。

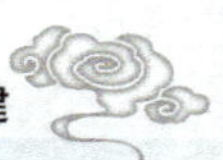

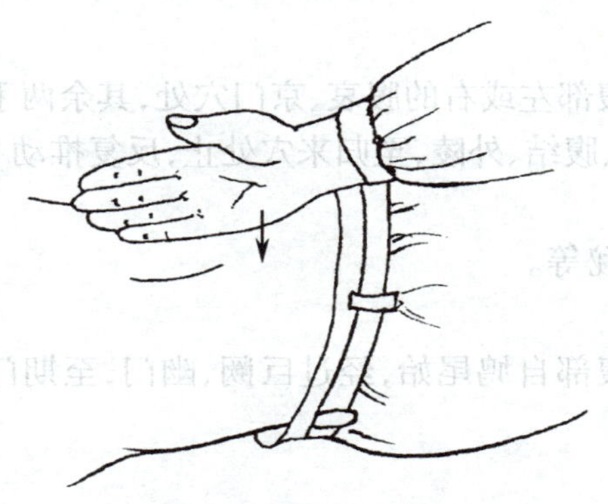

图 3-100　侧击法

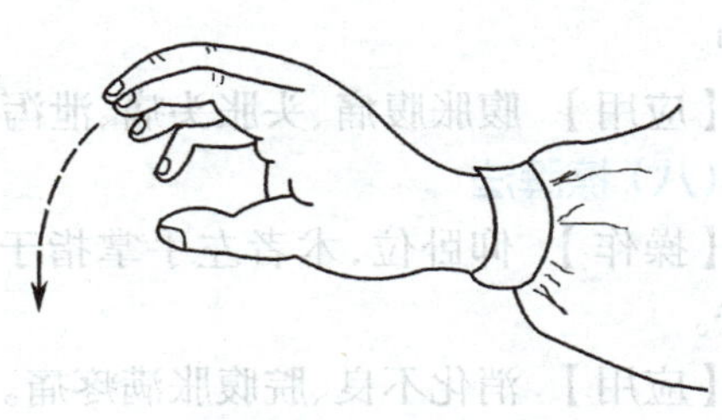

图 3-101　指尖击法

【应用】眩晕、头痛、失眠、内脏下垂、脱肛等。

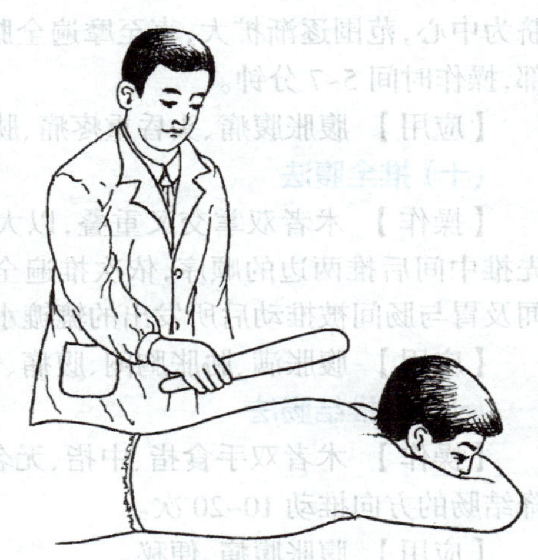

图 3-102　棒击法

（二）推脾运胃法

【操作】 医者以左手掌指于上腹部自鸠尾始，经过巨阙、幽门，至期门推而运之，称为推脾。然后交至右手，右手掌循胃脘部呈勾形运而抹之，称为运胃。本法操作时用力要均匀和缓、持续连贯，推而不滞，运而不浮。

【应用】脾胃虚弱、消化不良、脘腹胀满疼痛等。

（三）推运胃脘法

【操作】 术者双手交叉重叠，以小鱼际及掌根部着于剑突下，循胃的勾形推而运之，反复操作3~5分钟。本法在操作过程中，重在掌缘的推旋运转，切不可双掌压实。

【应用】 消化不良、胃脘痛、头胀痛、胸胁胀痛、胸背疼痛等。

（四）推上腹法

【操作】 术者以两手拇指桡侧缘着力于剑突下鸠尾穴处，余四指分别置于腹部两侧，自鸠尾穴处开始自上而下经上、中、下三脘至水分穴止，反复进行直线推动 3~5 分钟。本法亦可双掌交叉相叠，以大鱼际及掌根部进行推动，则推动力更加沉稳着实，覆盖面广。

【应用】 胃脘痛、呕吐、呃逆上气、头昏头胀、胸闷胁胀、心悸易惊等。

（五）掌摩上腹法

【操作】 术者以一手掌面置于上腹部，顺时针方向环形摩动 3~5 分钟。

【应用】 脾胃虚弱、消化不良、脘腹胀满疼痛等。

（六）四指横摩上腹法

【操作】 术者以一手或两手的食指、中指、无名指和小指的掌面，由左侧或右侧的腹哀、章门穴至右侧或左侧的腹哀、章门穴，反复横摩 5~7 分钟。

【应用】 脾胃虚弱、消化不良、脘腹胀满疼痛等。

（七）推侧腹法

【操作】 术者以两手拇指掌侧对置于腹部左或右的腹哀、京门穴处，其余两手四指分置于两侧，缓慢着力下推，经大横、天枢、腹结、外陵，至归来穴处止，反复推动3~5分钟。

【应用】 腹胀腹痛、头胀头痛、泄泻、便秘等。

（八）擦脾法

【操作】 仰卧位，术者左手掌指于上腹部自鸠尾始，经过巨阙、幽门，至期门做擦法。

【应用】 消化不良、脘腹胀满疼痛。

（九）摩全腹法

【操作】 术者以一手或两手掌面，顺时针方向先于脐部轻摩1~3分钟，然后以脐为中心，范围逐渐扩大，直至摩遍全腹，至结束时再逐渐缩小摩动范围，最后归于脐部，操作时间5~7分钟。

【应用】 腹胀腹痛、头昏重疼痛、胁肋胀痛、便秘、腹泻等。

（十）推全腹法

【操作】 术者双掌交叉重叠，以大鱼际和掌根部着力，自上腹部推至下腹部，按先推中间后推两边的顺序，依次推遍全腹，反复操作5分钟。本法在操作过程中，可闻及胃与肠间被推动后所发出的辘辘水声，推至一定时间患者会尿意频频。

【应用】 腹胀满、胁胀胸闷、腹痛、便秘、少腹冷痛、腰痛等。

（十一）推结肠法

【操作】 术者双手食指、中指、无名指、小指并拢，交替依次沿升结肠—横结肠—降结肠的方向推动10~20次。

【应用】 腹胀腹痛、便秘。

（十二）一指禅推三脘法

【操作】 术者以一手拇指端置于上腹部的上脘穴处，以一指禅推法，从上脘经中脘至下脘穴止，反复操作5~7分钟。

【应用】 胃脘痛、上腹部胀满、食少纳呆等脾胃虚弱证。

（十三）旋揉神阙法

【操作】 以单手拇指螺纹面或掌心着力于神阙穴，顺时针旋而揉之，持续操作3~5分钟。

【应用】 食积、腹泻、脱肛、脐周腹痛、腹冷痛、腹胀、久泻久痢等。

（十四）叠掌运颤法

【操作】 术者双掌交叉重叠置于腹部，运用内劲使双掌运而颤之。可连续操作5分钟。本法操作过程中，患者自觉治疗部位有温热渗透感，常可闻及肠鸣音。

【应用】 消化不良、腹胀腹痛、便秘等。

（十五）双擦胁肋法

【操作】 以擦法于患者两胁肋缘下同时或交替操作3~5分钟。

【应用】 胸胁满闷、脘腹胀痛、心中烦闷、心悸胁胀、呃逆吐酸等。

（十六）掌压胁肋法

【操作】 两手掌分别置于腋下的渊液、大包穴处，随患者呼吸做颤动按压，即于

呼气时双手掌下按并施以颤动，吸气时双掌放松，反复操作 2~5 分钟。

【应用】 胸中憋闷、呃逆、头昏目眩等。

（十七）分推季肋下法

【操作】 双手掌并置于两侧季肋下的不容、承满穴处，沿着季肋部由内向外下方推动，经过腹哀至京门止，反复推动 5 分钟。

【应用】胸胁苦满、脘腹胀闷、恶心呕吐等。

（十八）拿腹外侧法

【操作】 两手拇指置于腰部竖脊肌外侧，余指置于下腹部外侧，以拇指和余指的对合力，反复捏拿腹外侧肌肉 3~5 分钟。

【应用】胁肋部胀痛、腹胀腹泻等。

（十九）横摩下腹法

【操作】 以食指、中指、无名指并置于小腹部左侧或右侧的归来、气冲穴处，横向摩至对侧的归来、气冲穴处止，反复操作 5~7 分钟。

【应用】 小腹胀痛、月经不调、痛经、腰骶酸痛。

（二十）按下腹法

【操作】 以两手拇指分别放于脐旁两侧的肓俞穴处，自上向下逐步按压，经四满、大赫至横骨穴处止，反复按压 3~5 分钟。

【应用】 小腹疼痛、腰骶部疼痛、月经不调等。

（二十一）按揉下腹法

【操作】 以一手的掌根部置于脐下，由上至下按揉任脉和肾经，至曲骨穴止。操作 3 分钟左右。

【应用】 小腹疼痛、腰骶部疼痛、月经不调等。

（二十二）推下腹法

【操作】 以两手拇指掌侧对置于脐下阴交穴处，余四指分置于腹部两侧，自上而下逐渐推动，经石门、关元、中极至曲骨穴止，反复操作 2~4 分钟。

【应用】 小腹胀痛、月经不调等

（二十三）掌振小腹法

【操作】 用手掌面着力于脐下小腹部，前臂和手部静止性用力，持续振动 1~2 分钟，以产生温热感和疏松感为佳。

【应用】 肠痉挛、痛经、月经不调等。

（二十四）揉腰眼法

【操作】 腰眼在腰两旁微陷处。俯卧，于第 4 腰椎棘突下旁开 3.5~4 寸之凹陷中取穴。用拳面关节突起部或掌根部持续揉腰眼 3~5 分钟。

【应用】 腰冷痛、腰肌劳损、月经不调等。

（二十五）直擦腰骶法

【操作】 用单手或双手手掌放于腰骶部的命门穴处，沿脊柱方向反复摩动 3~5 分钟。

【应用】 肾阳虚、腰冷痛、腰肌劳损、月经不调等。

（二十六）横擦腰骶法

【操作】 单掌或双掌交叉重叠，横擦命门 2 分钟，再横擦八髎 2 分钟。

【应用】 肾阳虚、腰冷痛、腰肌劳损、月经不调等。

（邓 露）

第四节 刮痧美容保健

刮痧疗法是在中医理论指导下，以经络学说为基础，选取人体体表经络或腧穴等特定部位，利用边缘光滑的刮板，蘸刮痧油等介质在皮部进行反复刮拭，从而疏通经脉、调畅气血、舒筋活络、平衡人体阴阳与脏腑功能，达到防病治病目的的中医外治方法。

刮痧作为非药物疗法，具有操作简便安全、疗效显著等优点，广泛应用于内、外、妇、儿等各科疾病，对皮肤、免疫等学科疾病也有良好的疗效。刮痧美容保健，即是运用刮痧疗法，结合美学理论，通过平衡人体阴阳与脏腑功能，防治损容性病证，达到驻颜美形、防病保健目的的一种美容保健技术。

刮痧美容保健的主要适用范围，一是亚健康状态的调理，二是正常皮肤的维护，三是问题性皮肤的调养，如黑眼圈、眼袋、皱纹、皮肤干燥、毛孔粗大和黄褐斑等。

知识链接

痧象

刮痧疗法中的“痧”是指用刮板在皮部刮拭后，皮肤上出现的“痧象”，即皮肤发生的各种颜色和形态的变化。其中，皮肤颜色的变化主要是皮下充血或瘀血而表现出的红色、紫红色、青黑色等粟粒状瘀点或片状瘀斑、潮红；皮肤形态的变化主要是高于周围皮肤的包块状或条索状凸起。

不同的痧象可反映不同的疾病性质和病变程度。点状、鲜红痧色多见于表证；片状、暗红痧色多见于里证。痧色泛红多见于热证；痧色紫黑多见于寒证。出痧散在、颜色浅淡或仅潮红不出痧，多见于健康人群；出痧成片状、颜色呈深红或紫红、平于或略高于周围皮肤，多见于亚健康或疾病状态人群；出痧为包块状、条索状斑块，明显高于周围皮肤，颜色呈青黑色、紫黑色，往往伴有疼痛，多见于病情较为严重者。

一、作用原理

（一）中医学认识

刮痧施术于皮部，既可对经络气血运行产生直接的作用，又可通过经络系统传导于内调整脏腑功能，从而以内养外，标本兼治，从局部和整体两方面发挥美容保健的作用。

1. 局部作用 瘀血、湿浊实邪阻滞或气虚推动无力、血行不畅，均可导致皮肤失于濡养，肤色晦暗、生斑，肤质粗糙，易生皱纹。刮痧可使局部温度升高、腠理开泄，体内秽浊实邪由里出表；还可宣通卫气，既促进血行又有利于抵御外邪侵犯；出痧则可快速祛除局部瘀滞，疏通经络、调畅气血。局部气血充盈，经络通畅，则可起到美白祛黄、舒缓细纹、淡化色斑等多种保健美肤的作用。

2. 整体作用 皮部是十二经脉功能活动反映于体表的部位，也是经脉所属络脉之气散布的部位；经络则是运行气血、沟通表里、联系内外的通路。刮痧直接作用于皮部，产生的刺激经“皮部—络脉—经脉—脏腑”途径，传导反馈于经络系统和脏腑组织，从而疏通经络、调畅气血、平衡脏腑阴阳，达到延衰驻颜、防病保健的作用。

(二) 西医学认识

目前，从西医学角度研究刮痧作用原理的探讨较少，其具体作用原理尚不完全明确。已有实验研究结果表明，刮痧产生的作用与下列因素有关：

1. 改善微循环，增强局部组织新陈代谢 疾病或亚健康状态导致局部代谢废物和营养物质不能进行正常交换，出现微循环阻滞、代谢产物堆积，长期微循环障碍可导致毛细血管通透性紊乱。刮痧一方面可使毛细血管扩张甚至破裂，血液外溢，加速堆积产物的排出；升高局部温度，血流加快，即使无皮下出血，也可使组织充血而供氧增加。另一方面，刮拭过程促进淋巴液生成和外力对淋巴管的挤压，均有助于淋巴回流，提高淋巴系统对代谢产物的回收，从而有效改善微循环，增强新陈代谢和组织细胞的营养状态。

2. 增强免疫功能 刮痧后，毛细血管血液外溢于皮下(出痧)，出痧及退痧的过程，会产生良性的弱刺激，出痧释放的血细胞、血红蛋白和代谢产物等会刺激调动机体非特异性免疫，增强免疫细胞的吞噬作用和淋巴回流；刮拭对神经末梢产生的刺激，可强化向心性神经作用于大脑皮质，良性调整神经系统功能，使其兴奋与抑制趋于平衡，从而有效提高机体的免疫功能和修复能力。此外，刮痧还有显著的退热效果。

3. 舒缓镇痛 刮痧可通过升高局部组织温度、增加血流量等作用，改善肌肉紧张、痉挛的状态，松解局部软组织粘连；刮拭作用于皮肤，对神经末梢产生刺激，通过多种途径反馈于下丘脑-垂体系统，调节内源性致痛和镇痛因子的产生，实现持久有效的镇痛作用。

4. 增强血清抗氧化酶活性 过氧化会造成细胞和组织器官功能减退，不仅不利于健康，更会造成多种损容性问题，体内过剩的自由基是引起机体组织过氧化的主要原因之一。刮痧有效增强血清中超氧化物歧化酶、过氧化氢酶和谷胱甘肽过氧化物酶活性，加速清除自由基、减少其生成，从而产生抗氧化作用，达到保健美容目的。

二、操作方法

(一) 刮痧器具

1. 刮痧板 刮痧板是刮痧的主要工具，其材质多样、形状各异。常用的刮痧板材质有砭石、水牛角和玉石。常见的刮痧板形状有长方形、三角形和鱼形。

(1) 按材质分类刮痧板

1) 砭石制品：砭石质地细腻、亲肤，具有很好的远红外线辐射能力，作用深透，可消炎、止痛、镇静，可广泛应用于各部刮痧操作。

2) 水牛角制品：水牛角具有清热、解毒、化瘀、消肿的作用。经过加工制作成刮痧板后，光滑坚韧，皮肤感觉舒适，是刮痧操作最为理想而实用的工具之一。

3）玉石制品：玉石具有镇惊、安神、润肤的特性，玉石制刮痧板多用于面部刮痧、夏季刮痧或在浴室中进行刮痧。

砭石、水牛角和玉石刮痧板都有助于行气活血、疏经通络，无毒副作用。

（2）按形状分类刮痧板

1）长方形刮痧板：刮痧板边缘光滑，四角钝圆；两个长边，一边略厚，一边略薄。凹陷的厚面适合于按摩保健刮痧，薄面用于人体平坦部位的治疗刮痧，刮痧板的角则适合于人体小部位或凹陷部位的刮拭和点按。

2）三角形刮痧板：刮痧板有两个符合人体工学原理的弧形边和一个波浪形边，边缘均光滑圆钝；两个弧形边也有厚薄之分，与长方形刮痧板相同；波浪形边多用于手掌和脚掌刮拭。

3）鱼形刮痧板：刮痧板小巧、圆滑，主要适用于面部刮痧。鱼身两侧有弧形边适合面颊、额头的刮拭；鱼嘴部可进行面部穴位点按；鱼尾部凹陷符合鼻梁和下颌弧度，便于刮拭。

刮拭完毕后，可用肥皂水洗净擦干刮痧板或以酒精擦拭消毒。最好专人专板使用，以避免交叉感染。若水牛角刮板长时间暴露在干燥的空气中，或长时间置于潮湿之地，或浸泡在水中，都可能发生裂纹，影响使用寿命。所以，刮痧板洗净后应当立即擦干，最好放在塑料袋或皮套内保存。玉板在保存时要避免磕碰。

2. 刮痧介质　在刮痧过程中，需要选用介质作为润滑剂，以保护皮肤，便于操作，增强疗效。临床上，常用的刮痧介质有：

（1）固体类：凡士林、滋润乳霜等。

（2）液体类：清水、乳液、芳香精油、植物油等。还有由药物如红花、当归、川芎、乳香、没药等制成的专门用于治疗的刮痧油。

（二）施术手法

1. 持板方法　用手握住刮板，刮板的一端抵靠在掌心或手指，拇指与其余手指均弯曲，分别放在刮板的两侧。

2. 刮拭方法

（1）面刮法：刮痧板短边或长边1/3以上的边缘接触皮肤，具有一定的刮拭面积。面刮法是刮痧最常用、最基本的刮拭方法。操作时，刮痧板向刮拭的方向倾斜30°~60°，以45°角为宜，刮拭的方向应自上而下或从内到外，向同一方向刮拭，不可往返刮拭。适用于身体比较平坦的部位，如躯干、四肢、面颊等。

（2）角刮法：包括单角刮法和双角刮法两种。单角刮法是用刮痧板的一个角部进行刮拭的方法，操作时自上而下刮拭，刮痧板向刮拭方向倾斜45°，适用于全身所有穴位；双角刮法是用刮痧板凹槽处的两角部进行刮拭的方法，操作时刮痧板凹槽部位对准人体凸起部位，刮痧板向刮拭方向倾斜45°，自上而下刮拭，适用于身体凸起部位，如脊椎棘突、鼻梁等。

（3）点按法：用刮痧板的单角部进行点按。操作时刮痧板与穴位成90°角，向下按压，由轻到重，逐渐加力，片刻后迅速抬起，使肌肉复原，多次重复，手法连贯。点按法适用于皮下组织丰厚的穴位或不适宜直接刮拭的骨骼缝隙、凹陷部位，如人中穴、膝眼穴等。

（4）厉刮法：是以刮痧板角部施以一定的压力并做短距离（约1寸长）前后或左右

往返摩擦刮拭的方法，操作时刮痧板不离开皮肤，与施术部位成90°角。主要适用于头部穴位的刮拭。

(5) 按揉法：包括平面按揉法和垂直按揉法两种。平面按揉法是用刮痧板角部的平面施力的一种方法。操作时，刮痧板角部的平面向刮拭方向倾斜小于20°按压穴位的同时，做柔和、缓慢的旋转运动，刮痧板始终不离开所接触的皮肤，与皮肤表面无摩擦，适用于对脏腑有强壮作用的穴位，如合谷、足三里、内关等。垂直按揉法是用刮痧板角部的边缘施力的一种刮拭方法。操作时，刮痧板角部边缘垂直按压穴位的同时，做柔和的慢速按揉，刮痧板不离开所接触的皮肤，与皮肤表面无摩擦，适用于全身所有穴位。

(6) 拍打法：用刮痧板一端的平面或五指并拢弯曲成虚掌拍打体表部位经穴的方法。拍打法多用于四肢，特别是肘窝和腘窝，拍打时须在拍打部位先涂抹润滑剂。此法对四肢疼痛、麻木及心肺疾病有效。

在治疗过程中，要根据病情和刮拭部位选择刮拭方法，也可将几种刮痧方法结合起来灵活运用。

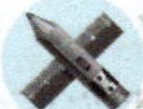

技能要点

1. 刮拭发力部位　要根据刮拭的面积大小来决定，当刮拭较小面积时，如面部、颈部、手部等，一般用肘关节、肩关节作为肢体的发力点；当刮拭大面积部位时，如背部，应双腿站稳，借助腰部和上半身的力量带动上肢发力进行刮痧。

2. 按压力　刮拭时，刮痧板要对施术部位有向下的按压力。机体各部位的解剖结构不同，所能承受的压力强度也不一样，如在骨骼凸起部位操作时，按压力应较其他部位适当减轻。力度大小可以依据患者体质、病情及承受能力调整。正确的刮拭手法，应始终保持按压力。每次刮拭要速度均匀，力度平稳，不可忽轻忽重，忽快忽慢。

(三) 刮痧知要

1. 刮痧的顺序与方向　一般情况下，刮痧的顺序遵循先上后下，先背腰后胸腹，先躯干后四肢的顺序。可先刮拭头面部、颈项部，再刮拭肩部、背部，然后是胸部、腹部，最后刮拭四肢。急症可根据病情决定刮拭顺序。

刮拭的方向一般是背部和四肢从上向下刮，面部、胸部从内向外刮。若有静脉曲张、肢体浮肿等问题，可从下向上向心性刮拭，促进淋巴回流。

2. 刮痧步骤

(1) 选择工具：注意刮痧板是否厚薄适中，边缘光滑钝圆。仔细检查其边缘有否裂纹及粗糙处，以免刮伤皮肤。

(2) 解释说明：首次刮痧时，应先向病人介绍刮痧的一般常识，对精神紧张或疼痛敏感者，更应做好安抚解释工作，以取得病人的积极配合。

(3) 选择体位：选择既能充分暴露所刮部位，又能使患者感到舒适、可以持久配合的体位。一般采取坐位，最好选择有靠背的椅子。刮拭背、腰部，应面向椅背骑坐或侧坐，使身体有所依靠；刮拭胸、腹、上肢及下肢前侧，取正坐位；刮拭下肢后侧，取双手扶椅背的站姿或卧位；病情重或体弱的虚证病人，可根据所刮部位的需要，选择仰卧、俯卧或侧卧位。

(4) 涂刮痧介质：充分暴露所刮拭的部位后充分涂抹刮痧介质，润滑保护刮拭皮肤。如使用固体类介质，可直接将介质涂抹于被刮拭部位，用刮痧板涂匀即可。如使用液体类介质，则将瓶口朝下，使液体从小孔中自行缓慢滴于刮拭部位，注意避免其顺皮肤流下弄脏衣服；也可由施术者用手取液体介质后在施术部位抹匀。

(5) 刮拭：手持刮痧板，先用刮痧板边缘将皮肤上的刮痧油从下向上涂匀，再用刮痧板的边缘，自上而下或由内而外多次向同一方向刮拭。根据体质和病情掌握刮拭的时间和选择合适的手法。刮拭完毕用干净的纸巾或毛巾按压在所刮之处，边擦拭残留油渍，边进行按揉，利于毛孔迅速回缩复原。

(6) 整理物品：皮肤残留油渍擦干净后，迅速盖好衣被，或将衣服穿好，注意保暖。刮痧治疗结束后，整理物品，清洁环境。

3. 刮痧的补泻　刮痧的补泻作用主要由刮拭的按压力、频率等因素决定。

(1) 补法：指刮拭后对机体功能产生兴奋作用。一般来说，刮拭按压力小、受术者无疼痛或其他不适的感觉；刮拭频率慢，每分钟 30 次以内，多为补法。刮痧补法适用于体质虚弱者及中医辨证属虚证者。

(2) 泻法：指刮拭后对过剩、亢奋的机体功能产生抑制作用。一般来说，刮拭按压力大、受术者感到酸胀，以耐受为度；刮拭频率在每分钟 30 次以上，多为泻法。刮痧泻法适合用于体质强壮者及中医辨证属实证者。

(3) 平补平泻：刮拭按压力大、速度慢；刮拭按压力小、速度快；刮拭按压力、速度适中，均为平补平泻，适用于保健刮痧或中医辨证虚实夹杂者。

4. 刮痧的时间与疗程

(1) 治疗刮痧时间：治疗时间一般控制在 25 分钟以内，有利于扶正祛邪，使邪祛而不损正气，且每次宜治疗一种病证。若采用强刺激手法时间过长，则正气耗伤过多，会出现疲劳反应。刮痧应在饭后 30 分钟以后进行。一次治疗刮痧完毕，应当等到出痧部位的痧消退后，才能再次进行刮痧治疗。痧消退的时间与受术者的体质、病情、出痧部位以及刮痧次数有直接关系，一般需要 5~7 天。为了促进痧的消退，在两次治疗刮痧之间可进行保健刮痧。如需连续治疗，可选其他部位的经络穴位进行刮拭。

(2) 保健刮痧时间：保健刮痧一般不需要出痧，力度较治疗刮痧轻，时间在 20~30 分钟之间。如果不出痧，每天都可以进行。

(3) 刮痧的疗程：刮痧疗法属于自然疗法。用刮痧板在皮肤表面进行治疗，虽然刮痧板和部分介质有一定的药用作用，但二者仅仅接触皮肤表面，主要起保护滋润皮肤、加强疏通经络和刺激经络穴位的作用，实际进入体内的药量微乎其微。因此，刮痧没有严格的疗程。在治疗刮痧时，为了便于观察治疗反应及疗效，根据病情的轻重缓急，急性病多以 2 次治疗为一个疗程，慢性病多以 4 次治疗为一个疗程。

5. 刮痧的反应和处理

(1) 正常反应：刮痧后，皮肤毛孔张开，受术者自觉发热。施术部位充血泛红，多出现鲜红、暗红、紫红或青黑色散在或密集的斑点、斑片状痧；健康问题重者，刮拭后

可出现大小不一的包块状痧，包块底部位置较为深在，表面可凸起于皮肤或与皮肤相平。无论出痧与否，均自觉周身轻松，原有症状减轻。

刮痧治疗后，半小时左右皮肤表面痧象逐渐融合成片，深部包块样痧慢慢消散，并逐渐由深部向体表扩散；12 小时左右，包块样痧表面皮肤逐渐呈青紫色或暗青色；刮痧后 24~48 小时内，出痧的皮肤在触摸时或有轻微疼痛感，出痧严重者局部皮肤仍有微微发热感。

痧一般在5~7天慢慢消退，快者2~3天，慢者可延迟至2周左右。胸背及上肢的痧、浅颜色的痧及皮肤表面的痧消退较快；下肢及腹部的痧、深颜色的痧及皮下深部的痧消退较慢。阴经对应处痧消退慢，阳经对应处痧消退快。免疫功能强者痧消退快，免疫功能弱者痧消退慢。初次刮痧者痧消退慢，多次刮痧后痧消退快。

(2) 异常反应及处理

1) 疲劳：少数体质虚弱者如刮痧时间过长，24 小时内有疲劳反应，一般不需处理，休息后即可很快恢复正常。体质极虚弱者如刮痧时间过长，刮痧后对外邪的抵抗能力暂时降低，若不注意避风、保暖，或会出现感冒。

2) 晕刮：是在刮痧过程中出现的晕厥现象。轻者精神疲倦、头晕目眩、面色苍白、恶心欲吐、出冷汗、心慌、四肢发凉；重者血压下降，出现短时间晕厥。晕刮的产生原因主要是受术者对刮痧缺乏了解，精神过度紧张或对疼痛特别敏感；空腹、熬夜或过度疲劳；刮拭手法较重，时间过长，损伤正气。发生晕刮后，应立即停止原来的刮痧治疗；抚慰受术者勿紧张，帮助其平卧，注意保暖，饮温开水或糖水；用刮痧板角部点按人中、百会、涌泉、内关、足三里等穴。采取以上措施后，晕刮一般可以缓解。

6. 刮痧的注意事项

(1) 注意避风和保暖：刮痧时应当避风，并注意保暖。室温较低时，应该尽量减少暴露部位；夏季高温时，不要在电扇处或通风口处刮痧。刮痧时肌表腠理开泄，对外邪抵抗力弱，遇风寒之邪，不仅影响刮痧的疗效，还可能因为感受外邪引发新的疾病。

(2) 刮痧后饮热水：治疗刮痧使腠理开泄，驱邪外出，也会消耗体内部分津液。故刮痧后饮热水一杯，不仅可以补充消耗的津液，还有利于促进代谢产物的排出，加速新陈代谢。

(3) 刮痧后洗浴的时间：刮痧后，为了避免风寒湿邪侵袭人体，须待腠理闭合恢复原状后，方可洗浴，通常为刮痧后 3 小时左右。

(4) 不必强求出痧：出痧的多少受病情、体质、虚实寒热及室内温度等多方面因素影响。一般来说，实邪瘀滞出痧较多，气血不足出痧较少；实证、热证比虚证、寒证更容易出痧；肥胖之人或肌肉丰满者不易出痧；与阳经比较，阴经不易出痧；室温较低时，不易出痧。由此可见，出痧的多少与治疗效果不完全成正比，对于不易出痧的病证和部位只要刮拭的方法正确，就能产生疗效，不必强求出痧。

（辛　桐）

扫一扫 测一测

复习思考题

1. 简述美容常用腧穴的定位。
2. 毫针法的注意事项有哪些？
3. 简述艾条灸的分类和操作。
4. 简述一指禅推法的要领及注意事项。
5. 简述刮痧的顺序和方向。
6. 刮痧的基本手法有哪些？

第四章

膳食美容保健

学习要点

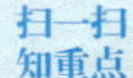

食物的性能与配伍；各种营养素对美容的影响；膳食美容保健的原则；合理膳食的定义、要求及构成。

膳食即人们日常食用的饮食，是由多种食物组成的。膳食可视为含有多种营养素的多种食物的混合体。膳食供给机体各类营养物质，是维持人体生命活动的必要条件。膳食美容保健是以中医理论为指导，采用食物或药食两用的中药，通过日常饮食而达到防病治病、美容保健目的的一种方法。

第一节　食物的性能与配伍

一、食物的一般性能

食物的性能，简称食性、食气、食味等，是指食物的性质和功能。中医学早就有“药食同源”之说，许多食物本身也是药物，它们之间并无绝对的分界线，故和药物性能一样，食物的性能也包括性、味、升降浮沉、归经等内容，是认识和使用食物的重要依据，是合理膳食的基础。

(一) 食物的性

食性是指食物具有寒、热、温、凉四种性质。凉性和寒性、温性和热性，作用相似，只是在作用大小方面稍有差别。历代中医食疗书籍所载的食性很多，如大热、热、大温、温、微温、平、凉、微寒、大寒等，只是表明食物性能方面的差异程度，而无明显界限。以常见三百多种食物统计数字来看，平性食物居多，是人们日常生活中普遍适宜的。温热性次之，寒凉性更次之。

食物的“性”是从食物作用于机体所发生的反应中概括出来的，与食物的食用效果是一致的。这种效果主要反映在功用上，但也可以反映在副作用方面。了解食物的四性，就可以指导人们的饮食宜忌。一般而言，凡是能够治疗热证的食物，大多数属于寒性或凉性，具有清热泻火、凉血解毒、平肝安神、通利二便等作用，适用于热性病证，但也有损伤人体阳气的副作用；凡是能够治疗寒证的食物，大多数属于温性或热性，有温中散寒、助阳益气、通经活血等作用，适用于寒性病证，但也有助热生火的副作用。若其寒热性质不明显，性质平和，则称为平性，具有平补气血、健脾和胃等功效，无论寒证、热证均可使用，也可供脾胃虚弱者保健之用。从生长的地理位置来看，背阴朝北的食物吸收的湿气重，很少见到阳光，故而性偏寒，比如蘑菇、木耳等。而一些生长在高地势的食物或东南方向的食物，比如向日葵、栗子等，由于接受光热比较充足，故而性偏热。

（二）食物的味

食物的“五味”就是食物的辛、甘、酸、苦、咸五种味道，另外还有淡味和涩味，但一般习惯把淡味附于甘味，把涩味附于酸味。“五味”即是食物的具体口感味觉，即滋味；也是食物性质的抽象概念，即食物的作用。食物五味的作用与药物五味的作用基本一致。为酸收、苦降、甘补、辛散、咸软等。以常见三百多种食物统计数字来看，甘味食物最多，咸味与酸味次之，辛味更次之，苦味较少。每种食物所具有的味可以是一种，也可以兼有几种。这表明了食物作用的多样性。不同味的食物，其功效各异。

1. 酸、涩味　入肝，有敛汗、止泻、涩精等作用。此类食物可以增加胃液酸度，抑制病原体的繁殖，有利于促进食欲、消化食物和防止消化道感染，有收湿敛疮之效，常用于皮肤湿疮、烧烫伤等，如梅子、醋、柑橘、石榴等。

2. 甘、淡味　入脾，有补益、和中、缓急止痛的作用。善于补益气血、滋阴润燥，可使皮肤光滑、鲜嫩、洁白细腻，以达到延缓衰老的目的，常用于血虚脱发、皮肤干裂、面皮皱纹、老年斑等，如甜杏仁、栗子、大枣、饴糖等。淡味附于甘味，常甘淡并称，有利尿除湿作用，常用来治疗肥胖等疾患，如赤小豆、薏苡仁、冬瓜、黄瓜等。

3. 苦味　入心，有清热、泻火、止咳平喘、燥湿的作用。此类食物能消炎、抗菌，钙、镁含量较高。多用于头疮、疥癣等外表疾病，如苦瓜、青果、蒲公英等。

4. 辛味　入肺，包括芳香、辛辣味，有发汗解表、行气、活血、化湿、开胃等作用。主要适用于头面、五官、肌肤等上焦或体表之证，如生姜、葱、蒜等。

5. 咸味　入肾，有软坚、散结、泻下、滋阴的作用。此类食物中的钾、钠氧化物、溴化物及碘化物含量较高，常用来治疗结节性疾患，如结节性痤疮，如海带、昆布、鸭肉等。

五味不同，对人体五脏作用也不同，五味和谐，饮食调配恰当，则有助于身体消化吸收，使脏腑、筋脉气血得到滋养，从而有利健康。相反，如果食味过偏，则五脏失调，有损健康。如过量食用酸味，则会引起筋脉挛缩；过量食用甘味，则会出现窒塞、滞气、满闷不适；过量食用苦味，则损伤脾胃阳气，导致滑泻；辛味食物大多发散，过量食用则散气耗津；过量食用咸味则气血凝滞。五脏有病时，饮食更应该克制，如“肝病禁辛、心病禁咸、脾病禁酸、胃病禁甘、肺病禁苦”等。

（三）食物的归经

“归经”是指食物对机体某部分的选择作用，是食物性能的一个主要方面。“归经”把食物的作用范围与人体脏腑经络联系起来，以明确指出其主要是对某经或某脏腑发生明显作用，而对其他经或脏腑作用较小，甚至不发挥作用。利用归经理论，可以达到良好的食疗效果和治疗目的，同时还可避免食物中对身体不利的物质也随着食物的归经而进入身体某个部位，产生或多或少的危害。因此，食物的归经理论在指导合理饮食、养生和治病中有重要作用。

食物的这种归经理论早在《黄帝内经》中就有论述，如《素问·至真要大论》曰："五味入胃，各归所喜，故酸先入肝，苦先入心，甘先入脾，辛先入肺，咸先入肾。久而增气，物化之常也"。这是归经理论形成的基础之一，即五味五行学说，其以五行理论为依据，按五行五脏五味的关联，确定食物的归经。除此之外，还存在五色与五脏的关联，即白色食物入肺经，青色食物入肝经，黑色食物入肾经，黄色食物入脾经，赤色食物入心经等。

食物的五味、五色入五脏的归经理论，是通过五行理论推衍而出，它在一定程度上表达了人们对各种食物归经的原则性、理论性认识。但食物的色和味往往不统一，色白者未必味辛，如山药色白，但味甘入脾；莲心色青，而味苦入心。因而色和味只能是确定食物归经的一个方面。食物的归经主要还是在长期的实践中，根据食用效果概括确立起来的。

知识链接

性、味、归经的结合

归经和性、味一样，只是食物性能的一个侧面，必须把它们结合起来看，才能完整地表示一种食物的性能。如韭菜，味甘、辛，性温，归肾、胃、肝经，分而言之则难以说明它的功能，如把它们结合起来看，则基本上可以表示出本品如下的功能：味甘而辛温，归肾经，表示能补肾助阳；辛温，归属胃经，表示能温中开胃；辛温，归肝经，表示能散瘀血。若只知道食物的性、味，则难以判断它究竟作用于何经而发挥某种功能；反之，若只知道食物的归经，也难以判断它在某经究竟发挥何种功能。

（四）食物的升降浮沉

指食物所具有的升、降、浮、沉四种作用趋向。升降浮沉的作用并不是所有的食物都具有的。此外，还有少数食物具有双向作用，如生姜既能发汗解表，又能降逆止呕。

食物的升降沉浮与其本身的性味和阴阳属性有密切的联系。一般来说，质地轻薄、食性温热、食味辛甘淡的食物，其属性为阳，多具有升浮的作用趋向，如香菜、薄荷能解表而治疗感冒，菊花、绿茶能清利头目而治疗头痛；反之，质地沉实，食性寒凉，食味酸苦咸的食物，其属性为阴，多具有沉降的作用趋向，如西瓜清热而治热病烦渴，冬瓜利尿而治小便不通，乌梅收敛而止泻痢等。在日常食物中，有沉降作用的食物多于有升浮作用的食物。

此外，食物升降浮沉的作用趋向还与食物之间的配伍和烹调有关。如酒炒则升，姜汁炒则散，醋炒则收敛，盐多则下行等。这说明食物升降浮沉的作用在一定的条件下是可以转变的。

二、食物的配伍

食物的配伍。是在中医理论指导下，根据食物的性味归经，在清楚认识机体状态前提下，将两种以上的食物配合运用，以达到增强食物效用和可食性的一种搭配方式。

（一）配伍关系

食物的配伍关系可分为协同和拮抗两方面，协同配伍关系包括"相须"和"相使"，拮抗配伍关系包括“相畏”“相杀”“相恶”和“相反”。

1. 相须相使 相须，指同类食物相互配伍使用，起到相互加强功效的作用。如菠菜猪肝汤中，菠菜与猪肝均能养肝明目，相互配伍可增强补肝明目之功效；百合炖秋梨，百合与梨共奏清肺热、养肺阴之功效。相使，指以一类食物为主，另一类食物为辅，使主要食物功效得以加强。如治疗类风湿关节炎的桑枝桑椹酒中，辛散活血通经的酒，加强了桑枝的祛风湿作用；治风寒感冒的姜糖饮中，温中和胃的红糖，增强了生姜温中散寒的功效。

2. 相畏相杀 即当两种食物同用时，一种食物的毒性或副作用能被另一种食物减轻或消除。在这种相互作用的关系中，前者对后者来说是相畏，而后者对前者来说是相杀。如大蒜可防蘑菇中毒；橄榄可解河豚、鱼、蟹的轻微中毒；蜂蜜、绿豆可解乌头、附子之毒等。

3. 相恶相反 相恶，指一种食物能减弱另一种食物的功效。产生这种配伍关系的食物其性能基本上是相反的，如水产动物多属寒性，烹调时需加葱、姜以解其寒性；食银耳、百合、梨之类养阴生津润燥的食物，同时又食辣椒、生姜、胡椒等，则前者的功能会被减弱；食羊肉、牛肉、狗肉等温补气血的食物，同时又食绿豆、鲜萝卜、西瓜等，前者的温补功能也会减弱。

相反，即两种食物同用时，能产生毒性反应或明显的副作用。如柿子忌茶、白薯忌鸡蛋、蜂蜜忌生葱等。但对食物禁忌目前尚缺少科学论证，有待进一步研究证实。从人们长期饮食经验来看，食物相反的配伍关系极为少见。

总之，在多数情况下，食物通过配伍后，不仅可以增强原有的功效，而且还可能产生新的功效。因此，配伍使用食物较单一的食物有更大的食疗价值。另外，食物配伍还可改善食物的色、香、味、形，增强可食性，提高食欲。这是食物配伍的优越性，也是食物应用的较高形式。

（二）配伍形式

1. 升降并举 指升浮性质食物和沉降性质食物并用，以防止升降过偏之弊。如葱豉汤中多加食盐，以防止葱、豉过于辛温发散之性。

2. 散收同用 补益类食物常调以发散性食物，以防止滋腻之性。如芫爆里脊中的芫荽，可防止猪肉滋腻碍胃之性。

3. 寒热并调 即寒凉性质食物和温热性质食物并用，以防止寒、热过偏之弊。如炒苦瓜佐以少量辛热的辣椒，可防止苦瓜的苦寒过偏之性。

4. 攻补兼施 即泻实祛邪性质食物和补虚扶正性质食物并用，以防止攻邪而伤正之偏。如薏苡粥中添加红枣，即可防止薏苡仁清热利湿过偏之性。

（三）配伍原则

食疗配方不是几种食物简单的相加，而是在中医理论指导下，将两种或两种以上的食物按照一定的原则组合而成的。它与方剂的配方规律相一致，并与烹饪学中的配菜相联系，即必须遵循君、臣、佐、使的配方原则，使配菜中含有主料、辅助料和佐助料。

主料是根据食疗的需要而起主要作用的食物，可由一种或两种以上的食物所组成。如治疗老年性慢性支气管炎的猪肺粥中，猪肺益肺气，薏米健脾气，二者共同发挥补脾益肺之功，均为主料。

辅助料是辅助主料以加强食物的功效或治疗兼症的食物。如治疗肺结核的白木耳鸡蛋羹中，重用白木耳养阴润肺止咳为主料，配用鸡蛋养阴润燥，以增强白木耳的功效，为辅助料。

佐助料是消除主料的毒性或副作用，或调味增色，或引导主、辅料归入机体某脏腑经络的食物。如各种菜肴中常用的姜、葱、黄酒等，能够去膻解腥，是为佐助料。

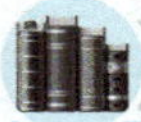

课堂互动

讨论：举例说明日常饮食中健康与不健康的食物配伍有哪些。

第二节 食物的营养素与美容的关系

营养素是食物中含有的人体必需的营养物质，包括蛋白质、脂肪、碳水化合物、无机盐、维生素、水及膳食纤维七大类。食物的营养素通过消化道黏膜进入血液而传输于机体各组织器官当中，从而达到美容保健的目的。

一、蛋白质与美容

蛋白质是构成人体细胞的主要成分，是人体不可缺少的物质。它能促进机体生长发育，供给能量，补充代谢的消耗，维持毛细血管正常渗透力，维护皮肤的弹性和韧性，还是人体激素、酶和抗体的重要成分。在正常人体内蛋白质占体重的16%~19%，含量仅次于水。植物性蛋白质主要来源于各种豆类、杂粮及米、面等；动物性蛋白质主要来源于瘦猪肉、牛肉、鸡肉、鸡蛋及水产品等。

蛋白质缺乏时可致生长发育迟缓、抵抗力降低、消瘦、浮肿、毛发稀疏、干枯易断、皮肤失去弹性与光泽，并易脱屑、起疱等。若蛋白质摄入过多则会增加消化系统负担，其代谢出的酸性物质对皮肤刺激较强，易引起过敏性皮炎及皮肤早衰。

二、脂类与美容

脂类包括油脂和类脂。油脂即日常食用的植物油如花生油、豆油、菜子油及动物油如猪油、鸡油、鱼油等；类脂包括磷脂、固醇等与油脂类似的化合物。脂类可供给机体热能和必需脂肪酸，促进脂溶性维生素的吸收。必需脂肪酸在损伤组织的修复过程及新生组织的生长中起重要作用，并对X射线、紫外线等引起的一些皮肤损伤有保护作用。

机体储存适量脂肪可以保持体形健美、使皮肤丰润、富有弹性和光泽，延缓皱纹生成。若脂类摄入不足则会引起发育迟缓、免疫力下降、内分泌异常等，并使皮肤粗糙、失去弹性。当必需脂肪酸缺乏时，会影响机体代谢，表现为上皮细胞功能异常，湿疹样皮炎，皮肤角化不全和创伤愈合不良等。若脂类摄入过多，则过量脂肪会从皮脂腺孔排出，易导致痤疮、毛囊炎等损容性疾病，皮脂溢出增加还会加速皮肤衰老。

三、碳水化合物与美容

碳水化合物也称糖类，是构成机体的一种重要物质，是人体热能的主要来源，人体活动的热能70%是由糖来供应的。碳水化合物为皮肤的代谢提供能量,糖类摄入不足,会使蛋白质作为热源被消耗,引起消瘦憔悴,皮肤弹性减退,产生皱纹,头发干枯脱落,机体发育缓慢;若摄入过多则可致肥胖及动脉硬化,皮肤油腻而长暗疮。

四、维生素与美容

维生素是人体生长和健康不可缺少的物质。大部分维生素不能在人体内合成,需从食物中摄取。维生素包括脂溶性维生素和水溶性维生素两大类。

(一) 脂溶性维生素

脂溶性维生素主要包括维生素A、维生素D和维生素E。

1. 维生素A　又称为抗干眼病维生素,为一切健康上皮组织所必需,可促进各种腺体的分泌。维生素A可润泽、强健皮肤,防止皮肤干燥老化。当维生素A缺乏时,除患夜盲症和眼干燥症外,还会出现皮肤干燥、粗糙、角化和形成棘状毛囊化丘疹,有的甚至头发枯槁脱落,指(趾)甲变脆。维生素A具有抗氧化功能,不仅能治疗因晒伤而出现的红肿,还可以预防肌肤衰老,而另一个主要功能是调节表皮层的细胞分化,促进细胞的新陈代谢,所以当出现了粉刺、斑点、暗疮或瘢痕时,维生素A是良好的皮肤修复剂。而维生素A还可以促进骨胶原及弹性蛋白的生长,从而令皮肤的弹性增强。富含维生素A的食物有肝脏,蛋黄,乳类,有色蔬菜如胡萝卜、菠菜、红心甘薯等,水果中的柿子、杏等也含有丰富的维生素A。但是要注意的是,过量摄取维生素A可能会引起中毒,而孕妇亦不宜多用含维生素A的护肤品。

2. 维生素D　又称抗佝偻病维生素,在鱼肝油和蛋黄中含量丰富。维生素D可改善皮肤血液循环和新陈代谢,使皮肤血管反应正常化;可提高皮肤的吸氧水平和生长速度,增强汗液和皮脂分泌,对毛发生长以及皮肤水含量正常化有良好作用,可增强对湿疹、疥疮的抵抗力,还能促进人体对钙、磷的吸收。缺乏时,皮肤对日光敏感,在日晒部发生皮炎,干燥脱屑,口唇和舌也会发炎。

3. 维生素E　又称生育酚,俗名叫"抗老素"。对必需脂肪酸有抗氧化作用,减少脂褐质形成;能改善末梢血液循环,参与肾上腺皮质激素的分泌,有助于维持机体的正常功能;对生殖功能有促进作用。由此可见,维生素E可以提高皮肤弹性,延缓皱纹的出现,使面部保持光滑、洁白、富有弹性,同时可以防止毛发干燥、暗淡或脱落。当其缺乏时可导致生殖能力降低,过早衰老。因此,维生素E在预防衰老中的作用日益受到重视。

(二) 水溶性维生素

水溶性维生素主要包括B族维生素、维生素C等。

1. B族维生素　包括维生素B_1、B_2、B_6等。

(1) 维生素B_1:可以增进食欲,促进消化,润泽皮肤,防止皮肤老化。维生素B_1参与糖代谢,维持神经、心脏、消化系统正常功能。当维生素B_1不足时,糖代谢发生障碍,代谢的中间产物丙酮酸和乳酸在神经组织中堆积,能量不能充分供给神经系统,出现健忘、不安、易怒、忧郁及面容憔悴无光泽等症状;影响心脏功能和水代谢,导致皮肤颜色发黄、暗淡、敏感性增强,易发生皮炎、脱发等。

(2) 维生素B_2:参与体内许多氧化还原过程,促进皮肤的新陈代谢,有益于保持皮肤、黏膜、毛发和指甲的正常状态,防止皮肤干燥,口、唇和眼干裂,故有"美容维生素"

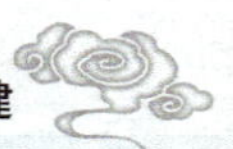

之称。缺乏时易患脂溢性皮炎、皮肤粗糙、多皱纹、嘴唇干裂、红肿、出血、溃疡等。

(3) 维生素 B_6:有促进人体的氧化还原反应和新陈代谢的作用,又可防止皮肤对日光过敏,使面部皮肤亮泽和富有弹性。维生素 B_6 参与正铁红素的合成,故缺乏时可产生低色素性红细胞贫血而出现面色苍白;另外维生素 B_6 参与氨基酸代谢、脂肪代谢,缺乏时导致毛发生长不良而发生弥漫性脱发,毛发变灰及早生白发等。

2. 维生素 C 是皮肤不可缺少的营养素,是极佳的抗氧化剂,可以有效控制细胞内的氧化还原,保护及抵抗紫外线的伤害,能增加血管弹性,增强抵抗力及减轻皮肤色素沉着的作用。从而预防皮肤老化,同时还能促进细胞组织再生,减缓皮肤的色素沉着与老化,使皮肤白嫩光洁。维生素 C 的另一功效是促进真皮层骨胶原的合成,使皮肤恢复弹性,延缓皱纹出现。维生素 C 不仅可以预防黑斑及雀斑,还能将多余的色素排出体外,改善肤色,令皮肤白皙亮泽。

五、无机盐与美容

(一) 钙、磷

因为钙和磷是构成骨骼和牙齿的主要成分,充足的钙和磷能使身体挺拔、牙齿洁白坚固。儿童钙磷缺乏会影响骨骼的生长,引起生长迟缓、软骨症和骨骼发育异常等,影响形体和牙齿美。钙的主要食物来源是牛奶及奶制品、虾皮、鱼、芝麻酱等,磷在瘦肉、禽肉、蛤蜊、坚果、粗粮等含量较高。

(二) 钾、钠

钾、钠在人体内被氧化后生成碱性物质,中和体内分泌的酸性物质,有利于皮肤健美。钾、钠还能减少外界对皮肤表层的侵蚀,从而使皮肤洁白柔润、光滑细腻而富有弹性,并能延续皮肤衰老,从而达到美肤目的。老年人皮肤干燥、皱缩与钠、钾等微量元素缺乏所导致的组织脱水有关。含钾较高的食物有糙米、燕麦、马铃薯、葡萄、西葫芦、香蕉、甜橙、柚子等。

(三) 铁

铁可促进红细胞生成,使指甲健康,肤色红润,头发乌黑光亮。铁是碱性物质,可以中和体内产生的酸性物质,保持体液的酸碱平衡,保持皮肤健美,延缓皮肤衰老。铁的食物来源主要是动物肝脏、动物全血、鱼类等。

(四) 锌

锌可促进皮肤新陈代谢和皮肤组织的修复,调整皮肤角化过程,使皮肤保持光泽和富有弹性;防止毛发脱落、脆甲和斑点甲;有益于胶原形成,防止皱纹的出现。缺锌会出现皮肤粗糙、上皮角化、头皮屑增多、创伤和皮肤病愈合迟缓等。锌离子参与黑素的形成,若缺乏可使动物毛发变白。婴幼儿缺锌时易发生畸形或生长停滞。锌的食物来源主要为贝壳类海产品、红肉类及动物肝脏,如牡蛎、鲱鱼、瘦肉等。

(五) 硒

硒元素有抗脂质过氧化作用,清除体内自由基,使皮肤免受脂质过氧化损伤,有助于保持皮肤柔软、光润和弹性,延缓衰老。硒可从海产品、动物内脏、谷类、香菇、木耳、芝麻等食物中获得。

(六) 碘

碘缺乏如果发生在脑发育的关键时期(怀孕 6 个月至出生后 1 年),主要影响智力发育，并有身体发育及性发育障碍等；若发生于儿童及成人，即可发生甲状腺肿。含碘量高的食物主要为海产品，如海带、紫菜、海参、海鱼、海虾等。

六、水与美容

水是构成人体的主要成分，也是维持人体正常生理活动的重要物质。正常情况下，水占人体重量的70%，而皮肤内水分占总水分的18%~20%。水在人体内起溶剂的作用，参与体内新陈代谢，能运输养料、排泄废物；水还能调节体温和起润滑作用。此外，水具有比热大、蒸发快的特性，可以散发体内储存的大量的热能，并能加速人体排泄废物，减少油脂的积累，所以人体内有足够的水分对延缓衰老，防止肥胖有非常重要的作用。

皮肤内大部分水分贮存在真皮层，因此皮肤水分充足才会有红润光泽、细嫩柔软而富有弹性。正常人每天饮水量应为1 500~2 000ml，或每千克体重30~40ml。如果人体缺乏水分，皮肤会干燥，失去弹性，易产生皱纹，大肠内缺水则会引起便秘，影响美容和健康。

皮肤获得水主要有两个途径，第一途径是饮水，以白开水、茶水、矿泉水为最好，各种饮料虽口感佳，并含有丰富的维生素和矿物质，但因其含糖量较高，不宜长期服用；第二途径是通过洗面、浸浴及蒸汽焗面等方法从外部补充水分，使皮肤柔软细腻，并能够减少和延缓皱纹的出现。

七、膳食纤维与美容

膳食纤维具有持水性，食后增加饱腹感，降低对其他营养素的吸收，从而可减少热能的摄入量，有利于控制体重。由于膳食纤维吸水，可增加粪便体积和重量，促进排便，能及时清除体内毒素，有利于人体健康及皮肤美。此外膳食纤维还能降低血脂和血胆固醇浓度，预防脂溢性皮炎、脂质沉积等损容性皮肤病。膳食纤维主要来源于植物性食物，如粮谷类、柑橘、苹果、豌豆、洋白菜等。

第三节 膳食美容保健

中医膳食美容是以中医理论和营养学理论为基础，根据食物的性能及配伍原则，利用食物中的各种营养素，针对不同体质的人群，进行辨质施膳，以调整脏腑功能，纠正阴阳失衡，改善人体的营养结构，达到美容保健的目的。

一、膳食美容的原则

（一）平衡膳食原则

平衡膳食的基本要求包括两个方面，一是要满足人体的热能和营养需要；另一个是摄取的食物应保证营养素之间的平衡。自然界中除母乳以外，没有任何一种天然食物能提供人体所需的全部营养素，因此膳食应搭配合理，保证各营养素比例适宜，才能更有效地发挥其营养作用。

中医学早在2 000多年前就有关于平衡膳食的论述，如《素问·脏气法时论》述："五谷为养，五果为助，五畜为益，五菜为充。气味合而服之，以补精益气。"不仅指出

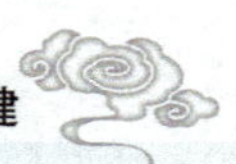

了平衡膳食中所应包括的种类，还阐明了各类食物在平衡膳食中所占的地位。这种理论与现代提倡的平衡膳食宝塔非常相近。

（二）辨质施膳原则

食物与药物一样，有各自的性味。人的体质也有阴阳、寒热、虚实、燥湿之不同。辨质施膳即根据个人不同的体质类型选择不同的膳食。如阳虚体质者多食羊肉、狗肉、鸡肉等温阳食物；阴虚体质者多食芝麻、番茄等补阴食物；痰湿体质者多食赤小豆、扁豆、薏苡仁等健脾利湿化痰食物。以食物的性味纠正体质的偏颇，达到平衡阴阳、延衰驻颜之目的。

（三）饮食有节原则

饮食有节，即饮食要有节制，指要控制进食的时间、速度和量。

1. 定时　指进食宜有固定的时间。有规律的定时进餐可以保证消化、吸收功能有节奏地进行，脾胃协调配合，有张有弛，使饮食物在机体内有条不紊地被消化、吸收，并输布全身；若食无定时，或零食不断，或忍饥不食，破坏胃肠消化的正常规律，就会使脾胃失调，食欲逐渐减退，有损健康。合理的进食时间一般为早餐6:00~7:00，午餐11:30~12:30，晚餐17:30~18:30。

2. 减速　进食速度过快，会影响唾液淀粉酶的初步消化，加重胃肠负担，久而久之，会引发各种胃肠道疾病；另外，未充分咀嚼的食物与胃壁之间的空隙较大，难以造成胃的充盈感，导致与进食有关的迷走神经仍处于兴奋状态，不能使人产生饱腹感而发生下丘脑对食欲的反馈性抑制，久而久之，容易因进食过多而肥胖。

3. 定量　指每餐的进食量宜固定，且饥饱适中。进食定量，饥饱适中，则脾胃足以承受，消化、吸收功能运转正常，人体可及时得到营养供应，以保证各种生理活动的正常进行。相反，过饥过饱都对人体健康不利。过分饥饿，则机体营养来源不足，无以保证营养供给，使机体逐渐衰弱；饮食过量，脾胃功能也会受到损伤。《素问·痹论》曰："饮食自倍，脾胃乃伤。"《备急千金要方·养性序》述："不欲极饥而食，食不可过饱；不欲极渴而饮，饮不可过多。饱食过多，则结积聚，渴饮过多，则成痰癖"。

知识拓展

进食的注意事项

为使食物中的营养更好地被消化吸收，进食过程中及进食后的保健应给予足够的重视。进食过程中要注意：①不说话，不看书报、电视或思虑过多，是强调进食时要专心，有助于消化吸收和有意识地将食物进行合理调配；②进食前后应保持情绪愉快，若情绪不好，肝失条达，则脾胃受其制约，影响食物的消化吸收，所以要选择宁静整洁的进食环境，进食过程不谈论不愉快的事情，更可选择轻柔松快的乐曲，调畅情绪。进食后保健应注意：①食后摩腹，于进食后搓热双手，按顺时针方向绕肚脐进行抚摩，力量不可过大，连续二三十次；②食后散步，进食后不宜立即卧床休息，应做些从容和缓的活动，可在饭后缓行一二百步，利于胃肠蠕动；③食后漱口，清除食物残渣，保持口腔卫生，防止口臭、龋齿和牙周病的发生。

（四）饮食卫生原则

1. 饮食新鲜清洁　只有新鲜、清洁的食物，才能充分补充机体所需的营养，且营养成分容易被消化、吸收，同时还可避免细菌或毒素进入机体而发病。

2. 以熟食为主　大部分食品不宜生吃，需要经过加工后方可食用，其目的在于使食物更容易被吸收，同时得到清洁消毒，除掉致病物质。肉类尤须煮熟，如《备急千金要方·养性序》说："勿食生肉，伤胃"。

3. 避食毒性食物　在人类长期的实践过程中，人们逐渐认识到，有些动植物对人体有害，食入后会发生食物中毒，如河豚、发芽的土豆等，误食会影响健康，危及生命。

二、合理膳食

健康四大基石包括合理膳食、适量运动、戒烟戒酒、心理平衡。合理膳食是健康"四大基石"中的第一基石。合理膳食就是平衡膳食，指能提供给人体种类齐全、数量充足、比例合适的能量和各种营养素的膳食。

（一）合理膳食的要求

1. 热量及热量营养素构成平衡　碳水化合物、脂肪、蛋白质均能为机体提供热量，称为热量营养素。脂肪产生的热量为其他两种营养素的两倍之多。当热量营养素提供的总热量与机体消耗的能量平衡时，能够发挥各自的特殊作用并互相起到促进和保护作用。这种总热量平衡、热量营养素摄入量的比例也平衡的情况称为热量营养素构成平衡。若要达到热量平衡，蛋白质、脂肪与碳水化合物三种营养成分比例要适当，能量比分别是蛋白质 10%~15%，脂肪 20%~25%，碳水化合物 60%~70%。

三种热量营养素是相互影响的，总热量平衡，比例不平衡，也会影响健康。碳水化合物摄入量过多，会增加消化系统和肾脏负担，减少摄入其他营养素的机会。蛋白质热量提供过多时，则影响蛋白质正常功能发挥，造成蛋白质消耗，影响体内氨平衡。当碳水化合物和脂肪热量供给不足时，就会削弱对蛋白质的保护作用。要达到正常生活工作的热量需求，通常一日三餐热量分配应为早餐占 30%，午餐占 40%，晚餐占 30%，以保证一天的热平衡。

2. 氨基酸平衡　食物中蛋白质的营养价值，基本上取决于食物中所含有的 8 种必需氨基酸的数量和比例。只有食物中所提供的 8 种氨基酸的比例，与人体所需要的比例接近时才能有效地合成人体的组织蛋白。比例越接近，生理价值越高，生理价值接近 100 时，即 100% 被吸收，称为氨基酸平衡食品。除人奶和鸡蛋之外，多数食品都是氨基酸不平衡食品。而 8 种必需氨基酸，在肉、蛋、奶等动物性食品和豆类食品中含量充足，故肉、蛋、奶和豆类食品营养价值较高；粮谷等植物性食品中常有几种氨基酸缺乏，故其营养价值较低。因此做好动、植物食品的合理搭配，达到各种氨基酸比值平衡，可提高食物蛋白质的利用率和营养价值。

3. 脂肪酸平衡　脂肪由甘油和脂肪酸组成。脂肪酸又分为饱和脂肪酸、不饱和脂肪酸。饱和脂肪酸在动物性油脂中含量较高，过多摄入可致高血脂、动脉粥样硬化，故应少食。不饱和脂肪酸在植物油中含量较高，其中亚油酸在人体不能合成，必须由食物提供，因此应适当增加植物油摄入而减少动物油的摄入量。但也不是植物油越多越好，因为不饱和脂肪酸在体内易产生过氧化物，具有促衰老作用，所以植物油也应适量控制。一般以食用油脂加上其他食物脂肪不超过总热能地 25% 为宜，在这个前提下多采用植物油，用量一般应占全日用油量的一半以上。

4. 酸碱平衡　正常情况下，人血液偏碱性，pH 在 7.35~7.45 之间保持平衡。食物

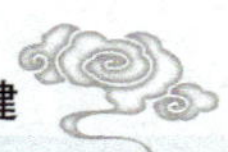

分为酸性食物和碱性食物两大类，一般粮食类、肉类、禽类、水产类、蛋类、花生、核桃、糖类、用谷物酿制的酒等，含有较多的磷、硫、氯等元素，属于酸性食物；而蔬菜、水果、牛奶、红薯、土豆、海带、豆类及香菇、黄瓜等，含金属元素钾、钙、钠、镁等较多，为碱性食物。酸性食物进入人体后，经过新陈代谢，变成酸性物质，由皮肤排出体外，对皮肤是一种不良的刺激，会使皮肤变得油腻、粗糙。碱性食物进入人体后，变成碱性物质，向外排泄时，便和皮肤上的酸性物质中和，使皮肤变得丰润光滑。所以，在日常生活中，应当食用适量的酸性食品和碱性食品，以维持体液的酸碱平衡。

5. 维生素平衡　脂溶性维生素摄入过多，在体内易造成蓄积，引起中毒，这在食用强化食品及鱼肝油等制剂时应加以注意。在我国膳食结构中，维生素 A、E 膳食来源不足，应注意多摄入动物肝脏。水溶性维生素如维生素 B_1、维生素 B_2、烟酸、维生素 C 等，体内储备少，且在烹调过程中容易损失破坏，应注意膳食补充。

6. 无机盐平衡　膳食中磷酸盐过多可与食物中的钙结合，使其溶解度降低，影响钙的吸收。膳食纤维过多或脂肪过高或蛋白质缺乏也会影响钙的吸收。食物中含草酸、植酸较高时能与某些元素结合生成难溶物质，可影响钙、铁、锌等的吸收。钙可明显抑制铁的吸收，同时高钙膳食可明显降低锌的生物利用率。

（二）合理膳食的构成

1. 构成合理膳食的营养素指标

(1) 蛋白质：成人推荐摄入量为每人每日每公斤体重供给 1~1.5g 为宜。按能量计算，占膳食总热量的 10%~12%。

(2) 脂肪：成人推荐摄入量为每人每日每公斤体重供给 1~1.2g 为宜，占总热量的 20%~30%。

(3) 碳水化合物：成人推荐摄入量为每人每日 500~600g，占总热量的 60%~70% 为宜。

(4) 维生素：成人推荐摄入量维生素 A 为 700（女性）~800（男性）μg/d，维生素 D 为 5μg/d，维生素 B_1 为 1.3（女性）~1.4（男性）mg/d，维生素 B_2 为 1.2（女性）~1.4（男性）mg/d，维生素 B_6 为 1.2mg/d，维生素 C 为 100mg/d。

(5) 无机盐：成人推荐供给量为钙 800mg/d，碘 100~150μg，锌 11.5（女性）~15（男性）mg/d，铁 15（男性）~20（女性）mg/d，磷 700mg/d，镁 350mg/d。

2. 构成合理膳食的食物种类

(1) 谷薯类：谷类包括米、面、杂粮等。薯类包括马铃薯、甘薯、木薯等。主要提供碳水化合物、蛋白质、矿物质、膳食纤维及 B 族维生素，是热能的主要来源。每天的进食量与热能需求、生活、劳动强度有关，也受副食供给量的影响。建议每人每日摄入谷薯类食物 300~500g。

(2) 动物性食物：包括肉、禽、鱼、奶、蛋等，主要提供蛋白质、脂肪、矿物质、维生素 A 和 B 族维生素。建议每人每日摄入畜禽类 50~100g，鱼虾类 50g，蛋类 25~50g，奶及奶制品 100g。

(3) 豆类及其制品：包括大豆及其他干豆类，主要提供蛋白质、脂肪、膳食纤维、矿物质和 B 族维生素。其中所含蛋白质为优质蛋白，含丰富的赖氨酸；所含脂肪中必需氨基酸最丰富，含丰富的磷脂，不含胆固醇，是老少皆宜的食物之一。建议每人每日摄入量为 50g。

(4) 蔬菜水果类：包括鲜豆、根茎、叶菜、茄果等，主要提供膳食纤维、矿物质、维生素C和胡萝卜素等。对维持体内的酸碱平衡起重要作用。在平衡膳食里，蔬菜是必不可少的，否则就不能满足身体对某些维生素、无机盐和膳食纤维的需要。建议每人每日摄入量400~500g。

(5) 纯热能食物：包括动植物油、淀粉、食用糖和酒类等。主要提供能量，植物油还能提供维生素E和必需脂肪酸，并促进脂溶性维生素的吸收。建议每人每日油脂类摄入量25g。

（刘 奇）

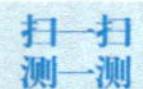

复习思考题

1. 膳食美容保健的原则有哪些？
2. 何为合理膳食？其主要的构成和相应配比是什么？
3. 举例说明食物的配伍形式。
4. 各类食物营养素对美容的影响有哪些？

第五章

音乐美容保健

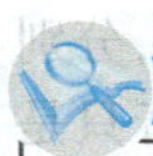

学习要点

音乐的阴阳五行属性；音乐的基本要素；常用的音乐美容保健方法及种类。

随着社会文化水平的提高和生活节奏的加快，音乐由单纯欣赏逐渐扩大了应用范围，越来越多的人接受音乐可以养生、康复及治疗多种疾病的理念。生理学认为，当音乐振动与人体内的生理振动如心率、心律、呼吸、血压、脉搏等相吻合时，就会产生生理共振与共鸣，这就是“音乐疗疾”的基础。目前音乐治疗主要运用于调节情绪障碍，缓解焦虑，改善睡眠，缓解疼痛，改善脑功能，提高智力等方面。

第一节　音乐保健理论

一、音乐的阴阳五行属性

(一) 古代乐律

人们习惯将音乐称作五音六律，五音指的是音阶，六律指的是音乐的律制。

1. 五音　又称五声，是最古的音阶，仅有五个音，即宫、商、角、徵、羽。五音相当于现在的“1、2、3、5、6”，即：“do、re、mi、so、la”。五音之中的每个音之间都相距一个整音，没有半音。五音的调式有五种，以宫为主音的是宫调式，以商为主音的是商调式，以角为主音的是角调式，以徵为主音的是徵调式，以羽为主音的是羽调式。如果是七声音阶（如宫、商、角、变徵、徵、羽、变宫）就有七种不同的调式。不同调式的音乐，具有不同的感染力，会产生不同的音乐效果。

知识链接

五音系统

五音系统是先人对自然界声音的感受和归纳而产生的，采用了比类取象的思维方法。有的研究者说它来自古代的天文学，即从二十八个星宿的名称而来的，如“宫”来自二十八星宿环绕的中心——中宫，其他四音来自不同的星宿名称；而有的研究者认为它来自古人驯养的畜禽，说“牛、马、雉、猪、羊”五个字在古代的读音和“宫、商、角、徵、羽”近似；有的研究者说它来源于古代氏族的图腾；而在古代的音乐著作《乐记》中的说法则是“宫为君，商为臣，角为民，徵为事，羽为物”。不论是“天文说”“畜禽说”“图腾说”或“君臣说”，各种说法都有一定的道理，都给音乐涂上了一层或神秘、或朴素、或带有封建主义伦理观念的色彩，表达了中国先民的不同音乐观念。

2. 六律　律，在古代指的是律管，后来作为测量音高的方法。古人借助数学手段，通过计量管弦乐器的管或弦的长短，来理解和掌握各个音律之间的音程关系。古人将音乐的一个八度划分为十二部分，称作十二律。而我们常说的六律，并不是十二律，这是因为奇数的律被称为“阳律”，偶数的律被称为“阴吕”，简而称之为“六律”，分别是黄钟、大吕、太簇、夹钟、姑洗、中吕、蕤宾、林钟、夷则、南吕、亡射、应钟。五音只是表示乐音的相对音高，十二律则是乐音的绝对音高。五种音阶的五个调式，用十二律式来定音，可行六十调。十二律的建立，说明我国早在数千年前就能科学地将音乐的一个八度划分为十二个部分。有些音乐教材为了便于学习，将十二律分别对应于西洋乐的音名（表 6-1）。

表 6-1　十二律与西洋音名对应表

十二律名	相当于古代音名	相当于现代音名
第一律	黄钟	C
第二律	大吕	#C
第三律	太簇	D
第四律	夹钟	#D
第五律	姑洗	E
第六律	中吕	F
第七律	蕤宾	#F
第八律	林钟	G
第九律	夷则	#G
第十律	南吕	A
第十一律	亡射	#A
第十二律	应钟	B

（二）音乐的阴阳五行属性

1. 音乐的阴阳属性　就音乐本身的规律而言，可以用阴阳学说加以解释。音质的清与浊，音量的强与弱，层次的疏与密，结构的繁与简，都符合阴阳变化的规律。《吕氏春秋》中说：“音乐之所有来运矣，生育度量，本于太一，太一出两仪，两仪出阴阳，阴阳变化，一下一上，合而成章。”认为阴阳的消长变化是音乐的根本所在。以音乐的离而复合，合而复离，比作阴阳的交通变化；以终而复极，极而复返，模拟天道的周而复返；以或急或徐、或柔或刚、或短或长与日月星辰、寒暑温凉等自然界的运动变化相联系。

按照阴阳的属性，传统音乐可分为文曲和武曲两大类：

(1) 文曲：属于阴柔之曲，主要用于写景抒情，以相对动静的差异，快慢的速度来表现沉寂的山林、空旷的原野、幽静的月夜、清新的凌晨，程度不同地勾勒出多重意境。著名的古典文曲主要有琴曲《流水》《梅花三弄》《广陵散》《平沙落雁》《胡笳十八拍》《幽兰》《潇湘水云》《春江花月夜》，二胡曲《汉宫秋月》，筝曲《渔舟唱晚》《醉渔唱晚》，丝竹乐《满庭芳》《出水莲》《寒江残雪》，琵琶曲《月儿高》，琴歌《阳关三叠》《霓裳羽衣》等。

(2) 武曲：属于阳刚之曲，可以用激越、雄浑、奔放来形容其风格特点，传统音乐中，武曲写实叙事较多，常与历史上重大事件相联系，慷慨激昂，声动天地。武曲中的传世之作如《十面埋伏》《将军令》，逼真地描摹出拼杀、搏斗的激战场面，鼓号、呐喊如临其境，生动感人。著名的武曲还有琵琶曲《十面埋伏》《霸王卸甲》，福建南曲《八骏马》，吹打乐《将军令》《将军得胜令》等，此外在音乐情绪上具有热烈欢快、豪放雄壮、刚健嘹亮风格的琵琶曲《龙船》，二胡曲《光明行》《听松》，浙江吹打乐《九连环》，唢呐曲《百鸟朝凤》也归于此类。

2. 音乐的五行属性　五行是中国古代认识客观世界的重要观念，认为宇宙间一切事物，都是由木、火、土、金、水这五种物质的运动、变化构成的。在五行体系中，不同物质可以相互配合。古代将五音形成的不同意象与五行相匹配，形象地描述了徵音躁急动悸像火的特性，羽音悠远像水的特性，宫音浑厚温和像土的特性，商音凄切悲怆像金的特性，角音清脆激扬像木的特性。五行又分属于五脏，于是，这些性质不同的事物之间，建立了一个抽象的联系。不同调式的音乐分别对人体脏腑有相应的影响。五音分别与五脏相通，即宫通脾、商通肺、角通肝、徵通心、羽通肾。《黄帝内经》中说"五脏之象，可以类推，五脏之音，可以意识"。指出根据五行的配属特征，五音和五脏有特定的联系，对人体的生理、病理有十分重要的作用。下面就是配属五行的五音调式音乐对相应脏腑的影响。

(1) 土乐：以宫调为基本调式，乐曲的风格主要是悠扬沉静、温厚庄重，给人以浓重厚实的感觉。宫音入脾，对脾胃的作用比较明显，可促进消化吸收，滋补气血，旺盛食欲，还能安定情绪，稳定神经。代表曲目是《十面埋伏》，脾气需要温和，这首曲子中运用了比较频促的徵音和宫音，能够很好地刺激脾胃，使之在乐曲的刺激下，有节奏地对食物进行消化、吸收。

(2) 金乐：以商调为基本调式，乐曲的风格主要是铿锵有力，高亢悲壮，肃劲嘹亮。商调式音乐能增强机体抗病能力，即"卫外功能"，尤其是加强呼吸系统的功能。商音入于肺，对于改善卫气不足，形寒畏冷的效果较好。代表曲目是《阳春白雪》，肺气需要滋润，这首曲子曲调高昂，包括属于土的宫音和属于火的徵音，一个助长肺气，一个平衡肺气。

(3) 水乐：以羽调为基本调式，水乐清悠，柔和，哀婉，犹如水之微澜。羽声入肾，故可以增强肾之功能，滋补肾精，尤宜于阴虚火旺，肾精亏虚，心火亢盛而出现的各种症状，如耳鸣、失眠多梦等等。肾精有补骨生髓之功，故而羽调式的水乐具有益智健脑的作用。代表曲目是《梅花三弄》，肾气需要蕴藏，这首曲子中舒缓合宜的五音搭配，运用了五行互生的原理，将产生的能量源源不断输送到肾中。一曲听罢，神清气爽，倍感轻松。

(4) 木乐：以角调为基本调式，乐曲悠扬，生机勃勃，象征春天万木皆绿，生长勃发的景象。角音舒畅条达，入肝，故而对肝的作用尤佳，善治胁肋疼痛、胸闷、脘腹不适等症。代表曲目是《胡笳十八拍》，这首曲子中属于金的商音元素稍重，刚好可以克制体内过多的木气，同时曲中婉转地配上了较为合适的属于水的羽音，水又可以很好地滋养木气，使之柔软、顺畅。

(5) 火乐：以徵调为基本调式，乐曲的风格是欢快，轻松，活泼，像火的形象一样，有升腾的特性。火乐入于心，对心血管系统的功能有促进作用。代表曲目是《紫竹调》，心气需要平和，这首曲子中，运用属于火的徵音和属于水的羽音配合，补肾水可以抑制心火，利于心脏的功能运转。

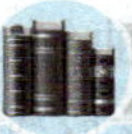

课堂互动

为五行音乐各选取一首现代音乐代表曲目。

二、音乐的基本要素

构成音乐的基本要素是十分简单的，如音的高低、长短、强弱、音色等。由这些基本要素互相结合，形成一些常用的形式要素，如节奏、句法、和弦、调式等。由这些形式要素进一步构成一些形态侧面，如曲调、织体、和声、曲式等。音乐的基本要素是简单的，由基本要素所构成的各个侧面的样式形态却是无限丰富的。

(一) 节奏

节奏客观存在于自然和生命本身，两个对立因素有组织、有规律地交替进行就是节奏。白天和黑夜的交替、春夏秋冬的转换，体现的是大自然的节奏；心跳、呼吸、胃肠道蠕动，体现的是人体生物节奏。在音乐中，节奏是音符运动速度的时间单位形式，是音乐在时间中有规律的流动。

节奏的紧张和松弛是指节奏的长短组合在一起，显示着紧张或者放松。节奏逐渐压缩，密度不断增大，内含紧张，具有一种冲击力量；反之，节奏的密度较小，则内含放松，具有缓冲的力量。节奏的这些特点与旋律线及速度结合在一起，音乐就更加丰富多彩。旋律线向上进行，速度加快，节奏加紧，形成乐曲的高潮，《十面埋伏》中就是这样以旋律、节奏、速度等勾画出惊心动魄的战争场面；旋律线向下进行，速度放慢，节奏松弛，则与高潮部分形成对比。在音乐中，这种紧张与松弛大多是逐渐变化的。

节奏对人的影响十分明显。音乐中柔和、缓慢的节奏给人以平静、安全的感觉；节奏明朗而坚定会鼓舞身心；节奏太强烈，缺乏呼吸间隔，就可能给人带来烦躁和焦虑不安的感觉；节奏不断重复加强，且不受常规的限制，有可能激发人的原始本能，导致一种发泄欲望的、不易控制的破坏性行为。

(二) 节拍

乐曲中周期性出现的节奏序列称为节拍。一连串的节奏前后相续，通常由节拍来把它们组织起来。节拍是要求重拍周期性地出现，有强弱配置规律的格式。它作

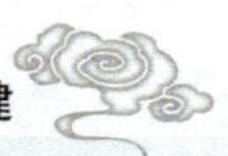

为一个潜伏在低音区或隐藏在欣赏者内心中的规律性框架，起组织节奏型的作用。节奏型的多样性和重拍周期的统一性相结合，大大加强了音乐的艺术魅力。

节拍与节奏不同，节拍只是节奏的一种表达方式，是强弱拍的有规律的重复。简单的节拍也可构成复杂而多样化的节奏。节拍相同而载体不同的乐曲，有着不同的节奏。在现代音乐中，脱离节拍型的节奏正在日益增多。音乐一拍一拍的进行，其中有音的长短组合也有音的轻重组合。音的长短是相对的，如某个音的时值是另一个音时值的两倍。各样长短和均匀、不均匀的节拍构成了音乐的千变万化。均匀的节拍称作平稳节拍，表现感情的平稳流畅。不均匀划分的节拍与均匀划分的节拍比较起来有一种不稳定感，具有向前冲击的倾向，这种不平稳节拍为主的节奏称为不平稳节奏，表现出激动、活跃的情绪。在较慢速度的音乐中，激动情绪不明显，但流动感相应增加。音乐在进行中也有轻重的组合，二拍的特点是一强一弱，这种节拍与人的呼吸、心跳的节奏一致，使人感到协调自然，符合人生理上的本能反应，是音乐中最简单、最根本的节奏。三拍的特点是强、弱、弱，对人的生理节奏有舒张、延展的作用，能让人体会到轻歌曼舞、柔情婉约的意味。

(三) 速度与力度

与节奏、节拍密切联系的是速度和力度。从音乐可以表达什么样的情感内容这个角度来看，速度和力度具有特殊的作用。假如把一首葬礼进行曲用快两倍的速度来演奏，它就不再具有沉痛哀悼的情感内容了；又如把一首乐曲中经过渐强发展、引出凯旋主题的段落，改为渐弱来演奏，它也就不再具有欢庆凯旋的意味了。这是因为速度的快慢、力度的强弱都有助于表达音乐作品中某种性格和表情。速度的准确和力度的恰如其分，是音乐表演艺术中头等重要的问题。

1. 速度　是指音乐进行的快慢，与人的生理感觉有着密切的联系。中速多表达平稳、安和的情绪；快速表达欢快的情绪；慢速则显示沉重和忧伤。人的心脏搏动在正常情况下是每分钟 60~100 次，如果音乐每分钟也是 60~100 拍，人就会感觉很舒适。

速度与旋律是结合在一起的，旋律线上升，速度由慢至快；旋律线下降，速度由快放慢。例如《春江花月夜》共有十一个小段，一开始是引子，速度较慢为 39 拍；第二段是全曲的主题，速度逐渐加快；到第九段江水激岸，为 112~120 拍，成为全曲的高潮；以后开始放松，第十一段归舟远去为 48 拍。全曲速度张弛交替，与正波浪型的旋律相当。

2. 力度　是声音传到内耳后，乐音振动幅度的大小变成内耳液压波振动的大小，然后在科帝氏器的毛细胞中转变为动作电位的数量形式。力度的强弱在音乐中产生洪亮或柔和，高亢或低沉的效果。力度能造成简单的情绪波动，柔和的声音让人感到亲切友好；速度稍慢、力度逐渐增加会引起听者心情紧张；力度渐弱会使情绪、心境趋于平静。这种现象很像我们平时讲话，激动和兴奋时，讲话有力，声音响亮；心境平静和缓，声音自然放轻。

(四) 旋律

节奏组织起来的一系列乐音，在高低方面呈现出有秩序的起伏呼应，就形成了旋律，也就是曲调。曲调是音乐的各种形态侧面中最重要的，被誉为音乐的灵魂。任何一首脍炙人口的名曲，首先是在曲调上有动人心弦的艺术魅力，才能使人喜爱，经久不忘。曲调有不同的类型，一类是吟诵性的，一类是歌唱性的，还有一类是器乐化的。旋律进行的方向主要有上行和下行。上行时常会有一种紧张度，表示一种向上的情绪，下行时则显得自然放松，像《跑马溜溜的山上》，里面的乐句显得悠然放松，令人回味。传统音乐的旋律具有自由引申、自由舒展的特点，有时甚至是随性而至，句段环环紧扣，首尾相连，如行云流水，一气呵成，浑然一体，给人以巨大的美感享受。

传统音乐以五声性旋律为主，辨明比较容易。首先找出这段旋律的主音，它在旋律中经常出现，尤其是出现在旋律结尾处，并有上方五度音和下方五度音的支持。如宫是旋律的主音，do、re、mi、so、la 五音都围绕着 do 来运动，则为宫调式音乐；商是旋律的主音，do、re、mi、so、la 五音都围绕 re 来运动，则为商调式音乐；角是旋律的主音，do、re、mi、so、la 五音都围绕 mi 来运动，则为角调式音乐；徵是旋律的主音，do、re、mi、so、la 都围绕 so 来运动，为徵调式音乐；羽是旋律的主音，do、re、mi、so、la 都围绕 la 运动，为羽调式音乐。

（五）音色

音色是指不同人声、不同乐器的音乐及它们之间相应组合的音响特色，也就是音的色彩。每一种乐器都有自己独特的音色。人对音色的辨别力是天生的，任何人都能分辨出。音色是音乐形态中直接作用于人类听觉器官的、最为感性的要素。音乐的表演艺术，无论是声乐还是器乐，都在追求美好音色上花费了大量功夫。人歌唱中的音色，是最为丰富多彩的。除了男高音、女高音、男低音、女低音等不同的声型分类外，每一个歌唱家的发声都具有各自不同的音色特质。在乐器领域，每一种乐器，都给人类带来不同的美好和纯净的音色感受。传统乐器大致可分为拉弦乐器，如高胡、二胡、板胡等；吹奏乐器，如笛、唢呐、萧、笙等；弹拨乐器，如三弦、扬琴、古筝等；其他，如打击乐、钟、磬、鼓、锣等，都具有各自不同的音色。

三、音乐的作用

（一）音乐的生理作用

1. 调整生理节律　人体是具有节奏的生物体，节奏是人类与生俱有的特质。人体可以接受乐声的调控，在音乐与脏腑的谐振频率一致时就可以产生相应的振动。如人的心律每分钟 60~80 次左右，而每分钟 60~80 次节拍的音乐与人心脏搏动速度相似，最为人所喜爱，会对心脏产生共振效应，使心肌收缩力加强，循环血量增加；而节奏过慢或过快的乐曲，都不会产生这样的效果。大量资料显示，乐声能够改变人的血压、心脏收缩频率以及呼吸深度和节律。

2. 协调各脏腑功能　适当欣赏音乐可以促进细胞正常功能的发挥，使循环、呼吸、内分泌、消化、神经系统都得到良好的调整。从临床研究来看，音乐具有明显的镇痛、镇静、降血压等作用，这很可能是通过神经体液因素而发挥作用的。

3. 健脑益智抗衰老　长期参加音乐活动，千变万化的旋律，使大脑的传输和处理信息的能力加强，神经元的活动旺盛，同时也刺激大脑细胞的增生能力，使突触的数目剧增，这些都对大脑的思维能力产生明显的促进作用。若再参与一些主动性的音乐活动，如唱歌、演奏乐器等，则对大脑中枢的影响会成倍地增加。研究证明，听音乐能够影响大脑中化学物质的释放，这种物质能够调节情绪，减少攻击性和抑郁以及提

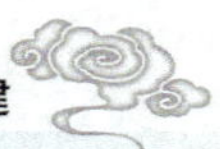

高睡眠质量。

（二）音乐的心理作用

中国古代典籍《乐礼》中论述了音乐与情感的关系，认为情感能影响音乐，同时音乐也能影响人的情感。

1. 音乐能表达情感　音乐始终处于运动状态之中，呈现着高低、强弱及长短等有规律的变化。而人的情绪、情感也是一种具有协调、平衡和统一的韵律活动，节奏本来就是人的固有个性。所以从本质上来说，音乐最适宜表达感情，音乐和情感都具有一定的运动形式和在一定时间里发生、发展的趋势。人能主观地感受到音乐有规律的节奏，使人产生不同的情绪。

2. 音乐能产生通感　各种感觉之间的相互联系和沟通，称通感，也叫联觉。例如，某人的音色柔和动听，可使人联想到倾听泉水淙淙之声的欢悦，这是听觉本身的联系，继而又可以联想到泉水的清澈甜美，产生了视觉和味觉的共鸣，所以人们常用“甜润”一词来形容优美的嗓音。音乐利用声响来模拟自然界的各种运动，象征各种事物的运动，如听见鸟鸣就联想到鸟，鸟形象千姿百态，声响千差万别，各有特点，所以《百鸟朝凤》能以不同的声音描绘出形态各异的百鸟图。声音描绘形象的手段多种多样，对固定音高的声音直接模仿，如鸟鸣、车笛等均属于此；对没有固定音高的事物可以进行近似模仿，如春雷轰鸣、江河流水等。没有声响的事物，如云彩、山峦、草原、鲜花、柔和的仲夏之夜、银装的隆冬雪景等，这些全凭眼睛看到的现象，我们在音乐中也能“听到”，这是因为音乐在大脑中枢里引起了“通感”。虽然没有像绘画那样可见性的音乐，但音乐照样可以使人看到自然界的万千风光。

3. 音乐能激发想象　音乐可以给人留下广阔的想象天地，欣赏者完全结合自己的理解和彼时彼地的心情，在想象中构成形象，任自己的感情随着音乐自由飞翔。音乐可以表现非现实的、超脱的、梦境般的精神世界，以满足人们丰富的想象力和创造力的需要。音乐不仅可以激发人对看不到的色彩和形象的意向，还可以让人产生不可言语的幻想和内心体验。

由于音乐欣赏带有主观能动的特点，听众在聆听音乐时，必须结合自己的主观经验，通过回忆、想象及联想等加以丰富补充。因此，音乐欣赏可以算是一种个人的再创作，它会因人而异，但又不会脱离音乐所表现及规定的大范围，只有听众本人才能体验，难以用语言或文字等具体概念来明确表达，即所谓“意在言外”或“弦外之音”。

4. 音乐能产生道德感化　儒家认为，音乐“通乎政而改风平俗”，“正音”可使人与人之间和敬、和亲、和顺，所谓“音正而行正”“乐和民声”。音乐深刻强烈地作用于人的意识，产生爱与诚的情感。爱是道德的基础，是音乐的底蕴。优秀的音乐是道德的升华。音乐的社会功能也是以这种潜移默化的方式通过欣赏者的心理活动而发挥出来的。音乐蕴含了天地之灵气，映射着人性之光辉。崇高净美的音乐语言，唤起并充实人的爱心，爱己，爱人，爱自然，爱社会，爱国家，爱正义……这种爱，成为推动人们从事有益于人和社会的一切活动的内在动力。音乐是心灵真诚的表达，“诚”是音乐的基本因素，古人说：“唯乐不可以为伪”，音乐真实自然地将内心之真情乐化于外。

知识拓展

音乐养生溯源

音乐对人类生活的影响历史悠久，中医的经典著作《黄帝内经》在两千多年前就提出了“五音疗疾”的理论；春秋时期秦国名医医和认为有选择地欣赏音乐有利于身心健康；《左传》中更说，音乐像药物一样有味道，可以使人百病不生，健康长寿；元代名医朱丹溪认为“乐者，亦为药也”。古代贵族官廷配备乐队歌者，不单纯为了娱乐，还有一项重要作用就是调神静性，颐养身心。

第二节　音乐美容保健方法

现代音乐疗法起源于美国，流行于西方发达国家。随着音乐疗法的不断发展，音乐治疗师在临床实践中将音乐与心理治疗方法结合起来，不断创造出各种名目繁多的音乐治疗方法技术。后来，音乐疗法在拉美和亚洲国家也开展起来，时至今日，各国结合各自的传统文化和医学传统，发展出了名目繁多的方法技术，常用的有：

一、聆听法

聆听法又称“接受式音乐治疗”，即通过聆听特定的音乐调整身心，以达到祛病健身的目的。美国唐·坎贝尔在他所著的《莫扎特效应》一书中，提出了积极聆听的概念。他认为“听”是消极的，而聆听则是一种积极的行为，我们通常的“听”常常是习惯地随意听，不是用心地听，而聆听能过滤声音，将声音选择性集中，形成记忆和反应的能力。

在聆听时，对音乐的感受会因欣赏者的不同而不同。影响主观感受的原因可分为两个方面，一方面是听众的音乐传统所造成的音乐听觉习惯和音乐审美标准，它受听众所处的历史条件、地理环境、民族习惯等的影响，这是一种普遍性的影响因素；另一方面是在个性差异方面，如本人的音乐修养，知识结构，生活经历，个性性格以及趣味等，甚至欣赏时心境的不同也会影响对音乐的感受。无论有无音乐素养，采用音乐防病治病都能取得较好的效果，但是对于能感受到音乐旋律所表达的感情色彩的人来说，生理和心理效应往往同时产生，而心理状态的优化与情感变化适度，可反馈性地调节相应脏腑气机和功能，因此效果更为明显。

聆听法应用非常普遍，各国由于各自的文化传统不同和音乐治疗处于不同的发展阶段，所以有不同的聆听技术。

（一）辨证用乐法

这是中医传统音乐美容保健的重要方法。所谓辨证用乐，就是在中医辨证施治理论指导下，根据个体的体质、性格特征及疾病属性，对乐疗的乐曲及应用方式进行适当选择。中医音乐疗法的辨证用乐，强调在辨清体质、证候的基础上选乐，针对性强，疗效极好。音乐的形式多种多样，不同旋律、速度和响度的音乐，对人体的生理和心理影响有所差异，会产生不同的音乐效果，而人的生理、文化素质各不相同，性格特点迥然有异，疾病千变万化，这就要求乐疗必须遵循辨证施乐的原则。

对一个身体健康，阴阳平衡，气血调和的人来说，音乐养生的最好方式就是选用自己喜爱的并能让自己感到愉快的乐曲作为养生音乐。各人的爱好情趣有所不同，喜爱的乐曲也各有所异。传统音乐讲究阴阳调和，使人的各种功能与自然规律协调一致。音乐的调理可以使人精神松弛，呼吸平稳，脉动富有节奏，肌肉力量增强，只要长期坚持，使用得当，便可以达到良好的养生保健效果。

阴虚阳盛体质大多有偏热、多动的特性，选择音乐时要选择“阴柔”类乐曲，即和缓宁静、平缓柔和、清幽淡雅、婉约细腻的风格为好，旋律流畅，乐句比较悠长，音色柔和，节奏舒缓为宜。欣赏者能够感受到随着音乐形象的逐步展示，自己的注意力和感情能完全投入音乐中去，感到心中的柔情和爱意被唤醒，体会到人类温柔和善良的本性，有助于呼吸平稳，心律和缓、血压下降，使精神松弛，情绪放松，消除烦躁焦虑。

阳虚阴盛体质常有寒、虚、静的特点，选曲时应注意多选择一些“阳刚”特性的乐曲，以节奏欢快、豪放雄壮、刚健嘹亮、情绪激烈的风格为宜，在音乐的表现上，常以向上行的旋律线为主，有连续的进级或大跳，节奏有力，速度较快。欣赏者感到一种心理上的震撼，形成一定情绪激动度，爆发出一股特殊的力量，使肌肉强壮有力，起到振奋情绪、鼓舞心志的作用。

知识链接

辨质用乐的法则

音乐调理体质阴阳偏颇时应该注意运用阳中求阴和阴中求阳的大法，选择曲目时不要太机械，有时需要选用与患者生理、心理状态及性格特征趋于一致的乐曲。如有的人平时性情急躁善怒，心绪烦乱，但却并不喜欢情绪平定、舒缓柔情的音乐，对这些急性子可以先使用节奏鲜明、速度较快的乐曲，逐渐加入轻柔、宁静的音乐；而极度悲哀的人对较快节奏的音乐会表现出一种抵触情绪，应先用哀婉的音乐疏泄之，待情绪中压抑的成分被宣泄以后，再以明朗轻快的音乐进行调整，疗效更好。

脏腑功能失调时也要进行辨证用乐，如脾弱质宜选用音乐呈上行趋势的，节奏比较明显，情绪较为活泼的音乐（宫调）；肝旺质宜选用旋律优美，大体呈下行趋势的乐曲，速度稍缓，节奏不太强烈的音乐（角调）；肾虚质宜选用明朗、宁静的音乐（羽调）；肺虚质宜选用气息宽广，刚健有力的音乐（商调）；心虚者宜选用欢快，轻松，有升腾特性的音乐（徵调）等。

（二）超觉静坐法

聆听古老的甘达瓦音乐的静坐法，是印度音乐家玛哈礼什创造的。他将距今几千年前的印度甘达瓦音乐用于“超觉静坐”，以强健人们的身心，消除某些疾病。甘达瓦音乐被认为是包含了自然发来的脉冲的基本振动，所以是顺应自然的音乐。该聆听法的核心是静坐聆听印度的甘达瓦音乐产生超觉体验，以达到天人合一，即进入玛哈礼什派所称的“自然规律统一场”。

玛哈礼什在20世纪50年代向印度和全世界传播超觉静坐。1957年他首次作环球宣传旅行后，该方法在西方风行起来，许多著名人士和音乐家，甚至包括英国甲壳虫这样红极一时的流行歌手都纷纷加入这一行列，一时成了西方青年文化的象征。

1987年受到邀请来中国演奏的玛哈礼什派的信徒和印度音乐家,曾到中央音乐学院演出甘达瓦音乐和介绍超觉静坐。

(三) 音乐处方法

音乐疗法发展之初,一些医生常以医院看病开方的形式实施音乐治疗,开出“音乐处方”治疗某些疾病。如欧洲、日本的音乐治疗师曾开出巴赫音乐适用于治疗消化道疾病,莫扎特音乐可以治疗脱发等。中国在20世纪80年代,从马王堆疗养院到开展音乐治疗的精神病院,也大都是由主管音乐的治疗师根据病人的具体情况,“辨证用乐”,开出“音乐处方”,给病人聆听来进行治疗。治疗方式采用集体聆听,每日1次,每次1小时,30天为一个疗程。治疗前后进行血压、心电、白细胞及免疫球蛋白等各项生理指标和其他心理指标的测定,以对照治疗效果。

(四) 音乐冥想法

就是聆听音乐达到思想意识深度放松的方法。该法吸收了古老的瑜伽修行的“冥想”技术,“冥想”即指深沉的思索和想象。音乐冥想法是按照音乐的功能,选择不同乐曲编制特定的音乐带,进行聆听和冥想。这些乐曲分别用于人的起居和情绪调节的各个方面,如应用于起居的“早晨的音乐”“催眠音乐”;调节情绪的“焦虑不安时的音乐”“怒气不息时的音乐”“悲伤时的音乐”;用于治疗疾病的“血压升高时的音乐”“肠胃不适时的音乐”等等。编制的乐曲主要是西欧古典音乐或现代音乐,也有专门制作的音乐。如用于焦虑不安的乐曲有里姆斯基-科萨科夫的《野蜂飞舞》、斯特拉文斯基的《火鸟》等。实施音乐冥想时有一定的程序,如“进入冥想”,“退出冥想”,聆听时也有规定的姿势。

音乐冥想法在日本很流行,音乐治疗家渡边茂夫所著的《新音乐疗法》中有详细的介绍。日本的音乐冥想法还由哥伦比亚唱片公司录制成CD片,在全世界发行。

(五) 名曲情绪转变法

这是日本的山本直纯所著的《音乐灵药》中介绍的方法。他在书的开头写道:“我想提出一种能令人在不知不觉中使身心好转的方法——情绪转变法,也就是听音乐。”“名曲情绪转变法可以让音乐为你创造二十四小时的愉悦”。书中介绍了各种名曲对人情绪的作用,如巴赫名曲可以让人在早晨头脑清醒的醒来,因为巴赫的音乐结构非常清晰、明确,初听觉得平淡无奇,了解其精髓后,就能感受到无穷的魅力。具体可选择被称为“音乐的旧约圣经”的《平均律钢琴曲集》《布兰登堡协奏曲》《d小调托卡塔与赋格》等。还可以让海顿的《惊愕交响曲》把睡神赶走;午休时间可以听进行曲以振奋精神;以贝多芬的交响曲对抗忧郁;以斯特拉文斯基的音乐缓解焦虑;以勃拉姆斯的音乐安抚失恋等。该书在日本很畅销,并有中国台湾出版的中译本。这种方法与“音乐处方法”很相似。

(六) 聆听讨论法

这是美国最常用的方法之一,包括歌曲讨论和编制个人“音乐小传”。在小组治疗中,由治疗师或病人选择歌曲,在聆听后按治疗师的指导进行讨论;更进一步的聆听讨论,可由每人选择自己人生各个阶段中特别有意义的歌曲或乐曲,聆听这些音乐时回忆当时的情景,回忆时常引起强烈的情绪反应。在做这一治疗时,回忆者常常不论回忆的内容是欢乐还是悲伤都会不觉潸然泪下,成为敞开心扉的突破口。小组中每位成员的聆听、回忆与讨论都能促进个人心理成长,治疗师也能迅速地了解病人的

情感历史。这种方法常用于集体治疗。

(七) 音乐投射法

其形式是听音乐编故事。音乐治疗师事先制作一些短小的音乐片段，给病人听后要求病人写出短小故事，故事中要有时间、地点、人物、场景和情节。治疗师通过分析病人所写的故事中提供的信息，以了解病人的人格特征，还可能发现病人的一些心理问题。通过这种测试所得材料常比一般心理测查了解的更深入，因为聆听音乐得到的印象是模糊的，编出的故事会将病人的人格投射到故事中的人物身上。

(八) 音乐想象

这也是在美国得到较大发展的一种疗法。实施时由治疗师诱导病人进入放松状态，在特别编制的音乐背景下产生想象，想象中要出现视觉图像，这些图像具有象征意义，常与病人潜意识中的矛盾有关。在听音乐的过程中，治疗师引导诉说产生的想象，音乐结束后与病人讨论想象内容的意义。这种疗法在20世纪70年代还形成了一套完整的系统技术，称为“引导意象和音乐”，简称GIM疗法。

(九) 音乐共乘法

这是音乐治疗遵循的一种原则，即音乐与情绪同步。对音乐治疗缺乏了解的人常以为对某种不良情绪选用相反情绪功能的音乐来聆听有治疗作用。实际上人的情绪产生障碍时，往往首先需要疏泄，然后再逐渐引导和调整。如一个人处于强烈悲痛情绪时，不能立即选用欢快的乐曲聆听，而要用《悲怆交响曲》或民乐《江河水》一类的乐曲，以求宣泄悲痛之情，引导病人尽情发泄直至涕泪横流。心中郁结的悲哀得以化解，逐渐感受到轻松后，再聆听平静舒缓的音乐。经过一段时间调整，情绪有了转换后，才能逐步引入较欢快的乐曲。这需要有经验的治疗师对聆听的乐曲作精心编排。这种方法最重要的是要使音乐与自己的情绪同步。这一方法在日本的《新音乐疗法》中称之为“同质原理”。唐·坎贝尔的《莫扎特效应》中称作“共乘原理”，认为这是音乐治疗最重要的一点。共乘原理就是情绪和音乐“步调一致”或“同步运转”的意思。

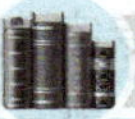

课堂互动

为阴虚体质、阳虚体质、气郁体质之人各选取两首适合的曲目。

二、主动参与法

又称“参与式音乐治疗”，即听众积极参与演奏、歌唱等活动，这种方式可以直接影响人的生活观念，提高生活情趣，同时促进视、听等运动的协调，还能培养积极进取的参与精神，提高自信心，有利于恢复健康。

(一) 乐器演奏

我国古代，对演奏乐器所带来的医疗效果是很推崇的，古人认为弹琴的作用主要在于养心神，利手指，这种看似单纯的手指运动能够通神明、开心窍，不仅能恢复并加强身体功能，还能促进和恢复智力。“古人以琴能涵养性情，为其有太和之气也。未按弦时，当先肃其气，澄其心，缓其志，远其神，从万籁俱寂中，冷然音生……”强调弹琴时必须气定神和，才能弹奏出绝佳的声音，故弹琴具有调养心神的作用。

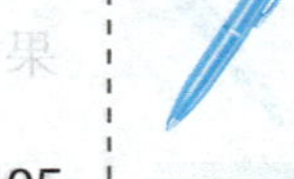

弹琴时手指活动对人的敏感性和协调性是一种良好的锻炼。音乐演奏对人的视、听、触、运动觉等感知能力的训练是综合性的。手指的触觉、运动觉的反应要与视觉与乐谱上各种符号的把握相一致，而听觉则起着检验这三者如何准确配合的作用，这是人体多个感觉器官相互配合、协调，同时产生反应的活动。另外，手指上有众多穴位，手在拨弄乐器时，刺激了这些穴位，使气血流通，阴阳调和。弹奏乐器的过程中，左手运用十分突出，能促进分管左肢运动的右脑神经，增强右脑的音乐、运动及形象思维等功能。双手的运动对提高整个大脑皮质的兴奋性有所帮助，同时还可以调节大脑两个半球的活动节奏，使其更有规律、更协调地交替、共同运动，以此提高学习和工作效率。

许多原始部落音乐中都有丰富的击鼓形式，这些形式大都有治疗功能，尤其是萨满音乐中的击鼓，越来越引起各方专家的重视，并被有些音乐治疗家吸收为专门的音疗技术。此外，美国科罗拉多州立大学民族音乐教授运用西非的詹巴鼓，通过击鼓与心跳、呼吸的共振进行治疗。

运用特定的乐器演奏治疗某些疾病，已取得了成功的实践。我国武汉市的笛子演奏家孔建华教习支气管哮喘病儿吹奏笛子，经两个月的治疗，孩子们的病情明显好转。布拉格的一家医疗中心，组织患哮喘的儿童每天定时吹笛子，起到了防止哮喘发作的效果。日本神奈川县儿童医疗中心，教气喘病儿每天吹小喇叭，使之肺部功能得以增强。专家认为，这种吹奏疗法把音乐、心理和机体锻炼有机地结合起来，从而增强了人体的抵抗力，提高肺部功能，防治呼吸系统疾病。

（二）歌唱疗法

人们早就认识到歌唱可以增进健康，治疗某些疾病。歌唱能锻炼心肺功能，人体平常每次的呼吸量平均为500ml左右，而歌唱时每次的呼吸量可升至数千毫升，这不但扩大了肺部功能，锻炼了胸部肌肉，而且促进血液循环使心脏功能得以增强。同时歌唱还可以加速新陈代谢，人们在唱歌时，能很快排空肺部浊气，增加机体的摄氧量，由于横膈膜的运动还能够促进胃肠蠕动，加强消化功能。

歌唱对人的精神健康作用更加明显，它能使人心情愉快，精神振奋。美国专家在纽约歌剧院进行了研究，取得的结果证明，唱歌能促进人体健康并能延长寿命，歌手的平均寿命比一般人高。有的研究还提出人体是由许多有规律的振动系统组成的，如脑电波运动、心脏搏动、肺部呼吸、肠胃蠕动及自律神经的活动等，这些振动系统都有一定的频率和节奏，唱歌时歌曲的节奏能与身体的频率节奏产生共鸣，从而起到体内按摩的作用，令体内各器官功能得到改善。歌唱还能治疗某些特殊疾病，如哮喘。日本儿科医生就教授哮喘儿童唱歌，要求唱到最后一个音节延长10秒钟以上，经过一段的练习，患儿慢慢学会了腹式呼吸，呼吸变得顺畅，症状也逐渐减轻。

三、其他方法

（一）音乐电疗

这也是主要在中国发展起来的疗法，它是将音乐与电疗和针灸治疗相结合的疗法。在一般的理疗中，单纯的电疗采用单调的或周期重复的脉冲波，人体接受部位易产生不同程度的适应而影响疗效，但将音乐信号转换成电信号就能增强治疗效果。因为音乐是千变万化的，由音乐转换成的电脉冲作用于人体时每时每刻都是一

种新刺激,可提高疗效。用毫针代替电极板并结合人体经络穴位形成的音乐电针疗法在应用于外科手术的电针麻醉中取得了很好的效果。音乐电疗与音乐电针疗法广泛地应用于肌肉扭伤、坐骨神经痛、面神经麻痹、神经衰弱、初期高血压、脑中风后遗症、肾结石的碎石等。一些医疗部门研制出了音乐电疗仪,国内音乐治疗学会的工程人员还成立了"中国音乐治疗学会北京设备研制中心",批量生产音乐电疗仪。音乐电疗的科研报告多次在美国、德国和东南亚地区的国际学术会议上引起广泛的关注。

(二) 音乐色光疗法

五行理论中,与五音相对应的还有五色,五色也与人的五脏相联系。1984年,中国空军疗养院医生创造了一种将音乐与五色结合起来的方法,称"音乐色光疗法"。如用宫调音乐配合黄色光或黄色的听乐环境治疗脾胃虚弱的病人。中医认为,黄色属土,通脾,所以黄色的光与相应的音乐配合能健脾养胃,达到治疗胃肠神经功能紊乱的目的。根据他们的研究报告,有130名病人接受了"音乐色光疗法",取得了较好的效果,并在空军医疗系统推广。

(三) 特殊领域的音乐治疗法

音乐治疗的发展引起了国内外各个领域专业人员的兴趣,出现了多种音乐专项治疗方法,如德国赫勒森体育医院用音乐减轻疼痛,做了上万例手术,令注射麻醉药物的剂量比通常减少一半;国外牙科医生用音乐加白噪声、紫噪声降低病人对牙科手术的恐惧;音乐还用于孕妇胎教和帮助产妇分娩;目前,中央音乐学院音乐治疗研究中心在进行音乐表演人舞台紧张的音乐疗法的研究。这些音乐专项治疗的研究和应用还将逐渐扩大和深入。

第三节 常用的美容保健音乐

在乐疗当中,应用已有音乐作品的做法很普遍,而且选择的范围也非常广泛。可以用西欧古典音乐、各国民族民间音乐,偶尔也会用到现代风格很前卫的音乐。在这些艺术音乐中,某些特定风格、流派或某个作曲家的作品常常有其特殊的效果,如巴洛克音乐和莫扎特的作品,都是公认的最适于治疗的音乐。除此之外,还有许多专门制作的乐曲,它们没有一般意义上的旋律、和声和曲式,有时只是一些曲调的不断重复;有时只是一系列无节拍、无节奏制约的音符序进,很随意,很即兴;还有的在乐曲中加入了自然声,如海浪声、雨声、流水声等,或者纯粹就是自然声。这些音乐在国内外都有一定数量的发行,实际上已形成了一个新的门类——治疗音乐。有人将其归入"实用音乐"。这类音乐大致可分为如下几种:

一、冥想音乐

西方国家出版的某些治疗音乐,着意营造类似东方的那种"天人合一""回归自然"的情境,如远离尘嚣的小屋,茂密的森林,宁静的海滨,美丽的花园等,引导人们进入冥想境界,求得心灵的宁静,达到缓解现代社会压力,增进身心健康的目的。

1.《东方的安宁》 这是由宝丽金公司出版发行的音乐磁带,由作曲家 Steven Halpern 创作。乐曲解说写道:该音乐是古老的亚洲写实风格,能放松心神,使听者超脱人间的世俗界，进入一种平静、安宁的内心世界，每次播放都会使人对东方宁静的大自然有新鲜的感受和体验。音乐带的A、B面各有五首乐曲，有的乐曲标题就能将人们带入冥想的境界，如“金色池塘的涟漪”“花园的早晨”“寺庙里的院墙”“恒河上的月光”等。

2.《冥想音乐》 这盘由Vanraj Bhatia作曲的音乐磁带，是用以帮助想象和沉思，并进而唤醒每个个体存在的巨大潜能的音乐。它以瑜伽冥想为基础，就像游走的思想不能静止，思绪纷纭……当雄健的音乐出现时，一切都静止了，安宁了，只有贯穿其中的每分钟60拍的与心跳、脉搏相一致的节律，为冥想营造了一种孤寂的意境，最后获得意识升华。该音乐带共分5曲，由音乐引导意识使身体平静，到感觉内收，集中注意力，运用思绪的力量进入冥想佳境。

3.《让紧张消失》 这是一盘带有指导语的音乐磁带，作者是Emmette Miller和Steven Halpern。录音带包括4种有效放松和缓解紧张的技术。A面，第一部分是肌肉紧张状态的放松；第二部分，消除自然发生的紧张，配合自动调节深呼吸，以达到解除紧张的目的。B面，第一部分是“一次海滨旅行”，用放松反应引导心理意象，形成视觉图像，仿佛经历一个真正的令人愉快的海滨旅行；第二部分是“精神和肉体的放松”，结合确定的图像和平静精神的方法，帮助轻松自在地集中注意力。

4.《红番的精神》 是由世界著名的治疗音乐大师，曾获“英国全年最佳治疗音乐家”荣誉的约翰·理查逊创作的两张CD片，以宇宙四大元素土、风、水、火为题，形成独特韵味的乐曲，为冥想音乐之首选。解说词写道：这是非常独特的音乐，有着深沉的节奏，即令人喜悦又鼓舞人心，是高品位的音乐，使人不能不感到它的美和迷人，音调能唤起人们的同情心。这美妙动人的音乐体验，使人终生难忘。

还有一些美国音像公司出版的CD片，如《宁静的山脉》《岩石、山、雨》等，都标有“放松”和“冥想”的字样，它们的共同特点是，每张60分钟左右的音乐通常只有一两支乐曲，音乐素材常不断重复，并加入自然声。

二、背景音乐

背景音乐是近年产生的一种实用音乐，它虽不同于治疗音乐，但也是按照人的生理、心理机制专门设计制作的。比较有影响的是美国缪扎克公司制作的背景音乐。这种音乐可以减轻紧张和疲劳情绪，提高工作效率。缪扎克公司制作的背景音乐采用的是被称为“刺激相继进行”的手法。音乐是这样制作的：用计算机对乐曲进行分类，每类5首，15分钟为一个单元。开始的音乐是慢速的，以弦乐为主，然后渐渐变为快速的流行音乐，播放15分钟后停止2分钟，再重复播放。播放过程中，后一个单元的刺激级比前一个单元高，依次进行到上午10点和下午3点达到高潮，使人们的精神周期性振作起来。该公司对这种背景音乐的效果进行了调查，对象是生产精密部件的工人，结果是可以提高生产力5%~30%。

背景音乐还可以增加超级市场的销售量。美国新奥尔良一所大学的销售教授罗纳德·米利曼在他的一项调查中发现，用徐缓的背景音乐可以使顾客放慢了脚步，从而使销售量比平时提高38%。此外，还有大量用于酒店、飞机里为旅客服务的背景音乐。

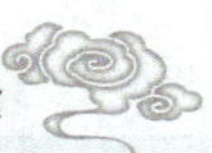

三、常用治疗音乐

（一）中国的治疗音乐

中国从20世纪80年代中期，马王堆疗养院录音室编辑了内部出版的《乐海医珍》以后，北京、上海等地的音像出版社也都出版了一些治疗音乐，其中大部分是选择现成乐曲特别是中国民间乐曲，根据不同功能进行组合编辑而成的。也有专门制作的音乐。出版比较多的是中华医学会音像出版社，主要有：《秋夜》《春芽》《假如》《月》《马车与眉毛》《今宵多珍重》《五行音乐带》《千里月》《情绪调衡音乐》《神经调节治疗音乐》《自我按摩治疗音乐》《音乐电疗》《梦之桥》《飞龙走虎》（镇痛篇）、《山水情》（舒心篇）、《碧海扬帆》（理筋篇）、《雄健的步伐保健音乐》《思恋》《鸟之歌》《秋水伊人》等等。上海市精神卫生中心音乐治疗室还研制出版了《消愁曲》，以优美音乐中配合指导语，用于治疗以焦虑和抑郁症状为主的病人，取得了满意的疗效。

（二）日本的系列治疗音乐

1.《心理发生系列》 由日本作曲家大野恭史制作的治疗音乐，名为《心理发生系列》。第一系列包括睡眠音乐和体力调节音乐，曲目有《振作精神》《小憩》《松弛》《晚安》；第二系列包括冥想、令你从睡意中清醒过来、心理和身体放松音乐，曲目有《日落时分》《海滨》《圣歌》《短小故事》《仙境》《往日时光》；第三系列包括集中精力、自信和催人奋进的音乐，曲目有《前奏曲》《希望之歌》《旋律》《太空计划》《巴赫主题变奏曲》；第四系列包括戒烟音乐和进餐音乐，曲目有《爱》《我渴望的欢乐》《纽约城市华尔兹》《记忆》《晚安》《我的爱》《爱的梦》。

2.《听药音乐系列》《听药》系列是一套10张的CD片，每辑针对的病证各有不同，分别是：对失眠的音乐疗法、提高视觉的音乐疗法、治疗头痛的音乐疗法、治疗高血压的音乐疗法、治疗肠胃的音乐疗法、给予刺激的音乐疗法、恢复活力的音乐疗法、稳定精神的音乐疗法、缓解应激反应的音乐疗法等。该系列的1~8张主要选择适当的现成乐曲，以西欧古典音乐为主，有些专辑提供了指导使用的方法；而9、10两张确是与前8张完全不同的乐曲，主要由日本作曲家天上升制作，有特定的功能，它不是古典音乐，而是在音乐疗法的理论基础之上，假定乐曲联想结构而进行的重新创作，是用音乐对人的情绪进行调整，从而使人达到身心与大自然融为一体的最佳境界。

3.《金字塔疗效音乐系列》 这一被称作“现代人的精神松弛剂”的系列音乐，是日本作曲家宫下富实夫创作的。宫下富实夫堪称日本疗效音乐第一人，他独自远涉拉丁美洲取材，在笼罩重重迷雾的阿兹特克金字塔遗迹中寻找神秘的波动旋律，结合太阳、月亮等大自然的印象完成制作。该音乐将人带入更深的冥想世界，解放紧张的精神与肉体，金字塔疗效音乐系列分为太阳篇和月亮篇。太阳篇标题为《金字塔的太阳》，由4首乐曲组成：《玛雅的故乡》《帕伦肯的祈祷》《捷豹神殿》《多伦布的黎明》；月亮篇标题为《金字塔的月亮》，由3首乐曲组成：《创造神》《太阳神》《月亮女神》。该CD在说明中写道：疗效音乐可以治疗现代人饱受各种压力摧残的心灵与肉体。若能专心地聆听这种音乐，便可以消除一天下来工作对身心造成的疲惫。听者只要每天坐在沙发上30分钟，以极度放松的状态，一边听音乐一边冥想，便一定会产生消除疲劳的效果。

（刘　奇）

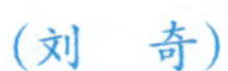

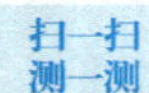

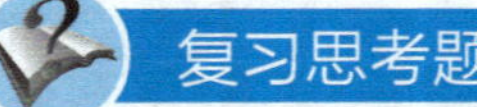

复习思考题

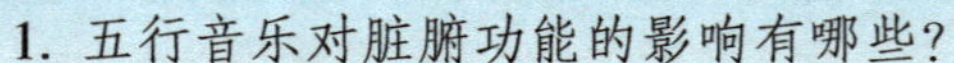

1. 五行音乐对脏腑功能的影响有哪些?
2. 常用的音乐美容保健方法有哪些?
3. 音乐的基本要素有哪些?

第六章

运动美容保健

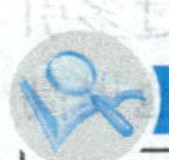
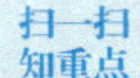

学习要点

运动的作用、原则、步骤；有氧运动的原理、特点；传统运动保健功法；现代运动保健项目。

第一节　运动知要

一、运动保健的作用

人体通过运动，可以有效改善各系统器官的功能，提高身体素质和基本活动能力，促进智能发展，培养良好的道德品质，提高心理素质及社会适应能力等。

（一）影响各器官系统的功能

1. 对运动系统的影响　人体长期坚持体育运动，可以使新陈代谢加强，骨的血液供给得到改善，骨的生长发育、形态结构和功能都会发生良好变化，如骨质坚固，骨径增宽，骨小梁的排列更加整齐而有规律；可以使关节软骨增厚，肌腱和韧带增粗，伸展性增加，关节囊分泌滑液的功能增强，从而使关节的稳固性、灵活性、伸展性、柔韧性得到提高，关节的活动范围大，承受能力和运动能力增强，减少伤害事故的发生；可以使肌纤维增粗，体积增大，脂肪减少，毛细血管增多，改善供血，有利于肌肉收缩，增长力量。

2. 对心血管系统的影响

（1）对心脏的影响：经常参加运动，可以使心肌收缩蛋白和肌红蛋白的含量增加；心肌中的毛细血管大量新生，供血量增加；心肌纤维变粗，心壁增厚，形成运动性心脏肥大，心脏收缩搏动有力；心脏的容积量增大，每搏和每分输出量增加，从而产生心搏徐缓和功能旺盛的良性变化。

（2）对血管的影响：运动可以使动脉管壁的中膜增厚，平滑肌细胞和弹性纤维增加；冠状动脉口径增粗和心肌毛细血管的数量增加；静脉血管回流血液的功能提高。从而使身体整个血管系统结构改善，功能提高，弹性好，各种心血管疾病减少。

3. 对呼吸系统的影响　运动能使呼吸肌的收缩能力增强，胸廓扩展与内收的幅度变大，膈肌的收缩与放松能力提高，呼吸加深，肺活量明显增大；增加肺泡的弹性，气体交换与贮存氧气的能力增强；改善呼吸系统的调节功能，特别在安静时，呼吸频率调至低限度，即 8~12 次 /min（而一般人在 12~18 次 /min），使呼吸用力省，效率高；提高对缺氧的耐受力，在缺氧环境中反应轻，适应快。

4. 对消化系统的影响　运动时膈肌和腹肌的大幅度运动，能使胃肠道的蠕动加强，血液循环得到改善，并对胃肠起到按摩的作用，使消化功能得到加强，营养物质的吸收更顺利；此外，运动后营养物质大量补充，食欲旺盛，消化腺分泌增多，从而促进消化腺的分泌及消化吸收功能。

5. 对神经系统的影响　运动可以增加神经传递介质，提高神经传导速度，加快条件反射的速度与灵活性，完成各种动作快而准；提高神经传导过程的强度，使大脑皮质兴奋性高，注意力集中；使神经传导过程的兴奋性与抑制性更加均衡，中枢的协调功能加强，可以承受较大精神压力，有效地预防各种神经性疾病；消除因用脑过多引起的疲劳，调节人体紧张情绪和精神疲劳；改善大脑和中枢的能量供给，有效地提高神经系统的功能，促进思维与智力的发展。

6. 对内分泌、泌尿、生殖、淋巴等系统的影响　实验发现运动对人体的各种腺体结构和功能可以产生良好的影响。身体运动层次越高，肾上腺皮质的体积越大，功能越强，特别是对冷热的适应能力和抵御外邪能力强于一般人；青少年参加体育运动可促使脑垂体分泌生长素，促进身体生长发育；体育锻炼还能促进胰岛的分泌功能，维持人体正常血糖平衡。

运动可加强肾的滤过和尿生成功能，提高输尿管、膀胱和尿道等器官肌肉弹性和排泄功能，因此经常运动的人，很少患有泌尿系统疾病。

运动可促进生殖器官肌肉的弹性与力量；提高遗传因子的生命力，促进排出精子与卵子的功能，健全精子与卵子的质量；提高分娩能力。

运动使淋巴管的弹性提高、体积增大，产生和贮存淋巴液的功能增强；淋巴液质量更高，吞噬细菌、异物及预防免疫功能更强。这就是坚持身体锻炼不易受疾病感染的重要原因之一。

（二）促进心理功能发展

1. 培养民族自尊心和社会情感　体育属于一种社会文化现象，能提高民族自尊、民族气节和社会情感，这能在很大的程度上消除各种消极心理，如忧愁、苦闷、悲观、失望和伤感等，继而产生积极的工作与生活态度。

2. 培养良好的意志品质　人体运动实际上是一个不断克服困难、磨练意志品质的过程。通过艰苦的锻炼，增强克服困难的信心和勇气，从而成为生活的强者。体育锻炼和竞赛中形成的拼搏精神，可以渗透到学习、工作与生活等各个领域中去。体育运动中的竞争性，可以有效地激发人们不断进取和获得胜利的欲望，从而造就现代人的积极心理品质。

3. 培养良好的个性特征　由于经济水平的快速发展，身体运动已成为满足人们精神生活需要的有效手段，而运动的效应增强了体质，促进了健康，发展了智能，调节了人的学习、竞争、审美、探索、尊重、贡献等精神上的需要，长期坚持会使人乐观开朗，心胸宽阔，无忧无虑，从而进一步完善人的个性。

4. 培养正确的行为规范　身体锻炼和竞赛要依照一定的原则和规则进行，否则就要受到规则的处罚。就是因为这种强大的内、外部压力，要求参加运动者的行为举

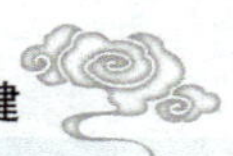

止要规范。这种行为规范只有在长期的锻炼与竞赛活动中才能得到培养,使人善于控制自我、增强法规观念,最终对个人和社会都有益处。

5. 发展注意品质 身体锻炼与竞赛,是在身体活动、技术操作和大脑思维等密切配合下才能进行的,对人体注意品质要求很高。经常参加身体锻炼者,对事物的反应更迅速、更准确、更清晰,抗干扰能力增强。这种注意品质的发展,对于学习、工作和生活以及遗传都具有重要意义。

6. 扩大活动空间,改善人际交往 体育活动的场所提供了人际交往的环境。人们可以相互切磋技艺和交流体会,消除彼此的陌生感,培养沟通、交往能力,增加亲和力,感受人生的快乐。

7. 充实生活,调节情趣 体育活动内容丰富、形式随便、趣味盎然且具有健康长寿的积极意义,故而可以体验到更多的快乐感、竞争感、成功感和被注目感,从而起到心理学上所指的"不良情绪的遗忘或转移作用",对调节人的不良心态,丰富业余生活有着积极的作用。

二、运动保健的原则

运动保健之所以能健身、治病、益寿延年,是因为它有一套较为系统的理论、原则和方法,注重和强调机体内外的协调统一,和谐适度。从锻炼角度归纳起来,有以下几个原则:

(一) 循序渐进,持之以恒原则

循序渐进原则是指在身体运动过程中,运动负荷由小到大,运动形式、内容、方法要由简到繁,由易到难。循序渐进原则在锻炼实践中表现在两个方面,一方面是运动负荷必须由小到大,即人体从静止状态进入激烈的身体运动,必须有一个逐步适应的过程,这是由人体生理惰性,特别是内脏器官的惰性所决定的,如果运动之前缺乏适应过程,就会很容易在运动中造成伤病;另一方面就是人体运动要由简到繁,由易到难。

持之以恒原则是指根据身体运动的近期和远期目标,有计划、系统、持续不断地参加身体运动。人的身体各器官系统的结构与功能的变化是一个逐步提高和完善的过程,只有经常坚持身体运动,体质才能增强,功能才能提高。例如肌肉力量练习,每周练习 1 次只能保持原有力量,每周两次练习可以增长力量,如果停止一周或两周练习 1 次,肌肉力量会相对减弱。由此可见,身体运动必须持之以恒,才能收到良好的健身效果。

(二) 动静结合,合理负荷原则

运动时,一切顺其自然,进行自然调息、调心,神态从容,摒弃杂念,神形兼顾,内外俱练,动于外而静于内,动主练形,静主养神,动静结合,静中触动。应合理安排运动量,运动量过小,达不到锻炼的目的,不用动员内脏器官的潜力就可以轻而易举地担负下来,这样就达不到提高内脏器官功能的目的,因而锻炼的效果甚微;相反运动量过大,会超过人体生理负荷的极限,不仅达不到增强体质的目的,还会危害健康,并对学习或工作造成影响。

为了使人控制在最适宜的运动负荷下进行身体运动,必须经常对锻炼者的运动负荷进行科学的评估。最简便易行的评估方法就是一般感觉评估法。运动后精神饱满，心情愉快，全身无不适感觉，能坚持长时间的工作与学习，并且效率高，说明运动负荷很合适，为感觉良好；运动后身体功能和精神状况没有产生明显的变化，说明运动负荷还没有达到最适宜的状态，为感觉一般；运动后出现精神萎靡不振，四肢无力，心情烦躁，严重者有头昏头痛，食欲不振，恶心呕吐，心慌气喘，失眠多梦等，说明运动负荷不适合，为感觉不良，必须尽快调整。另外还应以运动者的呼吸、心率、脉搏、氧气消耗量等作为一些客观指标。

（三）三因制宜原则

运动保健要遵循因人、因时、因地制宜的原则，不可一概而论。因人而异指根据不同的年龄、性别、身体条件、生活水平、学习与工作特点以及原有的运动基础等，在选择运动时间、内容、方法和运动负荷等方面进行区别对待。人与人之间在形态、结构和功能上是存在差别的，必须根据自己的实际情况，制定自己的特殊锻炼计划，并且在运动中不断地改进和变化。

运动保健的最佳时间是晚饭后 1 小时，此时热量消耗量最大，运动效果最好。如在饭前锻炼，至少要休息 30 分钟才能用餐。为了避免锻炼后过度兴奋而影响入睡，应该在临睡前 2 小时左右结束锻炼。从四季的锻炼时间选择来看，春夏秋三季可以早起锻炼，而冬天不要早起锻炼，可在太阳出来后锻炼，也可改为下午 16:00~17:00 锻炼，尤其是北方寒冷的地区，应格外注意冬天要避开清晨，不要过早锻炼。

就运动场地的选择而已，运动保健只要环境清净，干扰较少即可，并不需要特定的场所，因此在公园、广场、空地、走廊均可，当然到室外林木繁茂，空气新鲜的地方更为理想。

（四）多样化原则

多样化原则是指通过多种运动形式、内容、方法和手段，对人体各组织、器官、系统和心理产生全面的良性影响，使人得到全面协调的发展，消除薄弱环节。人体是一个有机的整体，各组织、器官、系统之间相互联系、相互制约，身体运动的主要目的是促进整体的和谐发展，提高整体的健康水平，如果只考虑局部的身体发展，则会造成畸形发展。因此，在全面锻炼身体的时候，必须多种的运动形式、内容、手段和方法相结合。

三、运动保健的步骤

（一）热身运动

在开始运动前要先做一段轻松的活动以增加肌肉血液循环、提高心率，达到热身的目的。正确的热身运动可以防止或减少肌肉紧张、酸痛和拉伤；同时使身体和肌肉温度升高，伸展柔韧性较强的骨胶质组织，提高运动中的体能。热身运动所需时间应因人而异，并且随着年龄的增加而增加。一般需要做 6~10 分钟。热身运动完成之后与其他运动开始之前的间隔时间不应超过 10 分钟。

（二）伸展运动

伸展运动一般要做 4~7 分钟。随着年龄增大，时间应该逐渐延长。伸展运动可以增加身体的柔韧性。柔韧性是衡量身体强壮水平的一个重要指标。良好的柔韧性可以使关节大范围的运动，防止韧带和其他骨胶质紧张和撕裂。

正确的伸展运动方法应是放松，伸展，持续静止，力量集中于肌肉。每一个伸展

动作尽量保持10~16秒,这就是静态伸展。它可以使某个关节在某一点保持不动,而在这个点附近的肌肉和组织最大可能的拉长。如果经常进行静态伸展运动,受伤风险可以降低很多。

知识链接

局部运动方法

1. 全身舒展运动　身体直立,双腿分开比肩稍宽,两手手指交叉。先掌心向下,伸直双臂,将掌心朝下压,维持20秒;然后将双臂举至头顶,变掌心向上,朝上伸展双臂,维持20秒。

2. 上臂拉伸运动　双臂上举,手心相对,然后以肘部为中心弯曲。首先右手手掌扶住左手肘部,往右方拉伸,维持20秒;然后换左手手掌扶住右手肘部,往左方拉伸,同样维持20秒。

3. 体侧伸展运动　右手叉腰,左手向上伸,然后身体向右侧弯曲,维持20秒后换另一侧。

4. 胸肩扩展运动　双腿分开,上身向下倾至水平,双臂向后抬举至背上方,两手指交叉,掌心向下,用力向后伸展,维持30秒。

5. 腿部拉伸运动　双腿分开,上身下倾至水平,左手从背后绕过扶住右侧腰部,右手顺着左腿往下压,维持20秒,然后换另一侧。

(三)主运动

应用REPS原则制定主运动方案,REPS原则由四个因素构成:重复性(R),即每周锻炼次数;运动量(E),即每次运动的密度和强度;持续时间(P),即每次锻炼的时间;运动项目(S),即选择适合自己的运动项目。

(四)放松运动

与锻炼前所做的热身运动一样,每次锻炼后也必须做放松运动。放松运动可以使身体循环和其他功能恢复到运动前的水平,持续的降低心率,有助于防止向身体末梢注入过剩的血液,减轻肌肉酸痛,促进机体迅速排泄出新陈代谢的废物。健身自行车或放松式慢步是最好的放松运动,直到呼吸恢复正常,心率降至100次/min以下。

四、运动保健的注意事项

1. 认识自身体能和健康状况　这有助于选择适合自己的运动项目和运动方法,进行科学而合理的锻炼,否则,体育锻炼不仅无益,还可能造成生命危险。

2. 设置合适的锻炼目标　设置锻炼目标的关键在于以下几方面:①设置可以达到的目标;②设置短期和长期目标;③设置目标应该是可测量的;④设置达到目标的具体日期;⑤写下锻炼目标,并且放在每天可以看到的地方;⑥实现一个目标之后,要设置另一个可达到的目标;⑦完成每一个目标之后应奖赏自己。

3. 选择合适的锻炼项目　正确选择能实现锻炼目标的活动项目也有助于强化锻炼的动机。如果要增强耐力,则应该选择慢跑或游泳等项目;如果要减轻体重,就要选择能消耗热量的活动等。另外,要尽可能选择适合自己兴趣和风格的锻炼项目,这样更容易坚持到底。

4. 培养科学的运动卫生习惯　运动前1小时内不应进食,因为运动引起交感神经高度兴奋，不但妨碍消化，而且会造成肠胃负担太重，不利于运动能力的发挥。过度饥饿、睡眠不足或情绪低落时应该暂停运动，或只做轻微的体育锻炼。运动中不宜大量饮水，因为水分过多渗入血液，不仅会增加心脏和肾的负担，还会使胃部膨胀妨碍膈肌活动而影响呼吸。如果天气过热，排汗太多，可临时用湿毛巾擦汗降温，并补充少许淡盐水。在寒冷的天气跑步，应尽量采用鼻呼吸，以避免冷空气直接刺激咽喉，或使尘埃进入呼吸道。运动后同样不应大量饮水，特别在排汗较多、体内盐分浓度降低的情况下，如果立即大量饮水，会因继续排汗使盐分损失，乃至产生脱水和头晕目眩等不良反应。

五、有氧运动

(一) 有氧运动的作用原理

有氧运动是指不超过有氧代谢域值，为增进最大吸氧量，提高氧运输功能而采取的锻炼方法。由于这种锻炼呼吸效应能完全满足运动对氧气的需要，在消耗大量氧气的同时又不负氧债，因而可以通过加强新陈代谢，提高心肺器官的适应能力，以及增强肌肉的血液供应和氧消耗量，最终达到促进健康与体力的目的。

人体运动是需要能量的，如果能量来自细胞内的有氧代谢(氧化反应)，就是有氧运动；但若能量来自无氧酵解，就是无氧运动。有氧运动时葡萄糖代谢后生成水和二氧化碳，可以很容易的通过呼吸被排出体外，对人体无害。然而在无氧酵解时葡萄糖代谢后产生的大量丙酮酸、乳酸等中间代谢产物，不能通过呼吸排出。这些酸性产物堆积在细胞和血液中，就成了“疲劳毒素”，会使人感到疲乏无力、肌肉酸痛，还会出现呼吸、心跳加快和心律失常，严重时会出现酸中毒和增加肝肾负担。所以无氧运动后，人总会疲惫不堪，肌肉疼痛要持续几天才能消失。

人体预存的 ATP 能量只能维持 15 秒，跑完 100m 后就全部用完。跑 200m 或 400m，是利用血糖无氧分解提供能量，故运动后肌肉里累积大量乳酸。这类运动所需的血糖由淀粉提供，不用分解脂肪，对减肥无益。

血糖无氧分解所提供的能量，只能维持 40 秒，跑完 400m 后就全部用完。跑 800m 时，后面的 400m，必须由血糖、血脂肪酸和血氨基酸在有氧状态下，合成新的热能物质 ATP 来提供能量，而血糖由淀粉分解后供应，血脂肪酸由脂肪分解后供应，血氨基酸由蛋白质分解后供应，这后段的运动就是有氧运动，运动持续越久分解脂肪就越多。

有氧运动还是一种有助于增强心肺功能、改善机体代谢、调节情绪、增强抗病能力的运动。在当今信息时代，非体力劳动者数量日益增多，随之而来的是缺乏体力劳动或运动的有关疾病的日益增多，目前这类疾病称为现代文明病或运动不足综合征，如肥胖、高血压、高血脂、糖尿病、骨质疏松症等，而有氧运动对预防这类疾病的发生起着重要的作用。

课堂互动

讨论：有氧运动对人体美容的作用。

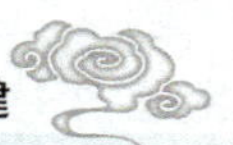

(二) 有氧运动负荷

有氧运动负荷一般由以下 3 个因素决定:

1. 运动强度　一般是以最高心率的 60%~70% 作为运动中的目标心率。因为达到这个心率范围,心搏出量可以达到最大值,对锻炼心脏最好。

2. 运动时间　运动时间可以从 10 分钟开始,逐步延长到 30~40 分钟,这样可以显著提高心肺功能和改善体内代谢。

运动强度和运动时间要互相配合,即运动强度较大,则持续时间较短;而运动强度较低,则运动持续时间要长些。

3. 运动次数　一般每周锻炼 3~5 次,但不能少于 3 次,因为 1 周少于 3 次的运动锻炼方法对最大吸氧量的提高作用不明显。如果身体条件好,坚持每天锻炼 1 次效果更好。

第二节　常见的运动保健项目

一、传统运动保健功法

传统运动养生功法种类繁多,其流派纷呈、特色各异,现择其精要,简单介绍几种代表性功法,及近年来在社会上流传较广、影响较大、健身效果较好的养生功法。

(一) 八段锦

八段锦是从宋代流传至今,已有上千年历史的一种以肢体运动为主的导引术。

1. 功法特点

(1) 脏腑分纲,经络协调:八段锦依据中医藏象理论及经络理论,以脏腑经络的生理、病理特点来安排导引动作。在八组动作中,每一组既有其明确的侧重点,又注重每组间功能效应呼应协调,从而全面调整脏腑功能及人体的整体生命活动状态。

(2) 神为主宰,形气神合:八段锦通过动作导引,注重以意识对形体的调控,将意识贯注到形体动作之中,使神与形相合;由于意识的调控和形体的导引,促使真气在体内的运行,达到神注形中,气随形动的境界。

(3) 对称和谐,动静相兼:八段锦每式动作及动作之间,表现出对称和谐的特点,形体动作在意识的导引下,轻灵活泼,节节相贯,舒适自然,体现出内实精神,外示安逸,虚实相生,刚柔相济的神韵。

2. 练功要领

(1) 动静自然,形息相随:八段锦的锻炼,一方面要求精神形体放松,心平方能气和,形松意充则气畅达。另一方面,要求形体、呼吸、意念要自然协调。形体自然,动作和于法度;呼吸自然,形息相随,要勿忘勿助,不强吸硬呼;意念自然,要似收非守,绵绵若存,形气神和谐一体。

(2) 动作准确,圆活连贯:八段锦动作安排和谐有序,在锻炼过程中首先要对动作的线路、姿势、虚实、松紧等分辨清楚,做到姿势端正,方法准确。经过一段时间的习练力求动作准确熟练、连贯,动作的虚实变化和姿势的转换衔接,无停顿断续,如行云流水,连绵不断。逐步做到动作、呼吸、意念的有机结合,使意息相随,达到形气神三位一体的境界和状态。

(二) 易筋经

易筋经是我国传统的养生保健功法之一，相传为印度达摩和尚所创，宋元以前仅流传于少林寺僧众之中，自明清以来才日益流行于民间，且演变为数个流派。

1. 功法特点

(1) 抻筋拔骨，形气并练：古本《易筋经》中记载："筋，人身之筋络也，骨节之外，肌肉之内，四肢百骸，无处非筋，无处非络，联络周身，通行血脉，而为精神之外辅……是故练筋必须练膜，练膜必须练气。"因此，易筋经功法从练形入手，以神为主宰，形气并练，通过形体动作的牵引伸展、抻筋拔骨来锻炼筋骨、筋膜，以畅通十二经络与奇经八脉之气机，进而调节脏腑功能。

(2) 疏通夹脊，刺激背俞：本功法有较多的身体俯仰、侧弯及旋转动作，可通过脊柱的旋转屈伸运动以刺激背部的腧穴，和畅任督脉，调节脏腑功能，达到健身防病、益寿延年之目的。

(3) 舒展大方，协调美观：本功法的动作，不论是上肢、下肢还是躯干，其动作的屈伸、外旋内收、扭转身体等都要求舒展大方，上下肢与躯体之间，肢体与肢体之间的左右上下，以及肢体左右的对称协调，彼此相随，密切配合，呈现出动作舒展连贯、柔畅协调的神。而且整套动作速度均匀和缓，动作刚柔相济，用力轻盈圆柔，不使蛮力，不僵硬。其目的就是通过"抻筋拔骨"，牵动经筋、经络，进而调节脏腑功能，畅通气血，达到强身健体的目的。

2. 练功要领

(1) 神注桩中，形神合一：本功法的习练，要求精神放松，意识平和。通过动作变化引导气的运行，做到神注桩中，意气相随。运用意念时，不刻意意守某一部位，而是要求将意识贯注到动作之中，并注意用意要轻，似有似无，切忌刻意、执着。

(2) 自然呼吸，动息相随：习练本功法时，要注意把握动作和呼吸始终保持柔和协调，不要刻意执着于呼吸的深绵细长。练功呼吸时，要求自然流畅，不喘不滞，这样更有利于身心放松、心气平和。

(3) 虚实相间，刚柔相济：习练本功法时，要注意动作刚与柔、虚与实相协调配合。因为用力过"刚"，会出现拙力、僵力，以致于影响气血的流通和运行；动作过"柔"，则会出现松懈、空乏，不能起到引动气机，抻筋拔骨的作用。

(三) 太极拳

太极拳是最具特色的传统运动养生功法之一，是中华传统文化的形体语言，其历史源远流长。

1. 功法特点

(1) 势正招圆，阴阳相济：太极拳的形体动作以圆为本，一招一式均由各种圆弧动作组成。拳路的一招一式又构成了太极图形。并且其势端正，不散漫，不蜷缩，不歪斜。故从其外形上看，太极拳动作圆满舒展，不拘不僵，招招相连，连绵不断，整套动作要一气呵成。

(2) 神注桩中，意随桩动：太极拳的锻炼要求手、眼、身、法、步动作协调。注重心静意导，形神兼备。其拳形为"太极"，拳意亦在"太极"，以太极之动而生阳，静而生阴，激发人体自身的阴阳气血，以意领气，运于周身，如环无端，周而复始。

(3) 呼吸均匀，舒展柔和：太极拳要求呼吸匀、细、长、缓，并以呼吸配合动作，导引气机的开合出入。一般而言，吸气时动作为引、蓄、化、合，呼气时动作为开、发、拿、打。而动作宜平稳舒展，柔和不僵。待拳势动作娴熟后，逐渐过渡到拳势呼吸，即逆腹式呼吸；吸气时横膈肌收缩，下腹部因腹肌收缩而被拉向腰椎，同时上腹部因横膈肌收缩下挤以及肋间肌和腹肌上部的放松而隆出，肛门、会阴部微收；呼气时，横膈肌松弛，腹肌上段收缩、下段松弛，下腹部隆出，肛门、会阴部紧缩上顶，待呼气尽再行咽津，并使全身放松。

2. 练功要领

(1) 心静神宁，神形相合：太极拳的练习，首先要排除各种思想杂念，保持心神的宁静，将意识关注到练功活动当中。神为主帅，身为驱使，刻刻留意，一动无有不动，一静无有不静，身动于外，气行于内，以意行气，以气运身，意到气到，周身节节贯串。

(2) 松静圆润，呼吸自然：太极拳的身法要求全身自然放松，虚灵顶劲，气沉丹田，含胸拔背，沉肩坠肘。习练太极拳要求肌肤骨节，处处开张。不先不后，迎送相当，前后左右，上下四旁，转接灵敏，缓急相将，逐渐达到行气如九曲珠无处不到，运劲如百炼钢何坚不摧。初学者要求呼吸自然，待动作娴熟后逐步采用逆腹式呼吸。

(3) 以腰为轴，全身协调：腰是各种动作的中轴，太极拳要求的立身中正，上下相随，前后相需，左右相顾，上欲动而下随之，下欲动而上领之，中部动而上下应之等必须以腰部为轴，方能带动全身，上下前后左右协调一致，浑然一体，这是练好太极拳的关键所在。

(4) 步法灵活，虚实分明：练习太极拳要注意动作圆融，步法灵活，运劲如抽丝，蓄劲如张弓，迈步如猫行。运动时要分清虚实，随着重心的转移，两足要交替支撑重心，以保持全身的平衡。

(四) 五禽戏

五禽戏是古代传统导引养生功法的代表之一，具有悠久的历史。它是通过模仿五种动物——虎、鹿、熊、猿、鸟的动作而编创成的导引功法。

1. 功法特点

(1) 模仿五禽，形神兼备：五禽戏模仿动物的形态动作，以动为主，通过形体动作的导引，引动气机的升降开合。外在动作既要模仿虎之威猛、鹿之安适、熊之沉稳、鸟之轻捷、猿之灵巧，还要求内在的神意兼具"五禽"之神韵，意气相随，内外合一。如"熊运"，外在形体动作为两手在腹部划弧，腰、腹部同步摇晃，以其单纯憨态，意守形气，使丹田内气也随之运使，而使形神兼备。

(2) 活动全面，大小兼顾：五禽戏动作体现了身体躯干的全方位运动，包括前俯、后仰、侧屈、拧转、开合、缩放等不同的姿势，能对颈椎、胸椎、腰椎等部位进行有效的锻炼，并且牵拉了背部督脉及膀胱经，刺激了背部腧穴。同时功法还特别注重手指、脚趾等小关节的运动，通过活动十二经络的末端，以畅通经络气血。

(3) 动静结合，练养相兼：五禽戏虽以动功为主，舒展形体、活动筋骨、畅通经络，但同时在功法的起势和收势，以及每一戏结束后，配以短暂的静功站桩，以诱导练功者进入相对平稳的状态和"五禽" 的意境当中，以此来调整气息、宁静心神。

2. 练功要领

(1) 动作到位，气息相随：练习五禽戏要根据动作的名称含义，做出与之相适应的动作造型，并尽量使动作到位，合乎规位，努力做到"演虎像虎"，"学熊像熊"。尤其要注意动作的起落、高低、轻重、缓急，做到动作灵活柔和，连贯流畅。并且注意呼吸和动作的协调配合，遵循起吸落呼，开吸合呼，先吸后呼，蓄吸发呼的原则。

(2) 以理作意，展现神韵：练习五禽戏时，要注意揣摩虎、鹿、熊、猿、鸟的习性和神态。通过以理作意，即意想“五禽”之神态，进入“五禽”的意境之中。如练习虎戏时，意想自己是深山中的猛虎，伸展肢体，抓捕食物，有威猛之气势；练鹿戏时，要意想自己是原野上的梅花鹿，众鹿抵戏，伸足迈步，轻捷舒展；练熊戏时，要意想自己是山林中的黑熊，转腰运腹，步履沉稳，憨态可掬；练猿戏时，要意想自己置身于山野灵猴之中，轻松活泼、机灵敏捷；练鸟戏时，要意想自己是湖边仙鹤，轻盈潇洒，展翅翱翔。

二、现代运动保健项目

(一) 健身走

走步与健身有着密切关系。从现代科学的角度来看，走步时脚底反射区不断与地面机械接触而刺激相应穴位，使相应脏腑器官代谢加快，从而起到健身的作用。常见的健身走方式有：

1. 散步　散步是一种最为流行的健身方法，它的特点是轻快自然，随心所欲，运动量的大小可以通过步速进行调节。路程要因人而异，体力、身体状况、习惯等都是应考虑的因素。如果具有一定的锻炼基础，可以计算目标心率，对运动强度加以监控。

2. 赤脚走　光脚走路锻炼，使足底筋膜、韧带、穴位及神经末梢与地面上的砂土、草地以及不平整的大小鹅卵石铺成的路面接触，足底敏感区域不断受到刺激，这些刺激信号传入相应的内脏器官及大脑皮质，将会调节身体各部分的功能，达到强身、保健、防病和辅助治疗的效果。

3. 快步走　快步走是一种步幅适中、步频较快、运动量稍大的走法，通常每分钟走150~200m。它适合于有一定锻炼基础的人。

4. 倒步走　倒步走即倒退着走路。据有关研究表明，倒步走比正步走的耗氧量高31%，心率快15%，而且可增强大腿后肌群和腰背部肌群的力量，有利于提高人体灵活性和协调性等。

以上仅是健身走的几种常见方法，具体如何选择，要根据自身情况及周边环境而定，总的原则是因人、因时、因地制宜，并要坚持不懈。

(二) 健身跑

据科学研究表明，经常进行健身跑锻炼，可以有效地增强心血管系统、呼吸系统、消化系统、神经系统的功能，可以抵御疾病或延缓衰老，使人延年益寿。所以，健身跑是大众最为喜爱的运动项目。常见的健身跑的方式有：

1. 小步跑　可以提高关节灵活性、柔韧性和动作的频率，对改进跑的速度和技术有很大的帮助。

2. 侧向交叉步跑　这种跑步方式既可以解除其他跑步方式的疲劳，又可增加跑步的趣味性，还可以使全身肌肉关节得到很好的锻炼，增加机体的灵活性、敏捷性、协调性及平衡能力。

3. 高抬腿跑　可以增强腿部肌群的力量，提高关节的灵活性、柔韧性和动作的频率，对提高跑步成绩有很大帮助。

4. 变速跑　不仅对一般耐力发展有好处，而且也能提高机体的速度耐力素质，对

提高人体功能大有益处。

（三）游泳

21世纪，游泳是最受人们喜爱的体育健身项目之一。游泳能够充分地利用自然条件，即日光、空气和水进行“三浴”锻炼，促进身体全面发展，并且运动量可大可小，无论男女老少、体力强弱，甚至某些慢性病患者都适宜参加这项体育活动，从中得到锻炼或治疗。

游泳时，所有的肌肉群和内脏器官都协调而有节奏地参与活动，能有效地促进身体全面、均匀、协调地发展，并能使肌肉发达、富有弹性；呼吸肌在游泳过程中要不断地克服水的压力，长期锻炼就会增强呼吸器官的功能，加大肺活量；水温的刺激和压力对心脏、血管系统也提出了更高的要求，长期游泳的人，心肌发达，心脏收缩能力强，大大提高了心脏的工作效率；游泳运动比陆上运动消耗的热量大得多，所以，它还是减肥效果最佳的运动；游泳时，皮肤血管的收缩扩张能力和中枢神经系统对体温的调节功能会大大增强，从而提高机体对气温骤变的适应性。

（四）广场舞

广场舞是舞蹈艺术中规模最庞大的一种，因多在广场聚集而得名，融自娱性与表演性为一体，以集体舞为主要表演形式，以娱乐身心为主要目的，如佳木斯快乐舞步、坝坝舞、水兵舞等。广场舞是居民自发地以健身为目的在广场、院坝等开敞空间上进行的富有韵律的舞蹈，通常伴有高分贝、节奏感强的音乐伴奏。广场舞在公共场所由群众自发组织，参与者多为中老年人，其中又以女性居多。广场舞是人民群众创造的舞蹈，因为民族、地域、群体的不同而有多种不同的形式，是人们普遍参与的健身舞，舞蹈元素多种多样，包括民族舞、现代舞、街舞、拉丁舞等等。

（五）健身器械

全民健身路径是国家体育总局实施“全民健身工程”的具体举措，属于公益性质。目前，很多公共场所都修建了健身路径，无需花费即可就近进行趣味性的健身锻炼，呼吸着户外清新的空气，享受着运动带来的快乐，从而使心情愉悦，视野宽阔，交往更加广泛。全民健身路径具有科学合理、简单易学、趣味多样、安全实用的特点。

1. 单杠

(1) 单杠翻身上：从直臂悬垂开始，然后屈臂引体，同时收腹举腿，接着两腿向后上方用力伸，翻上成支撑。年轻人一般做5~10次。主要增强上肢及腰腹肌力量。

(2) 引体向上：锻炼者双手正握单杠，握距略比肩宽，身体自然悬垂。两臂用力屈肘带动身体上引，一直到下额高于单杠上缘为止，然后还原成下垂姿势，如此反复多次。若身材较高可屈小腿，以使身体离地；拉起时尽可能下肢不要摆荡。每组可做10次左右，做2~3组。主要增强上肢力量。

(3) 悬垂举腿：两手握单杠成悬垂，收腹举腿。年轻人一般为10~25次。主要增强腰腹肌力量。

2. 双杠

(1) 支撑前进：跳上成双手支撑，两臂依次前进，到杠端之后跳下。年轻人一般做2~8趟。主要发展上肢的支撑力量。

(2) 臂屈伸：由支撑开始，两臂同时弯曲，再伸直。年轻人一般做8~12次。主要发展上肢力量。

(3) 支撑前摆越杠下:支撑前摆到身体高于杠面,推手向一侧跳下。年轻人一般做 3~8 次。主要发展上肢力量和协调性。

3. 压腿架 锻炼者站立在器械前,将一腿放在架上,以踝关节支撑。分为正、侧、后压腿。支撑腿脚尖向前,称为正压腿,以伸展人体后群的肌肉和韧带为主;支撑腿脚尖横向,称为侧压腿,以伸展人体侧面的肌肉和韧带为主;如果背对压腿架,一脚反扣在压腿架上,一脚支撑,手叉腰下蹲,称为后压腿。年轻人一般做 8~15 分钟。主要是为了提高锻炼者下肢的柔韧性,扩展关节的活动范围,使僵硬紧绷的肌肉,尤其是人体腰背肌、大腿后群肌肉得到舒展。

4. 腹肌架 锻炼者背对器械,双肘撑在撑臂环上,双手紧握扶手,后背紧靠在腹肌架的靠背上。依靠腹肌力量,两腿同时上举,与身体约成 90° 角,保持该姿势 10 秒左右放下,如此反复进行。每组 6~8 次,练习 8~12 组。可用于发展腹肌力量,但通过一些变化,也可用于发展人体其他部位的肌肉力量。

5. 肋木架

(1) 悬垂摆腿:双手握住最高横杆,背靠肋木成悬垂姿势,右腿向前举到水平放下,再向一侧举腿。换腿进行重复练习。年轻人一般做 10~20 次。主要发展上肢力量、下肢和髋关节的灵活性以及全身协调能力。

(2) 蹬、拉练习:双脚蹬住最低一根横杆,双手抓紧中间横杆,双手依次逐根横杆向下移动。年轻人一般做 3~8 次。主要发展下肢和腰背肌的柔韧性,以及全身协调能力。

(3) 扶肋木蹲起:面对肋木双手扶横杆,两脚与肩同宽,反复进行蹲、起练习。年轻人一般做 18~30 次。主要发展下肢和腰腹肌的力量,以及全身协调能力。

(4) 攀越肋木架:手脚同时用力,从肋木的一侧翻过肋木架的另一侧。年轻人一般做 2~6 次。主要发展上肢、下肢和腰腹肌的力量以及全身协调能力。

(5) 扶肋木左右转髋:面对肋木站立,双手扶横杆,两脚分开大于肩宽,练习时髋关节用力左右转动,右转时右脚跟着地支撑,左脚脚尖着地支撑,左转反之。年轻人一般做 25~50 次。主要发展下肢和髋关节的灵活性和力量,以及全身协调能力。

(6) 扶肋木摆腿:侧向肋木架,单手扶肋木摆腿。年轻人左右腿一般各做 25~50 次。主要发展下肢的柔韧性和肌肉弹性以及全身协调能力。

(7) 靠肋木倒立:双臂支撑在离肋木大约 30cm 处的地面上,两脚前后支撑地面,然后低头,同时脚迅速蹬地,腿上摆靠上肋木。年轻人一般倒立 1 分钟以上。主要发展上肢支撑、下肢和腹肌的力量以及全身协调能力。

6. 太空漫步机

(1) 单练下肢:站立在脚踏板上,两手抓住扶杆,迈步行走。要求人体保持自然站立姿势,两腿迈开约 60° 角。

(2) 上下肢并练:双手握把手,两脚分别踏在左右两个踏板,人体自然站立。两手前后拉动配合两脚前后协调行走。年轻人一般做 8~12 分钟。此项练习主要发展腿部力量及全身协调用力的能力,同时有益于改善人体的心肺功能。

7. 云手转轮 锻炼者面向器械,双手分别抓住两个转轮的手柄,双腿左右开立略宽于肩;双手通过转动手柄使转轮转动。转轮的转动方向可由锻炼者自己掌握,可双手同时向右转,也可向左或相向转动转轮。在转动转轮时,两腿随着手柄的轨迹,配

合做上下屈伸运动。一般采用中等速度，一次锻炼 3~5 分钟。此器械采纳太极拳中“云手”动作之意，可以加强肩关节的活动度，增强上肢的肌肉力量，改善柔韧性。

8. 扭腰器　两手同肩宽扶住把手，两脚平衡而自然地站在转盘上，站立位置要适中，两侧保持平衡。上身保持自然向前姿势，双肩轴线与把手保持平等，锻炼时以腰部肌肉用力，使腰部以下产生转动。锻炼时要求由轻到重，由慢到快地转到腰部，速度中等均匀。每次 3~5 分钟。其主要功能是锻炼腰部肌肉。

9. 踏步扭腰器　手握扶手，站立于踏板上，左右脚交替踏步，在踏步时，肩部与下踩的腿做反方向扭动，形成“扭秧歌”动作，反复进行。初学者应注意从慢速开始，踏步用力不可过大，待熟练后可根据自己的体力情况逐步加快速度。上器械时应从低端踏板先上，运动结束时则应先下高端踏板。每次练 3~5 分钟。踏步扭腰器不仅使完成踏步动作的下肢肌肉得到了锻炼，同时也使两侧的腰肌得到了锻炼，对于改善腰、髋、膝等关节的功能，以及防止腰腿酸痛病的发生起着一定的作用。

10. 呼啦桥　锻炼者以自然姿势站立于中心桥杆的一端，双手扶住左右栏杆保持平衡，双脚以较小的步伐沿着中心桥面向前行走，类似走平衡木。在前行时，可以是左右脚交叉向前迈步，也可以是向前挪步，锻炼者可以根据自己的年龄、体质和熟练程度予以掌握，但应尽量保持人体正面对着前方。在前行中，人体的腰部应顺势前后左右地扭动，绕开“S”形杆，以达到活动人体腰肌的目的。每次练 3~5 分钟。此法能增强腰部力量及活动能力，改善柔韧性和协调性。

11. 水车　手扶住扶把，两脚先后站到滚筒上，并将身体前倾，靠向扶把。保持人体平衡，双脚依次向后用力连续蹬踏滚筒，使之产生旋转。运动结束后，应等滚筒停稳后再下器械。练习速度每分钟 20~40 圈，每次 2~3 分钟。能锻炼腿、腰部的肌肉力量，增强心肺功能，提高协调能力和平衡能力。

12. 健骑器　锻炼者以自然姿势坐在垫上，双脚踏住脚蹬，双手握把手，与肩同宽，保持挺胸。运动时，双腿用力向下蹬脚蹬，同时，双臂用力将把手拉向自己身体，使健骑器的前轴和座鞍绕过主轴产生“折叠”，直至双腿蹬直，并使身体尽可能伸展。然后腿、臂放松，在自重作用下，使健骑器再回到初始位置。多次重复这一动作。运动时呼吸的控制非常重要，一般是向上拉时吸气，向下坐时呼气。练习以每分钟 50 次的速度进行，年轻人可进行 2~3 组。该运动可以使人体的上下肢和腰腹肌群得到锻炼，从而强壮肌肉，增强力量，塑造体形。它也是一项有氧运动，能消耗体内多余的能量，有助于减肥，对增强人体心血管系统的功能有较好的效果。

（六）职业性身体练习

现代社会的迅速发展，在给人们带来美好和幸福生活的同时，也给人们带来一些负面影响。体力活动减少、运动缺乏和营养过剩引发的文明病急剧增加。一些职业劳动造成的局部机体的劳累，已制约劳动者能力的发挥。开展经常性的体育活动，特别是提倡有职业特色的实用性身体练习，对改善劳动者的身体素质，积极防治可能发生的各种职业病证，具有重要意义。

1. 伏案型　从事伏案型工作的人员主要集中在文秘、人事管理、财务会计、计算机操作等行业。该类从业人员身体以坐姿伏案为主。长期从事伏案型职业劳动，容易出现颈椎病、腰椎间盘突出症、便秘、痔疮等疾病，以及手指、肩周、背腰部肌肉与关节酸痛。建议采用以下身体练习方法进行预防。

(1) 办公人员体操:可解除精神紧张,促进血液循环,并增加关节灵活性。

1) 耸肩运动:坐位,将双肩向上耸起,并逐渐向后、向下,再向前旋转4~5次,要求达到最大活动范围。然后按相反方向旋转4~5次。共做4组。

2) 手臂旋转运动:坐位,双臂侧平举,两手握拳,以肩关节为轴,手臂分别做向前和向后旋转4~5次。注意控制旋转幅度。共做4组。

3) 扩胸运动:坐位,两臂胸前平举,两手半握拳,两臂同时在胸前用力外展,然后两臂收回到开始位置,反复做8~10次。注意尽可能增大两臂外展的幅度,直到胸肌完全伸展开为止。共做4组。

4) 颈部旋转运动:坐位,头低垂到胸前,自左向后再向右旋转,然后按相反方向旋转。注意控制旋转幅度。共做4组。

5) 转体运动:坐位,两手分别搭在同侧肩上,上体向左扭转,直至最大限度为止,还原。再向右扭转至最大限度。如此左右交替,共做4组。

6) 体侧运动:坐位,两臂上举伸直,双手十指交叉,翻掌向上,左侧屈,还原重复一次,然后向右侧屈。如此左右交替,共做4组。

7) 扭腕运动:坐位,左臂向前伸直,右手抵住左手手指,用力向上扳动,使手腕背屈,还原。然后换成右手做同样动作。共做4组。

8) 手指伸展运动:坐位,两臂向前略抬起,手掌向下,五指尽量张开,从1默数到5,然后放松。共做4组。

(2) 微机操作员体操:可促进手部血液循环,消除肌肉疲劳,改善手腕、手指的灵活性,提高工作效率。

1) 分指运动:五指并拢伸直,然后分开,并用力伸展,持续片刻后还原。做12组。

2) 伸腕运动:五指屈握成杯状,然后手腕向背侧伸展,持续片刻,再向掌侧尽量弯曲,持续片刻后还原。做12次。

3) 翻掌运动:两手置于大腿上,先掌心向上,然后翻转向下。如此反复,每组12次,共做4组。

2. 站立型 从事站立型职业的人员主要集中在警卫、服务、机械制造、化工、建筑等行业。这些行业以站立或行走为主要身体姿势。长时间的站立劳动,下肢肌肉较长时间处在紧张性收缩状态,可能发生下肢静脉曲张、膝关节炎、髋骨和腰肌劳损、腰椎间盘突出症,甚至出现驼背、塌腰、屈膝等不良体形。建议采取下列身体练习方法进行预防。

(1) 伸展运动:左上肢伸直上举,拳心向前,同时,右上肢伸直下垂,拳心向后,两手以反方向伸展,维持10秒。左右交替,各重复3~5次。其作用是伸腰扩胸,松弛腰部。

(2) 体前屈运动:上体前屈,两膝并拢伸直,双手紧握小腿远端,胸部尽可能贴近两大腿。维持10秒。重复3~5次。其作用是牵拉大腿后群肌肉。

(3) 抱膝运动:单腿屈膝高抬,两手胸前抱膝,两侧各重复10~15次。其作用是改善下肢血液循环,减轻下肢沉重感和麻木感,放松下肢。

(4) 旋转运动:两脚左右开立,两手置于两腰背侧。以髋关节为轴,双手托腰使骨盆由前向左再向后、向右旋转,然后,改变旋转方向。注意旋转幅度适当。重复做4~5次。其作用是活动腰部,减缓疲劳。

(5) 全身放松运动:先两手半握拳,两臂体前交叉,左腿屈膝上提,成右脚单立姿

势；然后，两臂侧摆，左前踢腿放松。左右交替做 10~12 次。其作用是放松全身，特别是下肢肌肉。

(6) 拍打双腿：用两手掌从上到下拍击大腿、小腿，上体随之前屈，做 4~5 组。其作用是改善下肢血液循环，提高下肢肌肉的兴奋性。

3. 综合型　从事综合型职业的人员主要集中在营销、护理、运输、水上作业等行业。这些行业的人员在工作时无固定身体姿势，劳动对身体的影响是多方面的，其疲劳多为全身性。可做成套的广播体操和一些中医传统的养生功法，如八段锦、易筋经、五禽戏和太极拳等。

（张　薇）

复习思考题

1. 运动保健的原则是什么？
2. 运动保健的步骤有哪些？
3. 什么是 REPS 原则？
4. 有氧运动的负荷与哪些因素有关？

扫一扫
测一测

课件

第七章

沐 浴 养 生

扫一扫
知重点

学习要点

沐浴的种类；水浴养生的种类与作用；药浴的种类与方法。

沐浴，“沐”为洗头，“浴”为洗身体，俗称洗澡，又称浴身。沐浴在我国有着悠久的历史，早在殷商时期的甲骨文里，已经有了“浴”“沐”“洗”的文字记载。沐浴养生，是利用水、泥沙、日光、空气、中药汤液等有形或无形的天然物理介质，作用于体表，以达到强身健体、延年益寿目的的养生方法。

沐浴养生方法的分类多种多样，根据沐浴方式的不同，可以分为淋浴、浸浴、熏蒸浴和干浴四大类；根据沐浴作用于身体部位的不同，可以分为全身浴、半身浴和局部浴等；根据沐浴时使用的介质不同，可以分为水浴、药浴、泥沙浴、日光浴、空气浴、森林浴、花香浴等。沐浴可起到发汗解表、祛风除湿、行气活血、舒筋活络、宁心安神、调和阴阳等作用。现代医学认为，沐浴可促进机体体温调节，改善血液循环和神经系统的功能状态，加速各组织器官的新陈代谢，增强机体抵抗力。沐浴养生方法简便易行、适用范围广，深受人们的喜爱。

第一节 水 浴

水浴是指以水为介质，利用水温、压力、浮力、冲击力和所含的特殊化学成分等对人体产生作用的沐浴方法。水浴可以起到清洁皮肤、消除疲劳、调节体温等作用。

一、水浴养生作用

水浴有良好的保健和辅助治疗的作用，这些作用主要是通过水的物理和化学效应而产生。

1. 清洁补水　水可冲洗掉皮肤表面的污物，保持皮肤的清洁卫生，保持毛孔和汗腺的通畅，增强皮肤的代谢能力，使皮肤光滑亮丽；同时通过浸浴使水分通过皮肤细胞进入体内，为体内补充水分，使皮肤保湿润泽。

2. 温度调节　水浴因水温的不同而分为温水浴、冷水浴、蒸汽浴等，不同温度的水浴对人体的养生作用机理不同。温热的水能加快肌肤组织的血液循环，促使皮肤的毛细血管扩张，加强皮肤排泄功能，利于体内的毒素和代谢产物排出体外；温热还可降低神经系统的兴奋性，产生镇静作用；同时还可降低肌张力，缓解肌肉的疼痛和痉挛。张介宾认为“血得热则行，得寒则凝”（《类经·经络类》），吴尚先在《理瀹骈文》中曾说：“外治者，气血流通即是补。”故温热水浴具有温经通络，行气活血的作用。有研究表明，沐浴时水温在34~36℃时可镇静止痒，37~39℃时能解除疲劳，40~45℃时有发汗镇痛的作用。

冷水浴对人体的刺激较强，在冷水浴中，人体的外周血管要经过收缩—扩张—收缩的生理过程，使血管得到一缩一张的锻炼，因此冷水浴又被称为“血管体操”。寒冷刺激可立即引起大脑的兴奋，增强中枢神经系统功能，长期坚持可改善神经衰弱、失眠、头痛等病症；冷水刺激会促使人们形成均匀深长的呼吸，增强呼吸肌的功能，形成“呼吸体操”，进而加强整个呼吸系统的功能，提高人体对外界温度变化的适应能力，预防感冒等多种呼吸系统疾病；冷水刺激还可增强胃肠蠕动，并能促进机体产热，为适应这种生理需求，身体需要多吸收营养，从而使消化系统功能增强。长期坚持冷水浴，可增加血管壁的弹性和韧性，提高心肌收缩和舒张的能力，并能有效减少胆固醇在血管壁沉积，有助于预防动脉粥样硬化。

3. 机械力量　水的机械作用表现为一定的静水压力、浮力和冲击力。人在水中，静水压力压迫胸、腹部时，可帮助呼吸运动，加强人体内外的气体交换；同时，作用于人体下部和体表的静水压力可以改善血液和淋巴液回流，产生消肿的功效。浸浴时，借助水的浮力，肢体和关节更易于活动，有助于这些部位相关疾病的治疗。适当的冲击力对人体可以产生良好的按摩作用。水浴方法不同，其机械作用的大小也不相同，如漩涡浴和淋浴的机械作用较强，而局部浸浴和雾浴的机械作用则不明显。

4. 化学效应　有些沐浴用水中含有特殊的化学成分，能对人体产生特殊的化学效应，比如矿泉浴。矿泉有冷热两种，冷泉常用于饮用，热泉多用于沐浴，所以矿泉浴又称为温泉浴。温泉根据其所含的化学物质不同，作用各异。碳酸氢钠泉和硫酸钠泉主要用于消化系统疾病；碘泉主要用于妇科和循环系统疾病；硫化氢泉主要用于多种皮肤病和慢性关节疾病，并具有兴奋作用。另外，泉水中所含的铁、锂、二氧化碳、氡、阴离子、阳离子等特殊物质，都会对人体产生作用。

二、水浴分类

水浴因水温的不同可分为热水浴、温泉浴、蒸汽浴、冷水浴等。

1. 热水浴　广义的热水浴包括温水浴、热水浴、冷热水交替浴三种。一般水温在36~38℃之间者称温水浴；38℃以上者叫热水浴；热水浴与冷水浴交替施行则称为冷热水交替浴。

2. 温泉浴　温泉是一种由地壳深层自然流出或钻孔涌出地表、含有一定量矿物质的地下水，具有较高温度、较高浓度的化学成分和气体。温泉浴是指应用一定温度、压力和不同成分的矿泉水来沐浴健身的方法。由于沐浴用的矿泉水具有一定的温度，故而得名。

3. 蒸汽浴　指在一间具有特殊结构的房屋里将蒸汽加热，人在弥漫的蒸汽里熏蒸的沐浴健身方法。根据浴室空气温度和相对湿度的差异，通常可概括为干热蒸汽浴和湿热蒸汽浴两种：干热蒸汽浴，浴室内温度较高，达80~110℃，相对湿度较低，约为20%~40%；湿热蒸汽浴，浴室气温为40~50℃，相对湿度较高，甚至可达100%。

4. 冷水浴 通常是指沐浴的水温低于25℃，让沐浴者在比较寒冷的水中施行擦浴、淋浴身体的沐浴方法。

三、水浴注意事项

水浴的养生功效是建立在正确的使用方法上的，不正确的水浴不但达不到水浴的效果，还会影响健康，所以在进行水浴时一般应注意以下事项：

首先，空腹、饱餐、醉酒后和过度疲劳时不宜进行。空腹时沐浴可因体力的消耗引起晕厥，故一般以饭后1~2小时入浴比较适宜。饱餐沐浴容易导致脾胃损伤，因沐浴时，血液在体表分布增加，胃肠道的血液供应减少，胃酸分泌降低，使消化能力减弱，故饭后30分钟内不宜沐浴。另外，醉酒后和过度疲劳时进行沐浴，容易在沐浴过程中因意识不清或体力不支，发生意外。其次，温热水浴后腠理开，应避风寒，注意保暖。《老老恒言·盥洗》谓："浴后当风，腠理开，风易感，感而即发，仅在皮毛则为寒热，积久入里，患甚大，故风本宜避，浴后尤宜避。"另外，不同的水浴方法，还有各自的注意事项。

1. 温泉浴和热水浴的注意事项 中医认为沐浴时如水温太热，则腠理开泄，体虚者易耗气伤津。故水温应依据个人的习惯和身体情况而定，不可太热，要预防"晕澡"。晕澡多见于年老体弱者，是指热浴时出现头晕、心慌、胸闷、汗出、乏力、呼吸急促、心跳加快、眼前发黑、恶心、呕吐等症状，严重时还会出现突然晕倒。预防晕澡的措施主要有：尽量保证浴室内空气新鲜；严格控制水温，水温应控制在37~39℃之间，浸泡时间一般在15~20分钟，不宜过长；浴时如感头晕、胸闷等不适，应立即停止沐浴，移至空气新鲜处，注意保暖；老年人及有心、脑、肺等疾患者不宜单独洗浴，应有人陪同；浸泡高度应循序渐进，仰卧时一般不要超过乳头水平，以免影响呼吸和心脏功能；急性传染病、严重的心脑肾疾患、活动性肺结核、出血性疾病、恶性肿瘤，妇女的经、孕、产期，精神病等均为禁忌证。

2. 冷水浴的注意事项

(1) 因人而异：冷水浴对人体刺激较强，必须根据个体的体质和健康状况而定，患有严重的疾病、妇女经期、体弱不能耐受等均为禁忌证。

(2) 循序渐进：循序渐进是冷水浴的重要原则，这一原则包括以下三方面：其一，先局部再全身。从冷水进行面浴、足浴开始，待适应后再进行冷水擦身。冷水擦身应先从上半身开始，待适应后再行全身擦浴。其二，从擦、淋再到浸身。适应冷水擦身后，方可进行冷水淋浴。适应冷水淋浴后，可进行冷水浸身。当身体浸泡在冷水中时，应不断用手按摩身体各部，以促进血液循环。经以上锻炼，当身体适应寒冷时方可进行冬泳。其三，水温从温再到凉。冷水浴锻炼宜从温水开始，逐步下降至16~18℃，最后降至不低于4℃，使身体有个逐渐适应的过程。

(3) 浴前热身：冷水浴前准备活动要充分。先活动肢体各关节，用手搓擦皮肤使身体变暖不觉寒冷后，再行冷水浴。

(4) 控制时间：沐浴时间不宜过长。面浴、足浴以不超过2分钟为宜；擦浴不要用力过重，时间以1.5~3分钟为宜；冷水淋浴最初不超过30秒，以后逐渐延长，视环境温度而定，一般夏季不超过5分钟，冬季不超过2分钟；冷水浸身的时间掌握在3分钟左右；冬泳时间一般在10~20分钟。进行冷水浴时，若出现寒战，甚至头晕等不适等症状时，应立即停止。进行冷水浴锻炼，应先从夏季开始，中间不要间断，一直坚持到冬季。

3. 冷热水浴的注意事项　冷热水交替浴简称冷热水浴，就是用冷热水交替淋浴、浸泡身体的方法。一般程序为先热水浴后冷水浴。先热水沐浴，使毛孔扩张，清除体表污垢；再以冷水冲淋。亦可轮流交替进行若干次。其他注意事项同前。

第二节　药　浴

药浴，是指在中医理论指导下，将药物的煎汤或浸液按照一定的浓度加入浴水中，或直接用中药煎剂浸浴全身或熏洗患病部位以达到防治疾病、养生延年目的的方法。药浴属于中医外治法的范畴，在我国已有几千年的历史。据史书记载，自周朝开始，就流行香汤浴。所谓香汤，就是将中药佩兰煎出的药液加入水中配制的沐浴用水。其气味芬芳，具有祛湿解暑、醒神爽脑的功效。屈原在《九歌·云中君》里就有"浴兰汤兮沐芳"的诗句。长沙马王堆汉墓出土的《五十二病方》中就有"外洗""温熨"等记载。东汉张仲景的《金匮要略》中记载了以"苦参一升，以水一斗，煎取七升，去滓，熏洗"治疗狐惑病，开辟了药浴外治法的先河。唐代王焘的《外台秘要》中记载了大量的美容药浴方。其后宋代的钱乙将药浴应用于治疗儿科疾病，扩大了药浴的治疗范围。近年来，随着"绿色疗法"的兴起，中药药浴越来越受到人们的关注。

一、药浴养生作用

简单地说，药浴的养生作用就是水浴作用与中药药物作用的结合。中药的用法有内服、外用之别，但其作用机理都是依据药物的性味、归经、功效以及药物之间的配伍而起效的，所不同的只是给药途径有异。

药浴是以中医理论为指导，遵循中医的整体观念，以辨证论治为原则，进行防治疾病，养生保健。药浴时药物通过皮肤、黏膜、腧穴等部位进入人体产生作用，避免了中药内服的苦感和对胃肠的刺激等，更易于被人们接受。药浴除了能够发挥药物的功效外，还可通过水浴的温热和压力作用，使药物成分更好地被吸收。

根据不同的药物配伍，中药药浴可以产生不同的功效。元代齐德之在《外科精义》中指出药浴有"疏导腠理，通调血脉，使无凝滞"的作用。药浴可以起到开宣腠理、祛风散寒、温经通络、化瘀止痛、祛湿止痒、宁心安神、调和气血等多方面的作用，它既可以广泛应用于治疗内、外、妇、儿、五官、皮肤等各科疾病，也可以用于人们的养生保健。

二、药浴方法

药浴方法多种多样，常用的有浸浴、熏蒸两种。

（一）浸浴

浸浴是将药剂加入浴水中或用药液直接浸泡局部或全身的沐浴方法，包括全身浸浴和局部浸浴两种。浸浴的方法是先将药物浸泡30分钟左右，然后煎煮成药液倒入浴水内，调到适当的温度，进行全身或局部浸浴，或者直接用药液进行局部浸浴。

全身浸浴作用范围广泛,能促进血液循环、调整全身气血阴阳、调节脏腑功能,对机体的整体调节作用较好。

局部浸浴可以使药物直接作用于局部组织,吸收迅速并且能够提高局部药物浓度,提高效果,具有很强的针对性。局部浸浴主要有头面浴、目浴、四肢浴、坐浴等。

1. 头面浴　是将药液倒入消毒后的盆中,待浴液温度适宜,进行洗头、洗面。头面浴在面部皮肤的美容及护发、美发等方面具有显著的效果。

2. 目浴　是将药液滤清后,倒入消毒的容器内淋洗眼部。目浴时,用消毒纱布或棉球蘸药液不断淋洗眼部;亦可用消毒眼杯盛药液半杯,先俯首,使眼杯与眼眶缘紧紧靠贴,然后仰首,并频频瞬目,进行目浴。每日 2~3 次,每次 15~20 分钟。一般将眼部熏蒸与目浴相结合,先熏后洗。这种方法可使药物直接作用于眼部,达到疏通经络、畅通气血等功效,具有祛除眼袋、增强视力的养生保健作用,也可用于治疗风热上扰或肝火上炎所致的目赤肿痛、目睛干涩、目翳等病证。目浴使用时要注意药液温度不宜过高,以免烫伤;药液必须过滤,以免药渣进入眼内;器皿、纱布、棉球及手指必须进行彻底消毒。

3. 四肢浴　四肢浴属于局部药浴法,具舒筋活络、滋润洁肤、防止皮肤老化等作用。一般要用温水,在洗浴过程中可以不断加入热水,保持水温。四肢浴要根据部位的不同,决定浴具和药液量。洗浴的方法有浸泡、淋洗或半身沐浴等。洗完或泡好后要及时擦干,以免受凉。足浴就是一种被历代养生家所推崇的局部浸浴方法,可以增加血液循环,提高机体新陈代谢能力,起到防病延衰的作用,睡前足浴还可提高睡眠质量。使用四肢药浴还可防治传染性疾病如手足癣等,但需注意浴具的隔离使用。

4. 坐浴　是将药物煮汤置于容器中,当温度适宜时让病人将臀部坐于容器中进行浸浴的方法。坐浴一般用于治疗肛门或会阴部位的疾病,养生保健用之甚少。

(二) 熏蒸

中药熏蒸是利用药物煮沸后产生的蒸汽来熏蒸全身或局部,以达到养生保健效果的方法。熏蒸综合了水浴、药浴、熏浴、蒸汽浴的特点。通过熏蒸的蒸腾作用,药物经皮肤可直达身体各部,起到祛风除湿、散寒止痛、活血化瘀、滋润肌肤、健脾和胃等作用。熏蒸法除用于养生保健外,临床上也多用于治疗部分内科疾病、风湿骨伤类疾病以及纠正亚健康状态等。使用时通常在药液温度高、蒸汽多时,先熏蒸再淋洗,当温度降至能浸浴(一般为 37~42℃)时,再行浸浴。使用熏蒸时需防止烫伤。

三、常用药浴方

1. 润肤增白浴　以白茯苓、白芷、薏苡仁、当归组方,采用全身或局部浸浴。方中白茯苓、薏苡仁可健脾利湿、增白润肤;白芷、当归则有增白消斑、活血祛瘀、香身的功效。

2. 艾叶浴　艾叶为菊科植物艾的叶子,性味辛、苦、温,有小毒,煎汤药浴能温经散寒,安胎,其芳香气味又能调畅舒缓紧张的情绪。也可采用局部浸浴法,用于缓解中期妊娠皮肤瘙痒,安全有效。

3. 菊椒浴头方　以菊花、川椒、独活、防风、细辛、桂枝组方,煎汤,待温洗头,局部浸浴。本方具祛风除湿、温经活血之功效,可用于头皮的去屑止痒。

4. 五白浴方　以白及、白芷、白鲜皮、白蒺藜、白矾组方,采用全身或局部浸浴。

本方具有滋阴活血、除湿止痒之功效。可滋润皮肤，防治皮肤瘙痒、皮肤干燥、皮肤皴裂等。

5. 乳香活络浴　以乳香、没药、玄胡、川椒、刘寄奴组方，采用全身、局部浸浴或熏蒸。本方具有活血通络、温经通脉之功效，可改善全身的血液循环，防治颈椎病、腰腿痛，消除疲劳。

6. 舒络通经浴　以松节、当归、钩藤、海风藤、牛膝、木瓜组方，采用全身、局部浸浴或熏蒸。本方具有舒络通经、活血通脉之功效，可改善血液循环、消除疲劳、防治高血压。

7. 桂枝温经浴　以桂枝、赤芍、干姜、细辛、鸡血藤、红花、当归组方，采用全身、局部浸浴或熏蒸。本方具有温经通阳、散寒止痛、祛瘀通脉、祛风除湿之功效，适于长期阳气偏虚，肢体不温之人使用，同时对痛经也有良效。

8. 通痹浴　以独活、羌活、桂枝、桑枝、当归、红花、川芎、艾叶、生草乌组方，采用全身、局部浸浴或熏蒸。本方具养血活血、祛湿通络、祛瘀止痛之功效，能防治关节痹痛、颈肩腰腿酸痛、中风后遗偏瘫等。

9. 安眠浴　以远志、枇杷叶、龙骨、牡蛎、牛膝、夜交藤、合欢花组方，采用全身浸浴或熏蒸。本方能协调阴阳、安神定志，调节改善睡眠状态，舒缓情绪，消除疲劳。

10. 山楂归藻减肥浴　以山楂、当归、海藻、麻黄、荷叶、车前草、荆芥、薄荷、明矾、白芷组方，采用全身浸浴。本方具有活血通络、润滑皮肤、消油祛脂、除臭轻身等作用。

11. 防风强身浴　以防风、甘遂、芫花、细辛、桑枝、生姜、荆芥组方，采用全身浸浴或熏蒸。本方具有温经祛风之功效，可增强机体的抗病能力，长期使用可预防感冒、过敏性鼻炎、哮喘、荨麻疹等疾患。

12. 玫瑰疏郁浴　以玫瑰花、柴胡、香附、当归、薄荷、红花、夜交藤组方，采用全身浸浴或熏蒸。本方具行气解郁，和血安神，散瘀止痛之功效，可缓和紧张情绪，对因情绪紧张而致之头痛、失眠多梦、痛经等有效。

13. 生姜生发浴　采用局部浸浴，以生姜煎汤，待温洗头，外用能兴奋血管，促进头发生长。

14. 蜂房增欲浴　以露蜂房、蛇床子、地肤子、五倍子、炮附子、牛膝、川芎组方，本方能温肾益气，除湿固精。采用全身、局部浸浴或熏蒸，可促进性欲，以达到防治早泄、阳痿、阴冷、性欲低下等作用。

四、药浴注意事项

药浴要发挥其良好的防病养生作用，必须遵循辨证原则，合理用药；如有过敏情况，须立即停用；注意温度调节，防止烫伤；药浴时要及时补充水分，防止汗出过多及体能消耗过大；注意药浴器具的消毒，防止交叉感染。

第三节　其　他　浴

其他常用沐浴养生方法还有沙浴、泥浴、空气浴、阳光浴、海水浴、森林浴、花香浴等。

一、沙浴

沙浴指将全身或局部埋入沙中的方法。沙浴选用的沙应是清洁的干海沙、河沙或沙漠沙等。

1. 沙浴养生　热沙作用于人体，可以产生温热和机械刺激，具有热疗、按摩等作用，表现为热疗、磁疗、按摩和日光浴的综合效应；可促进血液循环，增强新陈代谢，有明显的排汗作用；能促进渗出液的吸收和瘢痕的软化；可加快胃肠蠕动和骨组织的生长。

2. 沙浴方法　仰卧在热沙上，脱衣，将头面、颈部、胸部以外的肢体埋入0.1~0.2m厚的沙层。佩戴墨镜，或用遮阳伞遮挡头部，并适当饮水。每次0.5~1.5小时，之后用温水冲洗干净，并在阴凉处休息20~30分钟，一般10天为一周期。也可用热沙将腰以下部位覆盖或将热沙装入袋中，放于患处进行局部沙浴。

3. 沙浴适用范围　沙浴除用于日常养生保健外，对风湿性关节炎、慢性腰腿痛、肩周炎，各类神经痛、神经炎、脉管炎、软组织损伤等疾病有较好效果，同时对轻中度高血压、神经系统疾患、偏头痛、慢性消化道疾病、肥胖症、慢性肾炎等，也有较好辅助治疗效果。

4. 注意事项　有出血倾向、急性炎症、严重器质性病变、妇女经期及孕期、儿童、年老体质虚弱者，不宜进行沙浴。沙中不应混有小石块、贝壳等杂质，温度宜控制在40~50℃。

二、泥浴

泥浴又称泥浆浴，是指用海泥、矿泥、井底泥、湖泥、沼泽地里的腐泥或特制的含有一定矿物质、有机物、微量元素的泥类物质敷于身体或浸泡，以达到养生祛病目的的健身方法。

1. 泥浴养生　泥浆与皮肤摩擦，再结合日光照射，会产生明显的温热作用和按摩功效，能够加速血液循环、改善组织细胞的营养、促进新陈代谢。浴泥内含有丰富的矿物质和微量元素，特别是浴泥中含有的各种盐类，对皮肤能够起到杀菌、消毒的作用。井底泥和沼泽泥等含有的腐殖酸，具有调节内分泌、抑制有害酶、改善血液循环、促进代谢、提高免疫力等作用。

2. 泥浴方法　泥浴一般多选择在夏季进行，脱衣后将泥浆涂于体表，躺在沙滩上，在阳光照射下进行。亦可以在泥浆中浸泡20~30分钟。

3. 泥浴适用范围　泥浴除用于日常养生保健外，对于多种皮肤病、慢性关节炎、慢性骨髓炎、腱鞘炎，外伤后的瘢痕、痉挛和粘连，胃肠术后粘连，及慢性盆腔炎、各种关节痛、腰腿痛、外伤后遗症等有一定的辅助恢复作用。

4. 注意事项　开放性损伤、各种皮肤感染、严重器质性病变、妇女经期，均不宜进行泥浴。

三、空气浴

空气浴是指在优美的自然环境中裸露躯体，使之直接接触新鲜清洁的空气，并利用其理化特性或配合呼吸吐纳以养生防病的一种健身方法。

1. 空气浴养生　空气浴主要利用了气温、湿度、气压、气流及空气中所含的化学成分对人体的综合作用。其中气温是主要因素之一，低于体温的空气温度，可对机体形成寒冷刺激，使大脑皮质体温调节中枢做出反应，皮肤血管收缩，从而使机体的抗病能力增强。另外，新鲜空气中含有大量阴离子，能调节中枢神经系统功能，刺激造血功能，促进新陈代谢，增强肺功能和机体免疫力。

2. 空气浴方法　空气浴可专门实施，也可与运动、劳动相结合。理想的气候条件是气温在 20℃左右，相对湿度在 50%~70%，风速在 1m/s 左右。沐浴时间最好在早晨 7~9 时，因为此时空气中的灰尘杂质与有害成分较少，空气凉爽，对机体的兴奋刺激明显。空气浴的最佳环境应选择到空气洁净新鲜的处所，如山村、田野、树林、河边、湖边等。一般从夏季开始，尽量少穿衣裤，裸露躯体，并结合一些运动如慢跑、打拳等，也可配合呼吸吐纳气功活动。时间长短应根据个体素质与环境而定，一般以 1 小时为宜。冷空气浴应选择在有太阳照射的晴天进行，这时空气较暖而且含紫外线，可以结合进行日光浴。

3. 注意事项　大风、大雾或天气骤变时，不要勉强锻炼；患急性感染及传染性疾病患者亦不宜进行空气浴。

四、日光浴

日光浴指利用太阳光照射全身或局部的方法，古时称为“晒疗”。古人在进行日光浴时往往同时进行呼吸吐纳练功，是健身防病的重要方法。

1. 日光浴养生　在进行日光浴时，实际也是在同时进行空气浴。除了周围环境给予人体或冷或热的刺激外，太阳光谱中的各种光线会对机体产生不同的作用。紫外线具有杀菌、消炎、止痛、脱敏、促进组织再生、加速伤口和溃疡面的愈合、增强机体免疫力等作用；红外线主要是温热效应，促进血液循环和新陈代谢。同时，可见光照射人体时，通过视觉和皮肤感受器，作用于中枢神经系统，可产生不同作用，如绿光使人镇定安静，红光令人兴奋愉悦，粉光可降低血压，紫光和蓝光有抑制兴奋的作用等。

2. 日光浴方法　日光浴时，可采取卧位或坐位，使皮肤直接接受阳光照射，并不断变换体位，以均匀采光。可行局部或全身日光浴，但是头部不可暴晒、久晒，通过佩戴遮阳帽或用遮阳伞遮挡头部；眼睛不可让太阳光直射，可佩戴墨镜；时间不宜过久，每次 15 分钟左右。

3. 日光浴适用范围　日光浴锻炼除用于日常养生保健外，还对内科的心脏病、中轻度高血压、糖尿病、肥胖、神经痛、神经官能症、痛风等病症，儿科的佝偻病，外科的局部关节肌肉痛、血肿、外伤性肌炎、外伤性骨髓炎等，皮肤科的湿疹、汗腺炎、慢性溃疡、足癣等，妇科的子宫内膜炎、子宫附件炎等方面的疾患均有一定的辅助治疗和保健作用。

4. 注意事项　日光浴的时间，夏季以上午 8~10 时为宜；冬季以中午 11~13 时为宜；春、秋季以上午 9~12 时，下午 14~16 时为宜。日光浴的地点应选择在阳光充足、空气清洁的海滨、湖畔、林间、阳台等。空腹、饱食、疲劳时不宜进行日光浴。长时间日照对皮肤有害，甚至致癌，所以日光浴的时间不宜过长。患有严重心脏病、高血压、甲亢、浸润性肺结核、有出血倾向者，不宜进行日光浴。

五、海水浴

指在天然海水中浸泡、冲洗或游泳的一种健身方法。

1. 海水浴养生　海水中含多种盐类，可附着于皮肤，刺激神经末梢，使毛细血管轻度充血，改善皮肤血液循环和代谢；海水的压力、流动时的冲击力、游泳动作受到的阻力，构成海水浴的机械作用，它可改善体内血液循环，提高心肺功能；海水浓度高，浮力大，有助于肢体活动，可加速运动功能障碍的恢复。

2. 海水浴方法　海水浴的时间一般选择在每年7~9月份，上午9~11时，下午3~5时为宜；可在海水中浸泡、冲洗或游泳，每次20~60分钟，以自觉疲劳为度。浴后要用淡水冲洗身体。

3. 注意事项　海水浴前要充分做好运动准备工作，患有严重高血压、动脉硬化、活动性肺结核、肝硬化、肾炎等疾患以及妇女月经期不宜海水浴。

（黄昕红）

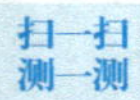

复习思考题

1. 沐浴养生的种类有哪些？
2. 试述水浴养生的作用及种类。
3. 试述药浴养生的种类与方法。

第八章

生活方式与美容保健

课件

08章PPT

学习要点

健康的生活方式及其美容保健作用；不良生活方式对美容保健的影响。

扫一扫
知重点

生活方式是指在一定的历史时期与社会条件下，各个民族、阶级和社会群体的生活模式及行为习惯，表现在衣食住行、社会交往、情趣爱好等许多方面。生活方式是一个历史范畴，随着社会的发展而变化。不同社会、不同历史时期、不同阶层和不同职业的人，有着不同的生活方式。

生活方式病是发达国家对慢性非传染性疾病进行大量的流行病学调查后得出的结论。这些疾病的主要病因就是不良的生活方式，故凡是与生活方式有明确因果关系的疾病，都可称为"生活方式病"。它是由于社会、经济、文化、精神等不良因素，使人们在衣、食、住、行、娱等日常生活中出现各种不良行为所导致的躯体或心理疾病，主要包括高血压、冠心病、脑中风、肥胖、糖尿病以及恶性肿瘤等，这些都是现代医学难以治愈，并且严重危害人们生命和健康的疾病。

随着社会的发展，科技的进步及人们生活水平的提高，人类生存的目标最终都要体现在增进健康上，即提高生命质量和延长生命长度。这就对养生、保健提出了更高的要求。目前世界卫生组织已经把养生保健定义为"经过系统安排的生活方式"，其中"安排"是指有意识、有目的的举措，且要求有计划、有步骤、有连续性；"系统"是指所安排的举措不止一项，而是一个系列。而"系统安排"的生活方式需要固定下来，延续下去，持之以恒地实践才能达到养生的目的。实际上就是把良好的行为演绎为习惯。

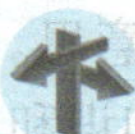

知识链接

生活方式病的种类及流行病学

目前，生活方式病已经融入了现代生活的许多方面。据调查，现代人类所感染的疾病中有45%与生活方式有关，而死亡因素中有60%与生活方式有关，如吸烟、过量饮酒、高热量饮食、食物过细、缺乏运动、精神紧张及作息不规律等，使肥胖、超重人群不断增加，动脉硬化、高血压、冠心病、糖尿病等疾病的发病率增高，并且有年轻化的趋势。另外，不健康的生活方式还会传播疾病，如随地吐痰可以传播流感、肺炎、肺结核等呼吸道疾病；随地大小便会污染水源，传播霍乱、痢疾、肝炎等疾病；不洁性行为、多个性伴侣以及共用针头注射毒品会传播肝炎、性病，甚至艾滋病等。许多职业病也属于生活方式病的范畴，如颈椎病、肩周炎、痔疮、失眠等都与长时间伏案工作，缺乏必要的身体活动有关。

第一节　规律生活与美容保健

人的一切生理活动如体温、血压、血糖、睡眠、二便等都有周期性的节律，这种节律就是生物钟。人体的生物钟是与自然界的规律相统一的，它体现了中医"天人相应"的思想。这就要求人要有规律地生活，即持之以恒地顺应人体生物钟及大自然的韵律起居、饮食、劳动、学习。如果生活节奏符合人体的自然生理规律，人们就能保持充沛的精力，年轻而有朝气，不易生病。这在《黄帝内经》中就有了明确的认识："其知道者，法于阴阳，和于术数，食饮有节，起居有常，不妄作劳，故能形与神俱，而尽终其天年，度百岁乃去。"

一、起居有常

起居有常主要是指起卧作息和日常生活的各个方面有一定的规律并合乎自然界和人体的生理常度。它要求人们起居作息、日常生活要有规律，这是强身健体、延年益寿的重要原则。《素问·生气通天论》说："起居如惊，神气乃浮"，清代名医张隐庵说："起居有常，养其神也，不妄作劳，养其精也。夫神气去，形独居，人乃死。能调养其神气，故能与形俱存，而尽终其天年"，这说明起居有常是调养神气的重要法则。神气在人体中具有重要作用，它是对人体生命活动的总概括。人们若能起居有常，合理作息，就能保养神气，使人体精力充沛，生命力旺盛，面色红润光泽，目光炯炯，神采奕奕。反之，若起居无常，不能合乎自然规律和人体常度来安排作息，天长日久则神气衰败，就会出现精神萎靡，生命力衰退，面色不华，目光呆滞无神。起居有常主要表现在定时睡眠和觉醒以及保证睡眠时间两个方面（详见本书第十章"睡眠调养"）。

二、膳食平衡

膳食是供给机体营养物质的源泉，是维持人体生长、发育，完成各种生理功能，保证生命生存的不可缺少的条件。《汉书·郦食其传》所说"民以食为天"就是这个意思。古人早就认识到了饮食与生命的重要关系。他们在长期实践中积累了丰富的知识和宝贵经验，逐渐形成了一套具有中华民族特色的饮食养生理论，在保障人民健康方面发挥了巨大作用。饮食养生的目的在于通过合理而适度的补充营养，以补益精气，并通过饮食调配，纠正脏腑阴阳之偏颇，从而增进机体健康、抗衰延寿。由于饮食为人所必需，而饮食不当，又最易影响健康，食养是中医养生学中的重要组成部分（详见本书第四章"膳食美容保健"）。

三、定时排便

排便是人体排泄废物的主要形式，其正常与否，直接影响到人体的健康。所以，养成良好的排便习惯，对健康长寿具有重要意义。古代养生家对保持大便通畅极为重视。汉代王充在《论衡》中指出："欲得长生，肠中常清，欲得不死，肠中无滓。"金元时代的朱丹溪也说："五味入口，即入于胃，留毒不散，积聚既久，致伤冲和，诸病生焉。"就是说，肠中的残渣、浊物要及时不断地清理，排出体外，才能保证机体的正常生理功能。如果大便经常秘结不畅，可导致浊气上扰，气血逆乱，脏腑功能失调，因此而产生或诱发多种疾病，如头痛、牙痛、肛门病、冠心病、高血压、脑血管意外、肠癌等。

保持大便通畅的方法很多，如养成定时排便的习惯，以早上 5~7 时为最佳排便时间，因为此时大肠经当令，大肠的蠕动功能最旺盛，而且前一天所进的饮食在此时已经运化完全；每天主动多饮水，尤其在晨起后要饮 1~2 杯白开水，既可起到洗涤肠道、稀释血液的作用，又可刺激胃肠蠕动，软化粪便而促进排便；在饮食上应多吃富含膳食纤维的食物，如全谷类食品、薯类、新鲜蔬菜、水果等，以刺激肠道蠕动，增加肠内容量，加快粪便排出；每天适度运动也很重要，可以增强胃肠道蠕动，促进排便；早晚各做 1 次 15 分钟的腹式呼吸，使小腹部、腰背部出现发热感，随着腹肌的起伏运动，胃肠的活动量随之增大，消化功能也得到了增强，对糟粕的排出会更加彻底；腹部推拿也有助于排便，每天晚上入睡前用两手相叠揉腹，以肚脐为中心，顺时针方向揉动 100 次，并且点按天枢、足三里、上巨虚等穴位，可以促进肠道血液循环，疏通肠胃，从而促使大便顺畅排泄。另外，排便时要做到有便不强忍，排便不强挣。忍便不解会使粪便中的毒素被肠黏膜吸收，危害机体；排便强挣，会过度增高腹压，使心肌耗氧量增加，血压上升，容易诱发心脑血管疾病。

四、定时饮水

水是构成人体的主要成分，也是维持人体正常生理活动的重要物质。水与美容的关系非常密切，这在第四章"膳食美容保健"中已经论述。人每天的饮水量为 8~10 杯，即 1 600~2 000ml，但要因人、因时而异。饮水要足够，但不能一次完成，一次大量喝水会引起水中毒，科学的饮水方法是"少喝多饮"，即每次少喝一点，多喝几次。最好的方法是定时定量饮水，有研究显示，一天中最佳喝水时间有四个：

1. 晨起后　经过一夜的长睡，滴水未进，使人体处于缺水状态，从而导致血液黏度增加，血流缓慢，排毒能力减弱，造成体内代谢废物堆积，故起床后要及时喝水，以尽早补充夜间失去的水分，稀释血液，这对防止脑血管疾病非常有利。

2. 上午 10:00　起床后，活动加剧，耗水量增加，此时血液再度变浓，适时进水，可补充出汗及经尿排出的水分，维持体内水的正常含量。

3. 下午 3:00　此时进水，除起到补水作用外，还可使体内积累的废物及时排出。

4. 就寝前 1~2 小时　晨起及睡前饮水是一天中饮水最关键的时刻。睡前喝水可保持夜间体内水分的充足，对防止血液因夜间长时间未补水而浓缩，也可有效地促进消化与睡眠，保证消化液生成所需要的水分，还可作为夜间水分丢失的储备。

人体内缺水时，除感到口渴外，还会感到口干、唾液少、皮肤干燥、唇裂、无力、尿少、头晕、头痛等，严重时还会出现发热、烦躁不安等精神症状。这时必须快速补充水分。

五、适量运动

生命在于运动,人体通过一定的运动,可以有效改善形态功能,提高身体素质和基本活动能力,促进智能发展,培养良好道德品质和心理品质,提高社会适应能力等。这些能力与水平的提高,是人体健康得到发展的重要标志(详见本书第六章“运动美容保健”)。

六、劳逸结合

劳和逸都是人体的生理需要,劳逸适度,能够使气血调畅,形神兼备。《素问·上古天真论》中有“食饮有节,起居有常,不妄作劳,故能形与神俱,而尽终其天年”的记载,可见劳逸适度符合养生之道。

传统医学早在两千多年前就认识到了劳逸适度对身体健康的重要性,《素问·宣明五气论》说:“久行伤筋,久立伤骨,久坐伤肉,久视伤血,久卧伤气。”长期体力或脑力疲劳,会使气血伤耗,出现气短、困倦、心悸、失眠健忘等症,严重者甚至诱发急性心脑血管疾病。近年来时有发生的中年精英“过劳死”现象让很多人都意识到,过度劳累对身体健康的危害。实际上,与过劳相对的过度安逸同样也不利于健康,人在日常生活中,如果四体不勤,饱食终日,无所事事,就会气血运行不畅,筋骨脆弱,脾胃消化功能衰退,抵抗力下降,精神萎靡,还可能继发各种疾病,如肥胖、冠心病、高血压、糖尿病等。

现在很多疾病的发生都与过劳或过逸有关。近几年来腰椎间盘突出症年轻化趋势非常明显,而且发病原因两极分化,有的是因为过度运动造成损伤;有的是因为长时间不活动使腰椎间盘长期处于高压状态,导致发病率增高。

养生学家主张劳逸结合,互相协调。或劳与逸穿插交替进行,或劳与逸互相包含,劳中有逸,逸中有劳,只有劳逸协调适度才能保持健康。正如孙思邈《备急千金要方》卷二十七道林养性所说:“养生之道,常欲小劳,但莫大疲及强所不能堪耳。”

七、心理平衡

人的健康不仅指生理上的健康,还包括心理和社会适应等方面的完好状态,即包括身、心两方面的健康。现代医学证明,许多疾病,如癌症、高血压、冠心病、胃溃疡、肝脏疾病等都与心理因素明显相关,所以精神心理状态对身体的健康有重要影响(详见本书第十一章“情志调养”)。

八、培养情趣

情趣即性情志趣,这里主要是指生活情趣,通俗地讲,凡是人们的兴趣、爱好、玩赏、消遣都可以纳入生活情趣的范畴。情趣是人的一种生存状态,是具有艺术意趣的生活方式。有情趣,就是懂得生活的艺术化和情感化。人们追求情趣,就是要学会以多种多样的艺术的生活方式来充实自己的生活,长久保持一种健康向上的心态。心理健康的人总能从日常生活的平凡小事中,发现乐趣,体验情趣。人的兴趣、情感、修养、知识和环境不同,会有不同的情趣。情趣会随着人自身和环境发生变化而发展或改变。高雅情趣是健康、科学、文明、向上的情趣,符合社会道德和法律的要求,体现了一个人对美好生活的追求、乐观的生活态度和健康的心理。

情趣健康实际上就是选择了科学的生活方式。工作之余安排一些读书写作、练字习画、吹拉弹唱等健康有益的文体活动，不仅能陶冶情操，充实精神，还有助于调节心境，消除烦恼，增强体质，益智养心，延缓衰老，对健康的功效是任何高档保健品和现代医疗手段都无法替代的。

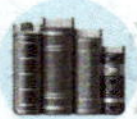

课堂互动

讨论：对美容保健有促进作用的生活方式有哪些？如何做一个身心健康的人？

第二节 不良嗜好与美容保健

一、吸烟

（一）吸烟的危害

烟草在燃烧时，所释放的烟雾中含有4 000多种已知的化学物质，其中焦油在肺中会浓缩成一种黏性物质；尼古丁会使人成瘾，主要是对神经系统产生影响；一氧化碳能减低红细胞将氧输送到全身的能力；另外还含有氰化物、致癌物和芳香烃等刺激性烟雾，它们有多种致病变、致癌变的生物学作用，严重危害人体各重要组织器官。据世界卫生组织的最新的调查显示，全球每年死于吸烟相关疾病的人数达400万，到2020年预计将达到1 000万人。在我国至少有3.2亿的烟民，并且每年仍在递增。为此，联合国确定每年5月31日为全球戒烟日，世界卫生组织把吸烟看成二十世纪的瘟疫。吸烟能使人体产生多种疾病：

1. 呼吸系统疾病　人体的呼吸道表面有一层纤毛，正常情况下，从下向上运动，起到排出异物和尘埃的作用。长时间吸烟，焦油会把这种纤毛表面粘住，影响摆动。纤毛摆动不顺畅后，排出有害物质和异物的功能就会减弱。另外焦油、一氧化碳、尼古丁等有害物质到达肺时，与煤气中毒相似。一氧化碳进入血液后，依仗比氧强大几倍的优势，挤掉氧气，强行与血红蛋白结合，造成全身血液循环的供氧不足。口腔、咽喉、气管、支气管、肺部缺氧后就会患慢性咽炎、慢性支气管炎，甚至发展成慢性阻塞性肺疾病、呼吸系统癌症等。

2. 心血管系统疾病　吸烟与冠心病、高血压、猝死、血栓闭塞性脉管炎的发病有关。氧气缺乏给心脏造成了负担，心脏不得不代偿性超负荷工作。烟草中的尼古丁和一氧化碳会造成冠状动脉内膜的损伤，从而形成冠心病；还会造成血管内环境的异常，增加血小板的聚集，使血黏度增加，从而易于形成血栓；另外，尼古丁还会使高密度胆固醇的密度水平降低，减少心肌氧供量的同时增加心肌的耗氧量，导致心脏传导系统的异常。因此，吸烟者患冠心病的风险要比平常人高很多，防治冠心病离不开戒烟。在中国吸烟者的死亡原因中，冠心病仅排在慢性阻塞性肺病和肺癌之后，名列第三。科学家归纳了导致冠心病的九个独立危险因素，吸烟排第二，仅次于高血脂，比高血压、糖尿病的排名还要靠前。

知识链接

冠心病的危险因素

导致冠心病的九个独立危险因素按先后顺序排列依次为：血脂异常、吸烟、高血压、糖尿病、腹型肥胖、缺乏运动、每日摄入的水果和蔬菜减少、大量饮酒和社会心理因素。

3. 脑血管系统疾病　吸烟增加脑出血、脑梗死、蛛网膜下腔出血的危险。另外吸烟可损伤脑细胞、损害记忆力、影响对问题的思考及引起精神紊乱等。

4. 消化系统疾病　烟草中的尼古丁会引起胃溃疡并延缓溃疡的愈合，同时，还会破坏胃肠的正常活动，从而导致消化性溃疡、胃炎、食管癌、结肠病变、胰腺癌和胃癌等疾病。

5. 内分泌系统疾病　吸烟 20 支 / 日，可使糖尿病危险增加 1 倍。吸烟亦可促发甲状腺疾病。

6. 口腔疾病　吸烟可以引起许多口腔疾病，如唇癌、口腔癌、口腔白斑、白念珠菌感染、口腔黏膜色素沉着、口腔异味等。

7. 眼科疾病　吸烟可以引起许多眼科疾病，中毒性视神经病变、视觉适应性减退、黄斑变性、白内障等。

8. 泌尿生殖系统疾病　烟草中的化学物质进入血液循环后，经肾脏滤过，然后通过膀胱从尿液中排出体外。在膀胱内它们可以破坏细胞，从而增加膀胱癌的发病率。烟草中尼古丁有抑制性激素分泌及杀伤精子的作用，同时可阻碍精子和卵子的结合，大大降低妇女的受孕机会。烟草还会使女性出现月经紊乱、流产、绝经提前等症状，并使绝经后的骨质疏松症状更加严重。

9. 皮肤疾病　据美国皮肤病专家杰弗里·史密斯研究表明，同阳光的暴晒一样，烟草会导致弹性硬蛋白和弹性纤维变粗或断裂。氧气供应量的减少也会影响皮肤的主要组成部分胶原的形成，并导致皮肤干燥，从而加剧皱纹的出现。

总之，吸烟者得口腔癌、喉癌、食道癌、胃癌、膀胱癌等癌症的几率比不吸烟者高 5~10 倍，冠心病发病率高 4 倍，肺癌发病率高 10~20 倍，吸烟量越大，患肺癌危险性越高，气管炎发病率高 2~8 倍。

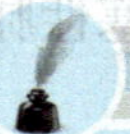

知识拓展

被动吸烟的危害

研究显示，被动吸烟比主动吸烟吸入的有害物质多得多，吸烟者吐出的冷烟雾中，烟焦油含量比吸烟者吸入的热烟雾中多 1 倍，苯丙芘多 2 倍，一氧化碳多 4 倍。室内吸 2 支烟的污染比室外高 20 倍。同 1 个吸烟者共同生活患癌症机会增加 1.4 倍，同 2 个吸烟者共同生活患癌症机会增加 2.3 倍。流行病学调查表明，丈夫吸烟的女性的肺癌患病率为丈夫不吸烟者的 1.6~3.4 倍。国际性的抽样调查证实，吸烟致癌患者中的 50% 是被动吸烟者。所以必须大力提倡在公共场所禁烟。

（二）戒烟

1. 戒烟的益处　要戒烟，首先应当了解戒烟后的益处。戒烟20分钟后，尼古丁会限制血液的流动，因此随着戒烟后身体里尼古丁含量的降低，全身的循环系统得到改善，特别是手和脚部。戒烟8小时后，血液中的含氧量达到不吸烟时的水平，同时体内一氧化碳的含量减少到一半。戒烟24小时后，体内残留的一氧化碳消失殆尽，肺部开始清除黏液和其他令人讨厌的吸烟残留物。戒烟48小时后，尼古丁全部消除，味觉和嗅觉开始得到改善。戒烟72小时后，呼吸变得更加轻松，同时整体精神状态有所改善。戒烟3~9个月后，各种呼吸问题都会得到改善，而且肺部的效率增加了10%。戒烟1年后，生殖能力增加了1/3。戒烟5年后，患心脏病的风险下降到了吸烟前的一半，而患中风的危险与不吸烟者相当。戒烟10年后，患肺癌的几率为继续吸烟者的一半。戒烟15年后，患心脏病的危险与从不吸烟的人相同。

2. 戒烟的方法

（1）尼古丁替代疗法：即使用含有微量尼古丁的产品，比如口香糖、鼻腔喷雾剂或贴在皮肤上的膏药等，来帮助缓解戒烟者在戒烟过程中出现的失眠、易怒、焦虑等症状。这些替代产品中的尼古丁进入血液的速度比吸烟要慢得多，但是都能迅速有效地缓解烟瘾。与口香糖、鼻腔喷雾剂相比，皮肤膏药使用更为方便，尤其适用于有鼻窦炎或者鼻腔过敏的人。但是孕妇、高血压及心脏病患者要慎用，不可擅自使用，或者遵照医嘱使用。

（2）药物疗法：有一种叫“载班”（Zyban）的处方药，可以通过对大脑的作用减轻戒烟过程的剧烈反应。它可以单独使用，也可以和皮肤膏药一起使用，以增加戒烟成功的几率。然而，如果戒烟者中风、身心功能失调、头部曾经受创或已在服用抗抑郁药，就不适合服用“载班”。

（3）针灸疗法：针灸对戒烟有一定的帮助。针灸戒烟常常选用的针刺穴位为列缺、足三里、神门、合谷、内关和戒烟穴（位于列缺与阳溪之间）。也可采用压丸法、埋针法或激光疗法对耳穴进行刺激。常用的耳穴有：神门、内分泌、肺、脾、气管、口。

无论采用哪一种戒烟方式，非常重要的一点是要获得来自家人、朋友的全力支持，有效地督促戒烟者实施戒烟计划，并帮助其减轻身心所承受的压力。当然，成功的关键还是在于戒烟者自己。

二、酗酒

（一）酒精的危害

当人体血液中的乙醇浓度达到0.05%时，酒精的作用开始显露出来，表现为兴奋和欣快感；当乙醇浓度达到0.1%时，人就会失去自制能力和自控能力；当乙醇浓度达到0.2%时，就会使人酩酊大醉；而乙醇浓度达到0.4%时，人就可能失去知觉，昏迷不醒，甚至有生命危险。

大量饮酒能使神经系统由兴奋到高度抑制，严重破坏神经系统的正常功能；长期过量饮酒还会损害肝脏，导致酒精性肝硬化；此外，慢性酒精中毒对身体还有多方面的损害，如可导致多发性神经炎、高血压、心脑病变、造血功能障碍、胰腺炎、胃炎和溃疡病等等；长期大量饮酒还能危害生殖细胞，致使后代智力低下；经常饮酒的人喉癌及消化道癌发病率也明显增加。

（二）戒酒的方法

要彻底戒掉酗酒习惯，最重要的是主观认识到酗酒的危害。

1. 认知疗法　通过影视、图片、讨论等多种传媒方式，让嗜酒者端正对酒的态度，正确认识酗酒的危害，从思想上坚持纠正饮酒的成瘾行为，社会上舆论干预和强制的行政手段，对戒酒有绝对的效果，但应提倡主动戒酒。

2. 逐渐减量法　要有计划地逐渐减少饮酒量及次数，切忌一次戒掉，以免出现戒断症状。

3. 借助药物　由于饮酒是一种成瘾行为，需要相当努力才能把这种习惯改正过来。借助药物的帮助，有时也是必要的，这样能够提高戒酒成功率。

4. 反恶疗法　是一种行为矫正方法。其目的在于饮酒时不但得不到欣快感觉，相反产生令人痛苦的体验，形成负性条件反射，常用药物配合。

5. 家庭治疗　酒往往给家庭带来不幸，但对其进行制约的最好环境也是家庭。因此，家庭成员应帮助患者，让其了解酒精中毒的危害，及早树立起戒酒的决心和信心，并与患者签好协定，定时限量喝酒，循序渐进地戒除酒瘾。同时创造良好的家庭气氛，用亲情温情去解除患者的心理症结，使之感受到家庭的温暖。

6. 集体疗法　成立各种戒酒协会，进行自我教育及互相约束与帮助，达到戒酒目的。

三、纵欲

自古房事如水火，能生人也能杀人。纵欲会加速衰老，《黄帝内经》中云："以酒为浆，以妄为常，醉以入房，以欲竭其精，以耗散其真……故半百而衰也。"也就是说，纵欲者，寿命不可能长；脑髓为肾所生，纵欲必然伤肾，肾精亏耗无法充盈脑髓，所以纵欲之人会出现头痛、头晕、昏睡等表现；纵欲还会伤骨，因为肾主骨生髓，骨髓生于肾精，所以纵欲者骨头易脆、易折，因此，古人把纵欲当做破骨的斧子，故《阴符经》曰："淫声美色，破骨之斧锯也。"；纵欲也会伤耳，肾开窍于耳，耳朵的营养要靠肾精的滋润，纵欲者肾精耗伤，所以易发生耳鸣、耳聋。由于精在生命活动中起着十分重要的作用，所以，要想使身体健康而无病，保持旺盛的生命力，养精则是十分重要的内容。《类经》明确指出："善养生者，必宝其精，精盈则气盛，气盛则神全，神全则身健，身健则病少，神气坚强，老而益壮，皆本乎精也"。葆精的意义，于此可见。葆精的另一方面含义，还在于保养肾精，也即狭义的"精"。男女生殖之精，是人体先天生命之源泉，不宜过分泄漏，如果纵情泄欲，会使精液枯竭，真气耗散而致未老先衰。《备急千金要方·养性》中指出："精竭则身惫。故欲不节则精耗，精耗则气衰，气衰则病至，病至则身危"。告诫人们宜保养肾精，这是关系到机体健康和生命安危的大事。足以说明，精不可耗伤，养精方可强身益寿，作为养生的指导原则，其意义也正在于此。

（廖　燕）

复习思考题

1. 什么是生活方式病？
2. 健康的生活方式包括什么？
3. 吸烟对健康的影响有哪些？

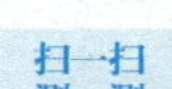

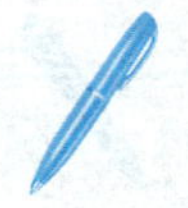

课件

第九章

体质调养

扫一扫
知重点

学习要点

体质的定义、分类及判定；各种体质的特征、调养原则及调养方法；体质与证的关系及各种体质形成的机制；中医及现代医学对体质形成的认识。

第一节　体质的形成

体质是人群中的个体在遗传的基础上，在环境的影响下，在生长、发育和衰老的过程中形成的结构、功能和心理特征上相对稳定的特殊状态。人体存在不同体质类型，已经得到中西医及国内外学者的公认，体质具有发生相关疾病的倾向性，也在一定程度上决定了疾病的发展与转归。偏颇体质之人，体内阴阳气血已经失调，但尚未发展成疾病，处于病与未病之间的亚健康状态。所以改善偏颇的体质，可预防亚健康的发生，防止其转化为疾病，是预防疾病的重要方法，体现了中医学“不治已病，治未病”的预防思想。

一、中医对体质形成的认识

中医理论认为人体体质的形成主要取决于先天和后天两方面的因素，并受其他因素影响。先天因素由禀受于父母的先天之精气来决定，即肾中的元阴元阳；后天因素则主要由后天脾胃运化的水谷之精微来决定。

（一）肾精决定体质形成

肾为先天之本，先天禀赋对体质形成具有重要意义。元精、元气和元神为人身之三宝，其中以元精尤为重要。《素问·上古天真论》说：“肾者主水，受五脏六腑之精而藏之”。五脏六腑的温煦滋润全赖肾中之水火。无论何种情况伤及肾精，五脏六腑均受其累，形成各种体质偏颇。可见，肾精亏损是形成体质偏颇的根本原因。

1. 肾精不足导致阴阳气血失调　肾精包括阴精与阳精，即元阴与元阳。全身的津液都来源于阴精，若肾中元阴不足，则津液枯竭而内燥生，形成阴虚内热体质；若肾中元阳不足，则失其温煦作用而寒从中生，形成阳虚体质；人体津液的运行全赖阳气的温煦推动而完成润养之职，若阳虚失于温化，则津液聚而为痰，停而成饮，蓄而成水，形成痰湿体质；湿邪郁久化热，进而形成湿热体质；气血亦由肾精而化，肾精不足，无以化生气血，则形成气血亏虚体质；五脏六腑之气血不足，功能低下，气不能畅行，血不能运通，血脉凝涩而为瘀滞，形成气郁、血瘀体质。

2. 肾精不足使五脏受累

(1) 伤肾：肾中精气，是机体生命活动之本，对机体各方面的生理活动均起着积极重要的作用。肾阴和肾阳，是机体各脏阴阳的根本，二者之间，相互制约、相互依存、相互为用。如果由于某些原因，这种相对平衡遭到破坏而又不能自行恢复时，既能形成肾阴虚或肾阳虚。

(2) 伤肺：肺与肾的关系，主要表现于水液的代谢和呼吸运动两个方面。肾为主水之脏，肺为“水上之源”，肺的宣发肃降和通调水道，有赖于肾的蒸腾气化。反之，肾的主水功能，亦有赖于肺的宣发肃降和通调水道，因此，肺失宣降，通调水道失职，必累及于肾，而至尿少，甚至水肿；肾的气化失司，关门不力，则水泛为肿，甚则上犯为喘，咳逆倚息而不得平卧，即如《素问·水热穴论》所说：“其本在肾，其末在肺，皆积水也”。肺主呼气，肾主纳气，肺的呼吸功能需要肾的纳气作用来协助，肾气充盛，吸入之气方能经肺之肃降而下纳于肾，故有“肺为气之主，肾为气之根”之说。若肾的精气不足，摄纳无权，气浮于上，或肺气久虚，久病及肾，均可导致肾不纳气，出现动则气喘等症。

(3) 伤脾：脾为后天之本，肾为先天之本。脾之健运，化生精微，须借助于肾阳的温煦，故有“脾阳根于肾阳”之说。如果肾精亏损，肾阳虚衰，命火不足，则脾运失常可以导致泄泻；或肾阳虚弱，温煦无权，不能蒸化津液，阴寒内结，糟粕内积肠道，大便不通而成冷秘；或肾精亏损，津液内耗，燥热内生，肠道干涩，大便秘结而成热秘。

(4) 伤心：肾属水，心属火，正常情况下，肾水上升，心火下降，水火既济，心肾交通。如果肾精亏损，水亏于下，不能上济于心，水火不济，则可致心火独亢，导致心烦不寐、健忘等；如因肾水不足，水不涵木而心肝火旺，导致阴血耗伤，心脉失于濡养，可致心痛频发；如肾阴先亏而后阴损及阳，不能鼓舞心阳，血脉失于温运，痹阻不畅，亦常发为心痛。

(5) 伤肝：一为水不涵木，阴不敛阳而肝阳上亢，肝风内动，发为眩晕，手足颤动，拘急强直，甚则中风；二为肝肾虚寒，肝肾同居下焦，均有相火，如果肾阳亏虚，则下焦虚寒，更因寒滞肝脉，在男子见寒疝、缩阴等证，在女子则为经冷腹痛、胞寒不孕等证。

3. 肾精不足导致“内生六气”“内生六气”是指机体本身由于内脏功能失常而造成的六种病理变化过程，即化寒、化热、化燥、化湿、化火和化风。

(1) 化寒：寒从中生的根源在于肾，因为肾中元阳为诸阳之本，由于肾阳不振，命门火衰，正如釜底无薪，水谷难熟，无以温煦人体，故诸寒丛生。所以《素问·至真要大论》说：“诸寒收引，皆属于肾”。寒在腠理则毛窍收缩，闭塞无汗；寒在肌肤筋肉则肢冷畏寒，厥逆不仁，挛急不伸，为痹为痛；寒在血脉则脉急蜷缩，血行凝滞。

(2) 化燥：燥是指体内津液不足，干枯失润的状态，内燥多由阴液亏虚所致。而失精则为阴精亏损的常见原因，可见内燥以肾为根基。肾阴亏虚则津液内涸而化燥。《素问·调经论》说：“阴虚则内热”。内热则能进一步耗伤津液而化燥。燥则内不能滋养脏腑，外不能濡润腠理孔窍，以致皮肤憔悴，毛发枯焦，口唇燥裂，舌上无津，口渴咽干，小便短赤，大便秘结。

(3) 化热化火：热为火之渐，火为热之极。火热有虚实之分。精血亏少，而致阴虚阳亢，阳有余则为热、为火，这是虚火之类。如心有虚火，则阳不入阴，神不内守，而见心悸怔忡，失眠健忘，五心烦热；胃有虚火则升降失司，而见咽干口燥，多食善饥，时作干呕，大便干结；肺有虚火则清肃无权，不能制阳，虚火灼络而干咳声哑，咽干盗汗，痰中带血。

(4) 化风：风性善动，凡在疾病过程中出现了诸如头晕目眩，四肢抽搐，或强直，乃至猝然昏倒，昏不知人等症，都可称为风气内动。风也有虚实之分。《素问·至真要大论》说："诸风掉眩，皆属于肝。"肝体阴而用阳，肝风之所以内动，是由于肝阴不足，阳失潜藏，亢而成风。肝木之养，有赖于肾水之滋，今因肾精亏损，精不化血，肝失濡养，水不涵木，虚阳上扰，风从内生。肝藏血，血与津液同源，精液失藏而致津液不足，液少血枯，血不养筋，可见手足蠕动，四肢震颤等症。

(5) 化湿：痰湿是因体内水谷津液运化转输受阻而蓄积停滞的。由于脾阳不振，升降失调，不能为胃行其津液，以致聚而成湿，或停而成痰，或留而为饮，甚则积而为水，故《素问·至真要大论》说："诸湿肿满，皆属于脾"。而脾胃的运化功能必须依赖于肾阳的温煦。石寿棠在《医原·百病提纲论》中论及内湿病机时说："内湿起于肺、脾、肾，脾为重，肾为尤重。盖肺为通调水津之源，脾为散输水津之本，肾又为通调散输之枢纽。"肾的水液代谢功能，全赖于肾中元阳，阳气虚则运化无力而成内湿。

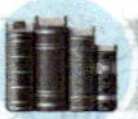

课堂互动

讨论：肾中精气如何决定体质的形成？

(二) 后天脾胃影响体质形成

脾胃为后天之本，它对体质的形成也起着十分重要的作用。作为禀受于父母的先天之精气，个体是无法选择的，而后天脾胃的调养与饮食的调摄则是可以人为控制的。控制适度，后天可以弥补先天之不足，调整体质上的偏颇；控制不当，则脾胃受损，正常体质也会变成偏颇体质，甚至"百病丛生"。

1. 脾胃受损使五脏受累　李东垣根据《黄帝内经》的理论反复论述了病从脾胃而生的病机，得出了"元气之充足，皆由于脾胃之气无所伤，而后能滋养元气。若胃气之本弱，饮食自倍，则脾胃之气既伤而元气亦不能充，而诸病之所由生也"的结论。可见脾胃受伤则五脏受邪，主要表现在如下几方面：

(1) 伤脾：脾的主要生理功能是主运化，升清和统血。如果脾的运化水谷功能减退，则会出现腹胀、便溏、食欲不振、倦怠、消瘦等；脾的运化水湿的功能减退，则水液在体内停滞，产生湿、痰、饮等病理产物；脾主升清的功能减弱，则水谷不能运化，气血生化无源，可出现神疲乏力、头目眩晕、腹胀、泄泻等；脾气的固摄能力减退，则统血功能减弱，而导致出血。

(2) 伤肺：脾与肺的密切关系，主要表现于气的生成和津液的输布代谢两个方面。肺所吸入的清气和脾胃所运化的水谷精气，是组成气的主要物质基础。在津液代谢方面，肺的宣发肃降和通调水道，有助于脾的运化水液功能，从而防止内湿的产生；而脾转输津液，散精于肺的功能，不仅是肺通调水道的前提，而且也为肺的生理活动提

供了必要的营养。脾气不足时,常可导致肺气的不足;脾失健运,津液代谢障碍,水液停滞,则聚而生痰、成饮,多影响肺的宣发和肃降功能,可出现喘、咳、痰多等表现。

(3) 伤心:心主血,脾统血。脾又为气血生化之源,故心与脾的关系甚为密切。脾的运化功能正常,则化生血液的功能旺盛。血液充盈,则心有所主。如思虑过度,不仅暗耗心血,且可影响脾的运化功能,则气血生化无源,导致血虚而心无所主;若脾不统血而致血液妄行,则也会造成心血不足。这就形成了以眩晕、心悸、失眠、多梦、腹胀、体倦、面色无华为主的心脾两虚证。

(4) 伤肝:肝与脾在血的生成、贮藏及运行等方面有密切的联系。脾运健旺,生血有源,且不溢出脉外,则肝有所藏。若脾虚气血生化无源,或脾不统血,失血过多,均可导致肝血不足。

(5) 伤肾:脾为后天之本,肾为先天之本。脾之健运,化生精微,须借助于肾阳的温煦,故有"脾阳根于肾阳"之说。肾中精气亦有赖于水谷精微的培育和充养,才能不断充盈和成熟。若脾阳久虚,进而可损及肾阳,而成脾肾两虚之证。

2. 脾胃受损产生"内生六气" 脾胃不足可使五脏六腑皆病,内风、内寒、内热、内湿、内燥及内火将接踵而至。《脾胃论·饮食劳倦所伤始为热中论》反复强调"脾胃气衰,元气不足,而心火独盛"。心火旺盛必将累及肝木而致肝火旺盛,从而表现为肝风内动之证。这是由脾胃及肝,由火致风的主要病机。

至于寒热,《脾胃论·饮食劳倦所伤始为热中论》说:"有所劳倦,形气衰少,谷气不盛,上焦不行,下脘不通,胃气热,热气熏胸中,故曰内热。"这是热证的病机。又说:"阴盛生内寒,厥气上逆,寒气积于胸中而不泻,不泻则温气去,寒独留,寒独留则血凝泣,血凝泣则脉不通,其脉盛大以涩,故中寒。"这是寒中证的病机。寒中而致血瘀,在脾胃虚寒证中是相当常见的。

脾胃受损而内生燥湿,《脾胃论·脾胃虚则九窍不通论》说:"饮食劳倦所伤,自汗,小便数,阴火乘土位,清气不生,阳道不行,乃阴血伏火。况阳明胃土右燥左热,故化燥火而津液不能停,且小便与汗皆亡津液。"这是亡津液而致燥的机制。脾胃有伤,运化失司,水湿停于体内为患,正如《素问·至真要大论》中所说"诸湿肿满,皆属于脾"。

二、现代医学对体质形成的认识

现代医学认为,体质的形成主要与下列因素有关:

(一) 遗传因素

1. 遗传决定了体质的多样性 遗传是人们观察到的由亲代将其特征传给子代的一种现象。现代遗传学研究结果表明,一个人从他的双亲那里继承下来的全部物质及遗传信息都包含在卵子和精子里面。人类一切遗传性状都是在遗传信息的控制下,在发育过程中,在环境的影响下从受精卵开始直到死亡,经过一系列的演变而形成的。生殖细胞中的染色体负载着遗传信息,人体细胞中含有 23 对染色体,每条染色体上约有 2 000 多个代表遗传特征的基因(DNA)。基因是由一定的核苷酸(主要是其中的碱基成分)按特定的顺序排列而成,在含有几百万对碱基的 DNA 分子中,碱基可以出现无穷无尽的排列方式。由此所决定的无穷无尽的形态结构与心理特征,才使世界上没有两种生物的 DNA 有相同的碱基排列顺序,这就是人与人之间个体体质差异的遗传学依据。

2. 体质可变又难变 在进化过程中，任何生物体，包括人体在内，都有遗传性和变异性两个对立统一的方面。遗传中有变异，变异里有遗传。人体体质亦然。影响体质遗传和变异的因素是十分复杂的。现代遗传学研究结果表明，一个个体的性状是来自基因的作用。基因型这个词用来说明基因的结构，表型则用于说明外部的表现。某一个人的基因型是恒定的，当他起源于一个受精卵的时候就已经定下来了。表型即机体的性状则是能变的，是基因型和它的非基因性环境之间相互作用的结果。特定的基因型规定了生物在一定环境条件下的特定反应方式，而特殊环境条件也影响一定基因型的表达，甚至可以改变其原来的反应方式。异种生物，甚至同种机体的基因型互不相同，或不完全相同，机体内外环境更是复杂多变，这就必然造成各种生物在不同环境中千差万别的表型。特定基因型在各种环境中所表达的以及可能表达的全部表型，共同构成该基因型的反应规范。反应规范越大，机体在不同环境影响下的可塑性或适应力也越大。因此，可以得到的结论是："生物的全部性状都是基因型和环境条件互相作用的最后产物。基因型和环境条件任何一方面发生变化都可能导致某种性状的变异"，即都可能引起体质变异。但必须强调，这种变异是有一定规范和限度的，不是任意变化的，它受基因型的制约。由此可见，人体的体质是可变的，又是相对稳定的、难变的。

3. 遗传与体质类型的形成 体质诊断和分类的依据都来源于人体的性状。性状的含义是一个正在发育或完全发育好的个体的任何一种可观察的表现。如一个生化特征，一种细胞形状，一种解剖结构，一种器官功能，甚至一种精神特征。大多数性状是由许多基因复杂的相互作用所产生的结果，大多数性状都取决于许多基因，这些基因中的任何一个发生了改变均可以导致该性状的改变，同理，一个基因也就往往可以影响一个以上的性状。基因是通过同其他细胞组分的相互作用而产生效应的，而不是单独地决定性状的。因此，体质类型的遗传有三种可能：一是以某个基因为原发点，然后通过一种代谢性效应形成一种综合征，在临床上显示出一种特定的体质类型；另一种是通过连锁群的方式由亲代将"综合征"作为一个遗传单位直接传递给后代；第三种是多基因遗传的可能性仍然是存在的。

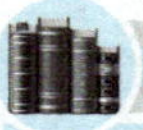

课堂互动

讨论：为什么说体质是可变的，又是稳定的、难变的？

(二) 地理因素

不同地区具有不同的地理特征，包括地壳的物理性状、地球的化学成分、物产及气候条件等特征。这些地理因素将影响生活在该地区人群的体质，使相同环境下的人群体质具有趋同性。现代生态学也认为，生物体中所存在的全部化学物质都来自空气、土壤和水，而人体体质就是以此为物质基础形成的。因此体质因地区而不同。

饮食物是地理因素影响人群体质的重要因素。人类是通过饮水，进食粮食、蔬菜、水果及禽兽肉类等维持生命的。人们已经认识到同一种谷物或蔬菜在不同地区其成分是不同的，而同一地区的土壤、植物、动物及人体内的常量元素间的分布比例是基本一致的。随着社会的发展，越来越多的人挣脱了地域的束缚，并逐渐疏离一方一隅的生活

习惯，融入空前统一的生活方式之中，即人们在不同的时空条件下过着类似或相同的生活，并使人类体质的趋同性越发显著。但认识地区体质差异仍然具有重要意义，它提示地理因素对体质的影响和地域性多发疾病的存在，从而为因地、因人制宜提供依据。

(三) 气象因素

影响体质形成的各种气象因素主要包括温度、湿度、气流、气压、光照度及日月与其他星体对人体的影响等。气象因素可以直接作用于人体产生生理性及病理性影响。

不同体质对不同气象因素的易感性不同，这就是所谓的“同气相求”。“同气相求”有两层意思，首先是指出某种体质容易感受相应的外邪，其次指出发病类型与传变趋势的倾向性也与外邪性质和体质类型密切相关。但要注意以下几点：①某种体质类型易感受某种外邪，只是指感受该种外邪较大的可能性，而不是必感某邪或不感他邪；②既病之后，人体所患病证的性质与外邪和体质类型的综合影响有关，如风邪中人，作用于阴虚内热者，则常为风热证，作用于虚寒者，则常为风寒证，作用于内湿者，则常为风湿证；③病变发展趋向及传变多取决于体质因素，如寒邪中人，对体素阳虚者，病多从寒化，或表寒更甚，或直中于里，或入里寒化；如体素阴虚者，虽以寒病为其始，但往往有化热之倾向，或为表寒里热，或见入里化热。

阳虚质者畏寒喜温，故能夏不能冬；阴虚者喜凉畏热，故能冬不能夏。因此，阳虚质者宜于冬天去温暖之处，而阴虚质者则宜于夏天去凉爽之处游览疗养。如果反此而行，则非但不能治疗疾病，反将加剧病情。痰湿质者与血瘀质者同样有寒热喜恶之分，也应问其所便，而定来去方向。痰湿质者忌去卑湿之地，以免外湿引动内湿而湿病加重，此种体质者宜于长夏去地势高的温燥之地治病。当在客观条件许可的情况下选择适合于体质条件的工作地域，这一措施对防病、养生保健是非常有益的。

(四) 生活习惯

1. 饮食习惯　饮食物是人体维持生命活动的能量来源。人们平时所摄取的食物在提供能量的同时，也影响着人的体质。中医理论认为，不仅饮食物的质量可以影响体质强弱，而且饮食偏嗜可以形成不同的体质类型。如酒肉肥甘之物多属热性食物，如果长期食用热性食物，则易助湿生热；冰冻寒冷的食物摄取过多会对机体产生两方面的影响，一是伤及脾胃阳气，特别是中年之后更容易形成寒湿痰浊的体质；二是引起血行不畅，尤其女性月经期不避寒凉，日久体内瘀血留存，形成血瘀体质。

中国地域广阔，民族众多。各地区、各民族的地理环境和饮食习惯对体质的形成也有很大影响。如湿热地区喜食辛辣，粤人、川人嗜食辣椒、湘人多食胡椒、南洋人常食咖喱，皆取其辛温化湿、醒脾开胃之功。西北人多食炙烤油炸之品，味厚发热，以抵御寒冷。但随着社会的发展，各地的饮食习惯逐渐融合，诸如川菜、烧烤、火锅等地域风味食品风靡全国，这些均是辛热肥腻之品，“多食辛辣则火生……多食浓厚则痰湿俱生”(《医方论·消导之剂》)。可见各地区、各民族饮食习惯的高度融合已使人们的体质特征出现空前的趋同性，即湿热内蕴。

2. 烟酒嗜好　我国每年的烟、酒消费量均居世界首位，长期过量吸烟饮酒必然使体质产生潜在的变化。“酒为百药之长”，适量饮酒可散风寒、通筋脉、解除疲劳、振奋精神。过量饮酒和长期嗜酒则是有害的。酒为熟谷之液，《证治准绳·类方》中记载酒“气热而质湿”，《顾松园医镜·本草必用》中记载过饮则“生痰动火”。大量饮酒后多有倦怠胸闷、头目不爽、口干口黏、舌苔厚腻、不思饮食等湿热征象；长期嗜酒者每见面垢油腻，饮食减少，口干口苦，甚或口臭，舌苔黄腻等，呈现湿热体质的典型特征。

与酒不同，即使是少量吸烟也将给身体带来较大的危害。烟作为辛热之物，燥热助阳在所难免，且烟为浊物，吸烟太多易生痰浊，故嗜烟者多有吐浓浊痰液之现象。《顾松园医镜·症方发明》中强调“烟为辛热之魁”，现代学者也认为“香烟燥热，极易损伤肺阴，肺为水之上源，肺气受损，肺气宣发和肃降失常，水液代谢失调，所以痰湿内生。”近20年来，我国吸烟人数持续增长，中国占世界1/5的人口，却吸掉了世界上1/3的香烟，吸烟所引起的体质变异不容忽视。可见，烟酒等不良嗜好，都有助湿生热之弊，为湿热体质的形成起了推波助澜的作用。

3. 保健药食　受中国传统文化的影响，国人素有“尚补”之俗。综观常用补品，多属温阳滋阴、益气养血之品，温阳益气者助热，滋阴养血者生湿，无虚之人服之难免内生湿热。误补的主要原因在于对中医中药理论的片面认识。《潜斋医学丛书·言医》中谈到“药为病而设，非养生之物也。”但由于人们强身健体的迫切要求和中医理论知识相对匮乏，使多数人难以对补益品的作用和不良反应认识清楚，从而形成了“全民进补”的妄补之风。所以，补法运用的扩大化违背了中医四时五脏阴阳之理，否认了辨证论治。补益之风的兴盛在减少虚性体质的同时也从一定程度上加重了人群湿热内盛体质的形成。

（五）社会心理因素

人类既具有生物属性，又具有社会属性和思维属性，人的健康和疾病受到社会环境的严重影响，有些疾病甚至完全是由于社会心理因素引起的。以“形神一体观”为特征的中医学理论始终强调体质是躯体素质和心理素质的综合体，脏腑功能与精神情志的联系具有相对稳定的特异性。长期的不良心境必然在某种程度上引起躯体素质的变化并最终导致体质的变异。

工业文明带来了物质财富奇迹般的增长，也使人类的精神失去了平衡。社会生活的剧变、信息流量的膨胀、效率意识的增长、人际关系的复杂、物质利益的分化等，使现代人精神紧张、情绪躁动、心灵疲惫、焦虑不安。种种不良的心理环境是导致心身疾病的重要原因。

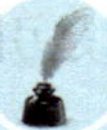

知识拓展

体质与证的关系

“证”是疾病所特有的，只有病人才会有“证”；而体质是正常人或亚健康人群特有的，它还没有发展成疾病。证以质为基础，证型将随质型而化。目前，人们辨证与辨体质的方法是相同的，都采用中医的望闻问切法。体质与证的差别主要表现在如下几个方面：①形成原因不同，体质的形成以先天遗传因素为主，遗传决定了体质的形成，但受后天环境的影响，如劳逸失度、饮食偏嗜、房室不节等都会对体质产生影响，而疾病的产生以后天环境为主，如外感六淫、饮食不节、情志所伤等；②传变速度不同，体质转变时间长，病证转变速度快，《伤寒论》中就有疾病“日传一经”之说；③分型繁简不同，目前公认的证型至少有311种，按现代中医体质分型只有9种主要分型，即使加上亚型与复合型也比证型少得多；④调治难易不同，相对说来，证的治疗比较容易，体质的调整却很困难。当病因去除以后，病证可以消失而体质仍然存在。

（黄昕红）

第二节 体质的分类与判定

体质是人类生命现象的一种重要表现形式。很久以前，人们就开始进行研究与探索，而且对它的分类方法也非常多。

一、体质的分类

(一) 古代的体质分类

1. 根据阴阳、五行分类　早在《黄帝内经》中就有关于体质形态的划分和体质与疾病、美容、寿命关系的论述。如《灵枢·通天》中根据个体间阴阳量的不同，将体质划分为“太阴之人”“少阴之人”“太阳之人”“少阳之人”“阴阳平和之人”五种不同类型，并描述了他们不同的生理、心理和行为特征；《黄帝内经》还以五行及其所属的五音、五色、五方、五季等，根据人群中个体的肤色、形态特征、功能特征、行为表现、心理性格及对环境的适应能力等特点，归纳总结出木、火、土、金、水五种体质类型，每类中又以五色结合经脉归属与特性再分五类，而成二十五种体质类型，正如《灵枢·阴阳二十五人》所言：“先立五行，金、木、水、火、土，别其五色，异其五形之人，而二十五人具矣”。这种分类方法，综合考虑并系统概括了人体生命现象的几个方面，可以说是比较全面的。以后历代医学家做了进一步丰富与扩展，也提出了许多种分型，但其分类方法各持己见，始终未能形成统一的标准。

2. 根据先天禀赋和后天调养分类

(1) 先天禀赋充盛体质：其体质特征为前额及两眉间开阔饱满，鼻部宽大，面颊至耳门之间广大开阔，肌肉丰满，耳廓方正宽大，耳垂长大，五官位置平正，面色正常，明润光泽，呼吸均匀自然，肌肉坚固，皮肤致密，神气十足。《灵枢·寿夭刚柔》中概括为：“形充而皮肤缓者则寿，形充而皮肤急者则夭，形充而脉坚大者顺也，形充而脉小以弱者气衰，衰则危矣……此天之生命所以立形定气而视寿夭者，必明乎此，立形定气而后以临病人，决死生。”以上论述的是形体特征，先天禀赋充盛，体质处于健康、协调状态，不易患病，患病后易于调治，所以也容易长寿。正如《景岳全书·传忠录·先天后天论》所说：“故以人之禀赋言，则先天强厚者多寿。”

(2) 先天禀赋不足体质：其体质特征为五官位置挤凑，前额及眉间部无开阔之象，鼻部狭小，鼻孔外张，颊侧及耳门之间狭窄不足，耳廓单薄瘦小……面部四周低窄，呼吸急促，肌肤疏松。上述这种体质特征，气血阴阳亏虚，易于遭受邪气侵袭，患病后难治、易早亡，正如《景岳全书·传忠录·先天后天论》中说：“故以人之禀赋言……则先天薄弱者多夭……”

(3) 后天调养良好体质：其体质特征为面色红润有光泽，形体充盛，肌肉坚实，皮肤致密，富有弹性，精力充沛，毛发润泽光亮，行为敏捷。《景岳全书·传忠录·先天后天论》谈到：“故人以禀赋言，先天强厚者多寿……后天培养者，寿者更寿……”这种体质特征说明后天调养良好的人，经常处在健康状态，不易发病，即使有病也易治，易长寿，易形体健美。

(4) 后天失养体质：其体质特征为精神委顿，面容憔悴，形体瘦削，肌肤松弛，缺乏弹性，面色萎黄，毛发干枯。这种体质特征说明后天失养的人，脾胃功能低下，气血阴阳虚衰，易于遭受外邪侵袭，患病之后亦多表现为虚证，多会减寿早夭。

3. 根据人体对药物和疼痛耐受性分类

(1) 对药物和疼痛耐受性强的体质：其体质特征为肤色较黑，形体充盛，骨骼粗壮，筋脉柔弱，肌肉疏松，皮肤致密厚实。这种体质特征的人对药物和疼痛的耐受力较强，故应充分考虑体质因素，在对他们进行保健和治疗时，可适当增大药量或刺激强度，以取得更好的疗效。

(2) 对药物和疼痛耐受性差的体质：其体质特征为形体消瘦，肌肉坚实，皮肤薄嫩疏松。这种形体特征的人对药物和疼痛的耐受力较弱，因而在保健和治疗过程中要充分认识到这一点，适当减少药量或治疗强度。

知识链接

《灵枢》对人体药物和疼痛耐受性的记载

早在《灵枢·论痛》中就记载了不同体质的人对药物和疼痛的耐受性是不同的，如“人之骨强筋弱肉缓皮肤厚者耐痛，其于针石之痛，火焫亦然”，“加以黑色而美骨者，耐火焫”。《灵枢·论勇》中说“夫忍痛与不忍痛者，皮肤之薄厚，肌肉之坚脆，缓急之分也，非勇怯之谓也”。《灵枢·论痛》则论述：“胃厚色黑，大骨及肥者，皆胜毒；其瘦而薄胃者，皆不胜毒也”。《灵枢·论痛》中记载：“坚肉薄皮者，不耐针石之痛，于火焫亦然”，《灵枢·论痛》也记载：“若肉瘦而胃薄者，气血本属不足，安能胜毒药也。”。

(二) 现代的体质分类

中华中医药学会发布了《中医体质分类与判定》标准，是我国第一部指导和规范中医体质分类和体质辨识研究及应用的规范性文件，旨在为体质辨识及与中医体质相关疾病的防治、养生保健、健康管理提供依据，使体质分类科学化、规范化。该标准将体质分为平和质、气虚质、阳虚质、阴虚质、痰湿质、湿热质、血瘀质、气郁质、特禀质9个类型。各类体质特征如下：

1. 平和质(A 型)

【总体特征】 阴阳气血调和，以体态适中、面色红润、精力充沛等为主要特征。

【形体特征】 体形匀称健壮。

【常见表现】 面色、肤色润泽，头发稠密有光泽，目光有神，鼻色明润，嗅觉通利，唇色红润，不易疲劳，精力充沛，耐受寒热，睡眠良好，胃纳佳，二便正常，舌色淡红，苔薄白，脉和缓有力。

【心理特征】 性格随和开朗。

【发病倾向】 平素患病较少。

【对外界环境适应能力】 对自然环境和社会环境适应能力较强。

2. 气虚质(B 型)

【总体特征】 元气不足，以疲乏、气短、自汗等气虚表现为主要特征。

【形体特征】 肌肉松软不实。

【常见表现】 平素语音低弱，气短懒言，容易疲乏，精神不振，易出汗，舌淡红，舌边有齿痕，脉弱。

【心理特征】 性格内向,不喜冒险。

【发病倾向】 易患感冒、内脏下垂等病;病后康复缓慢。

【对环境适应能力】 不耐受风、寒、暑、湿邪。

3. 阳虚质(C型)

【总体特征】 阳气不足,以畏寒怕冷、手足不温等虚寒性表现为主要特征。

【形体特征】 肌肉松软不实。

【常见表现】 平素畏冷,手足不温,喜热饮食,精神不振,舌淡胖嫩,脉沉迟。

【心理特征】 性格多沉静、内向。

【发病倾向】 易患痰饮、肿胀、泄泻等病;感受外邪易从寒化。

【对环境适应能力】 耐夏季不耐冬季;易感风、寒、湿邪。

4. 阴虚质(D型)

【总体特征】 阴津亏少,以口燥咽干、手足心热等虚热性表现为主要特征。

【形体特征】体形偏瘦。

【常见表现】 手足心热,口燥咽干,鼻微干,喜冷饮,大便干燥,舌红少津,脉细数。

【心理特征】 性情急躁,外向好动,活泼。

【发病倾向】 易患虚劳、失精、少寐等病;感受外邪易从热化。

【对外界环境适应能力】 耐冬不耐夏;不耐受暑、热、燥邪。

5. 痰湿质(E型)

【总体特征】 痰湿凝聚,以形体肥胖、腹部肥满、口黏苔腻等痰湿表现为主要特征。

【形体特征】 体形肥胖,腹部肥满松软。

【常见表现】 面部皮肤油脂较多,多汗且黏,胸闷,痰多,口黏腻或甜,喜食肥甘甜黏,苔腻,脉滑。

【心理特征】 性格偏温和、稳重,多善于忍耐。

【发病倾向】 易患消渴、中风、胸痹等病。

【对外界环境适应能力】 对梅雨季节及湿重环境适应能力差。

6. 湿热质(F型)

【总体特征】 湿热内蕴,以面垢油光、口苦、苔黄腻等湿热表现为主要特征。

【形体特征】 形体中等或偏瘦。

【常见表现】 面垢油光,易生痤疮,口苦口干,身重困倦,大便黏滞不畅或燥结,小便短黄,男性阴囊潮湿,女性带下增多,舌质偏红,苔黄腻,脉滑数。

【心理特征】 容易心烦急躁。

【发病倾向】 易患疮疖、黄疸、热淋等病。

【对外界环境适应能力】 对夏末秋初湿热气候、湿重或气温偏高环境较难适应。

7. 血瘀质(G型)

【总体特征】 血行不畅,以肤色晦暗、舌质紫暗等血瘀表现为主要特征。

【形体特征】 胖瘦均见。

【常见表现】 肤色晦暗,色素沉着,容易出现瘀斑,口唇暗淡,舌暗或有瘀点,舌下络脉紫暗或增粗,脉涩。

【心理特征】 易烦，健忘。

【发病倾向】 易患癥瘕及痛证、血证等。

【对外界环境适应能力】 不能耐受寒邪。

8. 气郁质（H 型）

【总体特征】 气机郁滞，以神情抑郁、忧虑脆弱等气郁表现为主要特征。

【形体特征】 形体瘦者为多。

【常见表现】 神情抑郁，情感脆弱，烦闷不乐，舌淡红，苔薄白，脉弦。

【心理特征】 性格内向不稳定、敏感多虑。

【发病倾向】 易患脏躁、梅核气、百合病及郁证等。

【对外界环境适应能力】 对精神刺激适应能力较差；不适应阴雨天气。

9. 特禀质（I 型）

【总体特征】 先天失常，以生理缺陷、过敏反应等为主要特征。

【形体特征】 过敏体质者一般无特殊；先天禀赋异常者或有畸形，或有生理缺陷。

【常见表现】 过敏体质者常见哮喘、风团、咽痒、鼻塞、喷嚏等；患遗传性疾病者有垂直遗传、先天性、家族性特征；患胎传性疾病者具有母体影响胎儿个体生长发育及相关疾病特征。

【心理特征】 随禀质不同情况各异。

【发病倾向】 过敏体质者易患哮喘、荨麻疹、花粉症及药物过敏等；遗传性疾病如血友病、唐氏综合征等；胎传性疾病如五迟（立迟、行迟、发迟、齿迟和语迟）、五软（头软、项软、手足软、肌肉软、口软）、解颅、胎惊等。

【对外界环境适应能力】 适应能力差，如过敏体质者对易致过敏季节适应能力差，易引发宿疾。

课堂互动

讨论：目前《中医体质分类与判定》标准的研发团队是谁领导的？

二、体质的判定

（一）判定方法

回答《中医体质分类判定表》中的全部问题，每一问题按 5 级评分，计算原始分及转化分，依据标准判定体质类型。

$$原始分 = 各个条目分值相加$$

$$转化分 = [(原始分 - 条目数)/(条目数 \times 4)] \times 100$$

1. 平和质判定(表 9-1)

表 9-1 平和质判定表

请根据近一年的体验和感觉，回答以下问题	没有（根本不）	很少（有一点）	有时（有些）	经常（相当）	总是（非常）
1. 您精力充沛吗？	1	2	3	4	5
2. 您容易疲乏吗？ *	1	2	3	4	5
3. 您说话声音低弱无力吗？ *	1	2	3	4	5
4. 您感到闷闷不乐，情绪低沉吗？ *	1	2	3	4	5
5. 您比一般人耐受不了寒冷吗？ *	1	2	3	4	5
6. 您能适应自然和社会环境的变化吗？	1	2	3	4	5
7. 您容易失眠吗？ *	1	2	3	4	5
8. 您容易忘事吗？ *	1	2	3	4	5

注：标有 * 的条目需先逆向计分，即 1→5，2→4，4→2，5→1，再用公式计算转化分

2. 气虚质判定(表 9-2)

表 9-2 气虚质判定表

请根据近一年的体验和感觉，回答以下问题	没有（根本不）	很少（有一点）	有时（有些）	经常（相当）	总是（非常）
1. 您容易疲乏吗？	1	2	3	4	5
2. 您容易气短(呼吸短促，接不上气)吗？	1	2	3	4	5
3. 您容易心慌吗？	1	2	3	4	5
4. 您容易头晕或站起时晕眩吗？	1	2	3	4	5
5. 您比别人容易患感冒吗？	1	2	3	4	5
6. 您喜欢安静、懒得说话吗？	1	2	3	4	5
7. 您说话声音低弱无力吗？	1	2	3	4	5
8. 您活动量稍大就容易出虚汗吗？	1	2	3	4	5

3. 阳虚质判定(表 9-3)

表 9-3 阳虚质判定表

请根据近一年的体验和感觉，回答以下问题	没有（根本不）	很少（有一点）	有时（有些）	经常（相当）	总是（非常）
1. 您手脚发凉吗？	1	2	3	4	5
2. 您胃脘部、背部或腰膝部怕冷吗？	1	2	3	4	5
3. 您感到怕冷、衣服比别人穿得多吗？	1	2	3	4	5
4. 您冬天更怕冷，夏天不喜欢吹电扇、空调吗？	1	2	3	4	5
5. 您比别人容易患感冒吗？	1	2	3	4	5
6. 您吃喝凉的东西会感到不舒服吗？	1	2	3	4	5
7. 您吃喝凉东西后容易腹泻吗？	1	2	3	4	5

4. 阴虚质判定（表 9-4）

表 9-4 阴虚质判定表

请根据近一年的体验和感觉，回答以下问题	没有（根本不）	很少（有一点）	有时（有些）	经常（相当）	总是（非常）
1. 您感到手脚心发热吗？	1	2	3	4	5
2. 您感觉身体、脸上发热吗？	1	2	3	4	5
3. 您皮肤或口唇干吗？	1	2	3	4	5
4. 您口唇的颜色比一般人红吗？	1	2	3	4	5
5. 您容易便秘或大便干燥吗？	1	2	3	4	5
6. 您面部两颧潮红或偏红吗？	1	2	3	4	5
7. 您感到眼睛干涩吗？	1	2	3	4	5
8. 您感到口干咽燥、总想喝水吗？	1	2	3	4	5

5. 痰湿质判定（表 9-5）

表 9-5 痰湿质判定表

请根据近一年的体验和感觉，回答以下问题	没有（根本不）	很少（有一点）	有时（有些）	经常（相当）	总是（非常）
1. 您感到胸闷或腹部胀满吗？	1	2	3	4	5
2. 您感到身体沉重不轻松或不爽快吗？	1	2	3	4	5
3. 您腹部肥满松软吗？	1	2	3	4	5
4. 您有额部油脂分泌多的现象吗？	1	2	3	4	5
5. 您上眼睑比别人肿胀（有轻微隆起）吗？	1	2	3	4	5
6. 您嘴里有黏黏的感觉吗？	1	2	3	4	5
7. 您平时痰多或感到咽喉部总有痰堵着吗？	1	2	3	4	5
8. 您舌苔厚腻或有舌苔厚厚的感觉吗？	1	2	3	4	5

6. 湿热质判定（表 9-6）

表 9-6 湿热质判定表

请根据近一年的体验和感觉，回答以下问题	没有（根本不）	很少（有一点）	有时（有些）	经常（相当）	总是（非常）
1. 您面部或鼻部有油腻感或者油亮发光吗？	1	2	3	4	5
2. 您脸上容易生痤疮或皮肤容易生疮疖吗？	1	2	3	4	5
3. 您感到口苦或嘴里有异味吗？	1	2	3	4	5
4. 您大便黏滞不爽、有解不尽的感觉吗？	1	2	3	4	5
5. 您小便时尿道有发热感、尿色深吗？	1	2	3	4	5
6. 您带下颜色发黄吗？（限女性回答）	1	2	3	4	5
7. 您的阴囊潮湿吗？（限男性回答）	1	2	3	4	5

7. 血瘀质判定（表 9-7）

表 9-7 血瘀质判定表

请根据近一年的体验和感觉，回答以下问题	没有（根本不）	很少（有一点）	有时（有些）	经常（相当）	总是（非常）
1. 您的皮肤在不知不觉中会出现青紫瘀斑吗？	1	2	3	4	5
2. 您的两颧部有细微血丝吗？	1	2	3	4	5
3. 您身体上有哪里疼痛吗？	1	2	3	4	5
4. 您面色晦暗或容易出现褐斑吗？	1	2	3	4	5
5. 您会出现黑眼圈吗？	1	2	3	4	5
6. 您容易忘事（健忘）吗？	1	2	3	4	5
7. 您口唇颜色偏暗吗？	1	2	3	4	5

8. 气郁质判定（表 9-8）

表 9-8 气郁质判定表

请根据近一年的体验和感觉，回答以下问题	没有（根本不）	很少（有一点）	有时（有些）	经常（相当）	总是（非常）
1. 您感到闷闷不乐、情绪低沉吗？	1	2	3	4	5
2. 您精神紧张、焦虑不安吗？	1	2	3	4	5
3. 您多愁善感、感情脆弱吗？	1	2	3	4	5
4. 您容易感到害怕或受到惊吓吗？	1	2	3	4	5
5. 您胁肋部或乳房胀痛吗？	1	2	3	4	5
6. 您无缘无故叹气吗？	1	2	3	4	5
7. 您咽部有异物感，且吐之不出、咽之不下吗？	1	2	3	4	5

9. 特禀质判定（表 9-9）

表 9-9 特禀质判定表

请根据近一年的体验和感觉，回答以下问题	没有（根本不）	很少（有一点）	有时（有些）	经常（相当）	总是（非常）
1. 您没有感冒也会打喷嚏吗？	1	2	3	4	5
2. 您没有感冒也会鼻塞、流鼻涕吗？	1	2	3	4	5
3. 您会因季节、温度或异味等咳喘吗？	1	2	3	4	5
4. 您易过敏（药、食物、气味、花粉等）吗？	1	2	3	4	5
5. 您的皮肤起荨麻疹（风团、风疙瘩）吗？	1	2	3	4	5
6. 您的皮肤因过敏出现过瘀点、瘀斑吗？	1	2	3	4	5
7. 您的皮肤一抓就红，并出现抓痕吗？	1	2	3	4	5

（二）判定标准（表 9-10）

表 9-10 体质类型判定标准

体质类型	条件	判定结果
平和质	转化分≥60 分 其他 8 种体质转化分均 <30 分	是
	转化分≥60 分 其他 8 种体质转化分均 <40 分	基本是
	不满足上述条件者	否
偏颇体质	转化分≥40 分	是
	转化分 30~39 分	倾向是
	转化分 <30 分	否

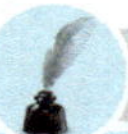

知识拓展

体质与美容保健的关系

1. 许多美容指标就是体质的特征表现　形体肥瘦、肌肉松紧、皮肤粗细、毛发疏密、气质性格、体气、口气等既是美容的研究对象，又是体质的特征表现。也进一步证明了保健美容的目标就是保养体质。

2. 体质与各种美容问题之间存在着“同气相求”　在体质相似的情况下，形体、皮肤、毛发、情志、气味等往往有某种程度的共性；当体质明显失调时，也容易出现同类的美容问题；同时，体质也决定了某些损容性疾病的易感性，如肥胖、黄褐斑、痤疮等均与体质密切相关。

3. 追求“平和体质”是美容保健的根本　从体质而论，“阴平阳秘”就是平和体质，也是中医理论的根本立足点，中医美容保健的根本目的就在于维护阴阳平衡。若禀赋正常，应注意保健养生，不使产生偏差；若已有体质偏颇，则应通过保健养生使其尽量接近平和体质，只有这样，才能在最大限度内保持健康而尽享天年。

（黄昕红）

第三节 气虚体质的调养

一、形成机制

人体之气，源于禀受于父母的先天之精气、化生于后天的水谷之精气（即饮食物中的营养物质）和存在于自然界的清气。先天之精气，依赖于肾藏精的功能才能发挥生理效应；水谷之精气，依赖于脾胃的运化功能才能化生；自然界的清气，依赖于肺的呼吸功能才能吸入。所以，气的生成与肺、脾胃、肾的关系非常密切。

中医学认为，肾为“先天之本”；脾胃为“后天之本，气血生化之源”。人在出生后，肾中所藏之精需要由后天不断充养，人体脏腑功能需要由源源不断的气去推动，人体需要由后天所化生之精气维持各类生命活动。“后天之精”虽由食物所化生之水谷

精微和自然界的清气构成，但是通过脾胃的受纳和运化所获得的水谷精微更为重要。《灵枢·五味》说："故谷不入，半日则气衰，一日则气少矣。"所以，气的生成与脾胃的关系密切，脾胃功能失调是气虚产生的根本原因。

另外，"气为血之帅，血为气之母"，气与血之间是相互资生，相互依存的，气虚无以生化，血可因之而虚少，所以，气虚日久常可出现气血两亏。

气虚体质多由于父母体弱、遗传缺陷、胎中失养或后天喂养失当等导致禀赋薄弱，体质不强；忧郁思虑、烦劳过度、饮食不节损伤脾胃；大病久病，失于调理等原因形成。

二、特征

【总体特征】 元气不足，以疲乏、气短、自汗、动则尤甚等气虚表现为主要特征。

【形体特征】 肌肉松软不实。

【常见表现】 平素语音低弱，倦怠乏力，气短懒言，精神不振，面色苍白，易出汗，动则尤甚，舌淡苔白，脉弱。

【心理特征】 性格内向，不喜冒险。

【发病倾向】 易患感冒、内脏下垂等病；病后康复缓慢。

【对环境适应能力】 不耐受风、寒、暑、湿邪。

三、调养原则

人体元气主要受肺脾肾三脏控制，肺主呼吸之气，即宗气；脾主中气，为后天之本；肾主先天元阴元阳之气。一般认为，补气重于调整中焦脾胃功能，以补中气尤为常用。故气虚体质的调养原则是益气健脾，调理脾胃。

四、调养方法

（一）中药调养

1. 单方　宜选用补气中药，如人参、西洋参、太子参、党参、黄芪、山药、扁豆、白术等。因气虚日久可引起血虚，宜加用一些补血药，如当归、桑椹、熟地黄、阿胶等以血中生气。

2. 复方　以中气虚弱为主者，多为脾胃虚弱引起，常用黄芪、党参、白术、炙甘草、茯苓、山药、扁豆等，如四君子汤、补中益气汤等；因脾喜燥而恶湿，脾气虚后运化之力减弱，湿自内生，困阻脾气，故补脾药物多加入行气化湿药，如陈皮、半夏、木香、砂仁、厚朴等，如异功散、六君子汤、香砂六君子汤、参苓白术散等；气虚体质有时呈中气下陷之象，见倦怠少气，大便溏泻不止及妇科漏下淋漓，白带绵绵等，宜用升提中气药方，如补中益气汤。肺主皮毛，故对于表虚自汗，长期久咳的可从调肺气入手，多培土生金，肺脾同治，以求补肺益气，固表收敛，如玉屏风散、生脉散、补肺汤等。

气血俱虚者，可用八珍汤气血双补。如果以气虚为先，当选益气补血剂，如当归补血汤，重用黄芪。如以血虚为先，参照血虚调养，当选四物汤为主。总之，益气生血法当视气血不足的具体情况灵活化裁。

（二）膳食调养

1. 气虚体质宜食的食物　小麦、糯米、粳米、谷芽、燕麦、玉米、黑大豆、向日葵子、黄豆、刀豆、花生、山药、胡萝卜、甘薯、马铃薯、芋艿、青菜、莲子、南瓜、卷心菜、鸡肉、猪肉、鹅、鸽、鹌鹑、乌贼、黑鱼、银鱼、鲢鱼、龟甲、黄鱼、鱼鳔、鳗鲡、鳜鱼、鲈鱼、鳝鱼、阿胶、大枣、龙眼、椰子、榛子、葡萄、苹果、无花果、梅、菠萝、樱桃、海松子、橄榄、甘蔗、食盐、饴糖、赤砂糖、燕窝、桂花、牛乳、紫河车、蜂蜜。

2. 药膳食疗方

(1) 黄芪当归羊肉汤

【配方】 黄芪30g,当归15g,新鲜羊肉250g,调料适量。

【功效】 益气养血,扶正培本。

【制法】 黄芪、当归洗净用布包,羊肉切1.5cm块,加入水及调料,文火炖至羊肉熟烂。

【分析】本药膳以黄芪益气,当归补血,羊肉补虚填精,共取益气养血、扶正培本之效。

(2) 苡仁大枣粥

【配方】 薏苡仁50g,大枣50g,粳米100g,红糖适量。

【功效】 补气养血。

【制法】 将薏苡仁、大枣、粳米加水煮粥,放入红糖适量调味。

【分析】 薏苡仁健脾利湿,大枣益气养血,粳米健脾养胃,加入红糖温中养血。诸药共奏补气养血之效。

(3) 黄芪猪心

【配方】 黄芪40g,当归15g,党参30g,川芎6g,猪心1个。

【功效】 补气补血。

【制法】 将诸药切片,与猪心同入砂锅中,加水适量,先武火煮沸,打去浮沫,放盐至咸,小火煮至心烂熟即成。

【分析】 黄芪、党参补气,当归、川芎补血活血,两组药相伍,气血双补;猪心补益气血,增强补气血中药的效力。

(4) 百宝饭

【配方】 莲子5~10g,生谷芽5~10g,生麦芽5~10g,核桃仁5~10g,陈皮3~5g,龙眼肉2~5g,红枸杞3~5g,山药5~10g,黑芝麻2g,百合5~10g,冬瓜仁5~10g,大枣5~10g,薏苡仁5~10g,赤小豆泥5~10g,柏子仁2~5g,红糖适量,糖山楂5g,糯米适量。

【功效】平衡阴阳,调补气血,安五脏,振精神。

【制法】先将莲子和薏苡仁煮到半熟,然后和其他食品一起铺在预先涂有一薄层猪油的碗底上,再铺一层糯米,中心放赤小豆泥与红糖,共煮到熟,消化力较差者可煮成百宝粥。

【分析】本食膳所选药食有补心之莲子,补脾之大枣,补肺之百合,补肝之枸杞子,补肾之核桃仁,补气之山药,补血之龙眼肉,养阴润燥之柏子仁、黑芝麻,行气化瘀之山楂,利湿健脾的薏苡仁、冬瓜仁。诸药食相配,名曰"百宝",实为补益气血之古方。组方时考虑到脾失健运者,恐有食而不化之虞,故加陈皮少许,以理气健脾,燥湿化痰。

(5) 龙眼枣泥

【配方】 龙眼肉300g,蜂蜜250g,大枣250g,谷芽50g,姜汁少量。

【功效】 健脾益胃,滋补心血。

【制法】 先将谷芽与麦芽洗净烘干,研粉待用。然后将龙眼肉、大枣洗净去核,放入锅内加水烧沸至六七成熟,然后将姜汁和蜂蜜、谷芽粉、麦芽粉倒入,搅匀略煮片刻,捣烂成泥。每日 1~2 次,每次 15g 左右。

【分析】 龙眼肉味甘性温,入心脾二经。能开胃,益脾,养血安神,补虚益智,为主食。大枣性平味甘,具有补脾和胃,益气生津,调和营卫等功效。蜂蜜性味甘平,具有滋阴润燥,补脾肾,补虚损益五脏及解毒功能。麦芽味咸性凉,能益气调中。谷芽味甘性温,能补中益气,化食消积,与麦芽相配为佐食。

(6) 蘑菇鹌鹑肉片

【配方】 鹌鹑肉 100g,水发蘑菇 5g。

【功效】 补益中气。

【制法】 先将鹌鹑肉切片,加豆粉少许,用素油炒熟后将水发蘑菇放入,加调料即成。

【分析】 鹌鹑素有动物人参之称,富含氨基酸,营养价值较高,肉嫩、味鲜可口。蘑菇为蘑菇属,味甘性微温,具有健脾补肾,补气益血的功能。

(7) 莲子山药粥

【配方】 莲子 30g,山药 30g,粳米 100g。

【功效】 健脾益气。

【制法】 将莲子、山药、粳米加水煮粥。

【分析】 莲子甘平而涩,补脾止泻,固精止带;山药甘平,补脾养胃,生津益肺;粳米健脾养胃。三味同用,即可补脾益胃,又可止泻、止带,故对脾虚排便次数较多,女性带下清稀者较为适宜。

(8) 党参黄芪炖鸡

【配方】 党参 50g,黄芪 50g,母鸡一只,调料适量。

【功效】 补气健脾养血

【制法】 党参、黄芪洗净、切段用布包;母鸡去内脏,下沸水锅中焯去血水、洗净;将鸡放入炖盅内,加入适量水,放入党参、黄芪、大枣、姜片、料酒,放文火炖至鸡肉熟烂。

【分析】 本药膳以黄芪益气,党参益气补血生津,鸡肉补虚填精,共取益气养血、补气健脾之效。

(三) 经络调养

1. 针灸调养

【取穴】 三组穴位

1 组:脾俞、胃俞、肺俞、肾俞、气海俞。

2 组:膻中、中府、章门、神阙、气海、关元。

3 组:足三里、阴陵泉、公孙、太白。

【辨证加减】 心气虚者加心俞、巨阙、神门、通里等;肺气虚者加列缺、太渊、天突等;肾气不固者加百会、命门、八髎、中极、三阴交、委中等。

【操作】 以上诸穴每组取 3~4 个,用补法或灸法。

2. 推拿调养

【基本手法】

(1) 用一指禅推法或拇指揉推法顺经脉循行方向推肺、脾、胃、肾经。

(2) 顺时针方向点按揉或顺经推上述穴位。

(3) 推脾运胃法，一指禅推三脘（上脘、中脘和下脘）。

【辨证加减】 心气虚者加顺经推心经；肺气虚者以顺经推肺经为主；肾气不固者以顺经推肾经为主，再加旋摩百会、旋揉神阙、横摩下腹、揉腰眼、横擦腰骶、直擦腰骶。

3. 刮痧调养

【基本刮法】

(1) 用单角刮法顺经脉循行方向刮拭肺、脾、胃、肾经。

(2) 用平面按揉法顺时针方向或单角刮法顺经刮拭上述穴位。

【辨证加减】 心气虚者加顺经刮心经；肺气虚者以顺经刮拭肺经为主；肾气不固者以顺经刮肾经为主。

技能要点

1. 常用穴位定位 脾俞：第11胸椎棘突下，旁开1.5寸；胃俞：第12胸椎棘突下，旁开1.5寸；肺俞：第3胸椎棘突下，旁开1.5寸；肾俞：第2腰椎棘突下，旁开1.5寸；气海俞：第3腰椎棘突下，旁开1.5寸；膻中：两乳头连线的中点；中府：前正中线旁开6寸，平第1肋间隙，云门穴下1寸；章门：腹部，第11游离肋前下方凹陷；神阙：脐中；气海：脐下1.5寸；关元：脐下3寸；足三里：犊鼻穴下3寸，胫骨前脊旁开1横指；阴陵泉：膝内侧，胫骨内侧髁后下方凹陷；公孙：足内侧，第1跖骨基底部前下方，赤白肉际处取穴；太白：足内侧，第1跖趾关节后下方凹陷，赤白肉际处取穴。

2. 经络的走行与方向 肺经的走行是从胸走手，位于上肢内侧前缘，从上向下为顺经方向；脾经的走行是从足走胸，先走在下肢内侧中间，然后在内踝尖上8寸处转至下肢内侧前缘，从下向上为顺经方向；胃经的走行是从头走足，位于下肢外侧前缘，从上向下为顺经方向；肾经的走行是从足走胸，位于下肢内侧后缘，从下向上为顺经方向。

3. 气虚体质者属于虚证，故刮痧时手法要轻柔，尽量不要出痧，以防止伤正气。

（四）其他调养方法

1. 情志调养 气虚体质的人，性格多内向，胆小容易紧张，注意力不集中，故应振奋精神，多参加各种文体活动，多与人交流，改善人际关系，保持心胸开阔，心情开朗，及时调整不良情绪。

2. 睡眠调养 气虚体质的人多有失眠，主要是因为气虚引起血虚，导致心神失养而引起；同时，长期失眠又可引起心血暗耗，形成恶性循环。所以，要起居有常，养成良好的睡眠习惯。睡前少做剧烈运动，少进食物，避免睡前精神紧张，情绪激动，居室温度适宜，卧具软硬适度，枕头高度适当，保护颈椎勿受挤压引发疼痛，引起睡眠不佳等。

3. 生活方式调养 气虚之人平素倦怠乏力明显，如果劳倦过度，必然使气血更加

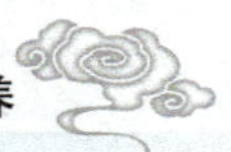

亏耗，同时中医也强调“久卧伤气”，故应注意劳逸结合，即劳与逸穿插交替进行，或劳与逸互相包含，劳中有逸，逸中有劳，不能过度疲劳，也不可整日倦卧，作息要有规律，严格遵循人体的生物钟行事；饮食要有节制，即定时、慢速、适量、结构合理，以防脾胃受伤，气虚更加明显；宜吃具有补气作用之性平味甘或甘温之物，忌食破气耗气之物，如空心菜、生萝卜等，忌吃生冷寒凉、肥甘厚腻的食品，以免伤中阳，导致痰湿凝聚；房事更应节制，以免耗伤肾气，使元气更加亏虚。

4. 运动调养　气虚体质的人，肌肉松弛，神疲倦怠少动，动辄汗出，经常感到手麻身痛，这主要是肢体缺乏气血的濡养引起的。多进行科学合理的体育运动，可以加强各脏腑的功能，提高身体素质，促进气血运行，缓解气血虚所产生的各种症状。但运动量不宜过大，以运动量渐进为宜，由小量运动开始，以传统的健身运动为佳，如太极拳、八段锦，还可以进行郊游、踏青、散步等，既能呼吸新鲜空气，又能活动筋骨。运动强度因人而异。运动频率一般每周 3~5 次，每次 20~60 分钟。适度的运动锻炼，可健脾胃，强化心脏的功能，有助于气血化生和运行，改善气血虚体质。

5. 音乐调养　脾气虚者，宜选用音调呈上行趋势的、节奏比较明显、情绪较为活泼的一类乐曲，绚丽多彩的舞蹈音乐效果也比较好，进餐前可选择情绪愉悦、平和的乐曲，音量不要过大，听 10~20 分钟，例如丝竹乐《三六》等，使消化系统的功能得以调整，脾胃功能改善，也可以根据“五行分类法”，采用市售的“土乐”“火乐”作为养生音乐；肺气虚者，可以选择气息宽广，刚健有力的音乐，如旋律明快坚定、节奏富有弹性的二胡曲《光明行》、旋律酣畅的《听松》、民族管弦乐《彩云追月》都宜选用，也可以根据“五行分类法”，采用市售的“金乐”“土乐”作为养生音乐；肾气虚者，选用明朗、宁静的音乐，如《牧歌》《阳关三叠》《渔舟唱晚》《出水莲》等都有比较好的效果，也可以根据“五行分类法”，采用市售的“水乐”作为养生音乐；心气虚者，选用自然柔和，轻盈活泼，听后感到头脑清静，心情愉快，血液流畅，周身舒适的乐曲，如二胡曲《良宵》轻快如歌，其他如《空山鸟语》、丝竹乐《满庭芳》等均宜选用，也可以根据“五行分类法”，采用市售的“火乐”作为养生音乐。

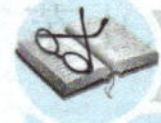

案例分析

某女，40 岁，大学教师。从小睡眠时间较晚，每天都在 23 点以后，并且平素经常暴饮暴食，缺乏体育锻炼，工作压力较大。从 30 岁以后，逐渐出现面色萎黄，口唇色淡而少华，毛发干枯易脱发，气短懒言，精神不振，舌淡红，舌边有齿痕，脉弱等表现。分析此人的体质类型及形成原因。

（杨周赟）

第四节　阳虚体质的调养

一、形成机制

阳气不足，一般以脾肾之阳虚为主。肾中藏有元阳，为一身阳气之本，能温煦全身脏腑组织。脾为后天之本，为气血生化之源，主运化精微至各脏腑组织，并使阳气达于肢体四末。脾肾功能失常，导致阳气虚衰，失去温煦作用，最容易出现虚寒之象，其中，又尤以肾阳虚衰为关键，故《素问·至真要大论》说："诸寒收引，皆属于肾"。由于阳气的虚衰，其温煦功能减弱，经络、脏腑及各组织器官的某些功能活动也因之而减退，同时导致血和津液的运行迟缓，水液不化而阴寒内盛，这就是阳虚则寒的主要机制。阳虚体质多由于先天禀赋不足，或后天饮食失养和劳倦内伤，或久病损伤阳气所致。

二、特征

【总体特征】 阳气不足，以畏寒怕冷、手足不温等虚寒性表现为主要特征。

【形体特征】 形体白胖，肌肉松软不实。

【常见表现】 平素畏寒喜暖，手足欠温，喜温饮食，恶食生冷，精神不振，常自汗出，小便清长，大便时稀，舌淡胖嫩，脉沉迟。

【心理特征】 性格多沉静、内向。

【发病倾向】 易患痰饮、肿胀、泄泻等病；感受外邪易从寒化。

【对环境适应能力】 耐夏季不耐冬季；易感风、寒、湿邪。

三、调养原则

阳气既生发于脏腑，又为脏腑功能的表现，在上焦为心肺之阳，中焦为脾胃之阳，下焦为肝肾之阳。但总以肾阳为主，因其主生发以调营血，行全身温煦气化之功。故形成阳虚体质的主要病机是肾中元阳不足，因此调养阳虚体质应以温壮命门之火为主。同时，肾为先天之本，脾胃为后天之本，只有当脾胃善纳而健运时，才能饮食多进、精微化源不绝，故治阳虚除壮肾阳之外，还当兼顾脾胃，此即所谓以后天补先天。所以阳虚体质的调养原则是温阳祛寒，调补脾肾。

四、调养方法

（一）中药调养

1. 单方　宜选用温壮阳气之品，如淫羊藿、菟丝子、鹿茸、附子、肉桂、干姜、山茱萸、高良姜、丁香、花椒、荜茇等。

2. 复方　阳虚体质有五脏偏衰的区别，必须明辨而分治。肾阳不足，命门火衰是其根本，常用方剂为金匮肾气丸、右归丸与还少丹等；临床上脾阳不振者也不少见，如有完谷不化、便溏不收者，则宜温中健脾，可选理中汤、附子理中丸加减；心阳虚者亦颇为常见，可选桂枝加附子汤、四逆汤加减；老年人常见阳虚水泛，源于心肺阳虚，治当温阳化饮、健脾利尿，方选苓桂术甘汤、济生肾气丸或真武汤加减。《景岳全书·传忠录·寒热》说："善补阳者，必于阴中求阳，则阳得阴助，而生化无穷；善补阴者，必于阳中求阴，则阴得阳升，而泉源不竭"。故补阳之中应兼以滋阴；且因补阳之药，每多辛燥，容易伤阴，因此必须阴阳兼顾，即于甘温补阳药中配以甘润滋阴之品，才能使阴阳相互为用。

（二）膳食调养

1. 阳虚体质宜服的食物　蚕豆、大蒜、大葱、洋葱、韭菜、芥菜、香荽、香椿头、大头菜、牛肉、羊肉、狗肉、鸡、雀肉、泥鳅、鳝鱼、鲢鱼、淡菜、虾、鲍鱼、狗肾、鹿血、

核桃仁、杏、橘、荔枝、柠檬、金橘、香橼、佛手、樱桃、杨梅、银杏、石榴、栗子、木瓜、姜、桂皮、花椒、麻椒、胡椒、酒酿、茴香、辣椒、丁香、砂仁、玫瑰花、玉兰花、咖啡、米酒、烧酒等。

2. 药膳食疗方

(1) 猪肾核桃粥

【配方】猪肾1对，人参1.5g，防风1.5g，葱白2根，核桃肉2枚，粳米适量。

【功效】 补肾壮阳。

【制法】将猪肾去白膜洗净，切细片，再同人参、防风、葱白、核桃肉、粳米同煮粥食之。

【分析】 猪肾性味咸、平，与核桃肉均可补肾壮阳；人参性味甘、微苦，性平，大补元气，固脱生津，安神；防风、葱白性味辛温，发表通阳，解毒调味，补肾壮阳；粳米性甘平，健脾养胃，止渴除烦，固肠止泻。诸药食共奏补肾壮阳之功。

(2) 锁蓉羊肉面

【配方】 锁阳、肉苁蓉各5g，羊肉50g，面粉200g，姜、葱、盐适量。

【功效】 补肾助阳通便。

【制法】水煎锁阳、肉苁蓉，去渣留汁适量，待凉，以药汁和面做面条；另煮羊肉做汤煮面，放入姜、葱、盐适量，至熟即成。

【分析】 锁阳、肉苁蓉补肾助阳，润肠通便；羊肉补气养血，温中暖下。合而为膳，温阳通便，适用于阳虚便秘。

(3) 壮阳狗肉汤

【配方】 菟丝子10g，狗肉250g，食盐、葱、姜、味精各适量。

【功效】 温肾助阳，补益精气。

【制法】将狗肉洗净，切成3cm长块，加姜片煸炒后，倒入砂锅中，加入纱布袋装好的菟丝子，调味加清汤，武火烧沸后改文火煨炖熟即可。

【分析】 菟丝子能补肾填精；狗肉可补肾气、暖下元、温脾胃、养气血。二味合用可温肾助阳，补益精气。

(4) 五香羊肉

【配方】 肥羊肉500g。

【功效】 温中补虚，开胃健脾，温肾填精，暖肝补血。

【制法】 羊肉煮熟，切片，炒锅置于火上，注入清水150g，入精盐、甜咸酱油、五香粉、葱头、姜、黄酒烧沸，浇在羊肉上即可。

【分析】羊肉味甘性温为主食，五香粉为常用调味品，多由胡椒、肉桂、山柰、八角茴香、小茴香、干姜粉、甘草等组成，为辅食，可助羊肉之甘温，暖丹田而祛五脏之积寒，共奏壮阳祛寒之效。

(5) 韭菜炒虾仁

【配方】 韭菜250g，鲜虾仁100g。

【功效】 壮肾阳，温中散寒。

【制法】 用油锅先将韭菜炒好，然后将鲜虾仁100g放入再炒片刻，加少许胡椒粉即成。

【分析】 韭菜味辛，性温，入心、肝、肾经。虾仁味甘性温，入肝、肾经，有温补肾阳的作用。海虾味甘咸性温，功能补肾壮阳，滋阴健胃。胡椒味辛性大温，入胃、大肠经，能温中止呕。合而食之可壮阳、温中而祛寒。

(6) 虾马童子鸡

【配方】 虾仁 20g，海马 10g，子公鸡 1 只。

【功效】 温肾壮阳，益气补精，活血。

【制法】 将虾仁与海马用温水洗净，泡 10 分钟后放在杀好、去毛和内脏并洗净的子公鸡腹腔里，加葱与姜少许，蒸熟至烂。

【分析】 鸡肉味甘性微温，为主食。《随息居饮食谱》说："鸡肉补虚，暖胃，强筋骨。"海马味甘咸性温，无毒，入肝肾经，为辅食。虾仁味甘性温，入肝、肾经，有温补肾阳的作用。海虾味甘咸性温，功能补肾壮阳，滋阴健胃。

(7) 姜茶

【配方】 干姜粉 3g，乌龙茶。

【功效】 健脾阳，温中散寒。

【制法】 干姜粉，乌龙茶适量开水冲泡，作茶频饮。

【分析】 干姜辛热，温中散寒，配以半发酵之乌龙茶合用，取其温中散寒之功，尤宜于预防脾阳虚体质体寒畏冷，因冬季寒冷所致腹痛、腹泻。此外，也可用干姜或生姜与粳米为粥，同样有此功效。

(三) 经络调养

1. 针灸调养

【取穴】 两组穴位

1 组：百会、命门、腰阳关、肾俞、关元。

2 组：脾俞、中脘、章门、神阙、气海、足三里、阴陵泉。

【辨证加减】 心阳虚明显者加心俞、巨阙、内关、神门、通里；脾阳虚明显者重用第 2 组穴位；肾阳虚明显者重用第 1 组穴位。

【操作】 以上穴位每组取 3~4 个，用补法或灸法。

2. 推拿调养

【基本手法】

(1) 用指擦或掌擦法顺经擦肾经、脾经。

(2) 用双掌重叠顺经推擦督脉。

(3) 用双掌重叠顺经推擦背部膀胱经。

(4) 用单掌或双掌重叠横擦八髎穴。

(5) 用顺时针方向指摩或顺经方向指擦针灸调养中列出的穴位，以透热为度。

【辨证加减】 心阳虚者加顺经擦心经，顺时针方向指摩或顺经指擦心俞、巨阙、内关、神门、通里；脾阳虚者以推脾经和第 2 组穴位为主，再加推脾运胃法、掌摩上腹法、四指横摩上腹法、推全腹法、叠掌运颤法、摩全腹法；肾阳虚者以推擦肾经、督脉、膀胱经和第 1 组穴位为主。

3. 刮痧调养

【基本刮法】

(1) 用单角刮法顺着经脉循行方向刮拭肾经、脾经。

(2) 用面刮法顺经脉循行方向，自下而上刮拭督脉。

(3) 用面刮法顺经脉循行方向,自上而下刮拭背部膀胱经。

(4) 用面刮法刮拭八髎穴。

(5) 用平面按揉法顺时针方向或单角刮法顺经刮拭第1、2组穴位。

【辨证加减】 心阳虚者加顺经刮心经,顺时针方向或顺经刮拭心俞、巨阙、内关、神门、通里;脾阳虚者以刮脾经和第2组穴位为主;肾阳虚者以刮肾经、督脉、膀胱经和第1组穴位为主。

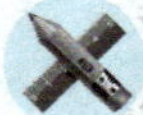

技能要点

1. 常用穴位定位 百会:头顶部,两耳尖连线的中点;命门:第2腰椎棘突下;腰阳关:第4腰椎棘突下;肾俞:第2腰椎棘突下,旁开1.5寸;关元:脐下3寸;脾俞:第11胸椎棘突下,旁开1.5寸;胃俞:第12胸椎棘突下,旁开1.5寸;中脘:脐上4寸;章门:腹部,第11游离肋前下方凹陷;神阙:脐中;气海:脐下1.5寸;足三里:犊鼻穴下3寸,胫骨前脊旁开1横指;阴陵泉:膝内侧,胫骨内侧髁后下方凹陷;八髎:八个骶后孔当中。

2. 经络的走行与方向 肾经的走行是从足走胸,位于下肢内侧后缘,从下向上推为顺经推;脾经的走行是从足走胸,先走在下肢内侧中间,然后在内踝尖上8寸处转至下肢内侧前缘,从下向上推为顺经推;督脉走于后正中线上,从下向上推为顺经推;膀胱经从头走足,行走于身体后部,后背部分位于后正中线旁开1.5寸和3寸的两条线,分别为膀胱经第1侧线和第2侧线,下肢部分行走于下肢外侧后缘,从上向下为顺经推。

3. 阳虚体质者属于寒证、虚证,适于用温补手法操作,故灸法为首选,刮痧是一种偏泻的手法,操作时手法要轻柔,尽量不要出痧。

4. 敷脐疗法调养

【取穴】 神阙穴(脐中)。

【药物】 丁香3g,桂皮3g,研极细粉末。

【功效】 温阳补气。

【操作】 用水、酒、醋、蜜等调药粉敷于神阙穴,纱布覆盖,胶布固定。1~2日换帖一次。如需温阳补气之力更甚,可结合温灸、热敷。

【辨证加减】 女性经期少腹冷痛,可用吴茱萸、茴香、肉桂;易胃寒、胃胀、呕吐者,可加入半夏,以生姜煎浓汁调粉。

(四) 其他调养方法

1. 情志调养 由于阳虚体质者身体功能减退,常表现出情绪不佳,易于悲哀,精神不振,对事物冷漠、缺少兴致,故要善于调节自己的情绪,学会自我排遣或与人倾诉,排除或减少不良情绪的影响。多参加各种有益的活动,增加社交机会,使心情开朗愉快。

2. 运动调养 阳虚体质的人,多形体虚胖,行动迟缓,肌肉弛缓柔弱无力。动则生阳,科学适量的运动可以调动身体的阳气,促进机体代谢,缓解阳虚所产生的各种症状。阳虚体质者要选择暖和的天气进行户外运动锻炼,不宜在阴冷天气或潮湿之处锻炼身体,如水中游泳易受寒湿,一般不适宜。根据中医“春夏养阳,秋冬养阴”的观点,阳虚体质者的户外锻炼最好选择在春夏季进行,一天中又以阳光充足的上午为好，其他时间锻炼则应当在室内进行。此外，阳虚体质者运动量不能过大，尤其注意不可大量出汗，以防阳气随汗而脱。适当的短距离跑、跳跃运动如跳绳和中国传统功法如太极拳等可以振奋阳气，促进阳气的升发和流通。

知识链接

"春夏养阳"法的运用

《素问·四气调神大论》云："夫四时阴阳者，万物之根本也。所以圣人春夏养阳，秋冬养阴，以从其根，故与万物沉浮于生长之门。"春夏顺应人体阳气之充盛而养阳；秋冬顺应阳气之潜藏而养阴。结合调养即可冬病夏治，实际上就是强调阳虚阴盛之病，在阳气最盛的夏至日进补，如此可以借天阳上升之势，使阳气得以恢复。夏热三伏，是夏天最热之时，即阳气最旺之时，如使用纯阳之艾火对经络腧穴温热刺激，可鼓舞阳气，补虚散寒。

3. 环境调养　阳虚体质者耐春夏不耐秋冬，故秋冬季节要做到暖衣温食以养护阳气，尤其要注意腰部和下肢保暖。在春夏之季，则要注重培补阳气，"无厌于日"。有人指出，如果能在夏季进行20~30次日光浴，每次15~20分钟，可以大大提高适应冬季严寒气候的能力。另外，夏季人体阳气趋向体表，毛孔、腠理开疏，汗液流出较多，也易导致阳气外泄，故要尽量避免强力劳作而至大汗伤阳；也不可在室外露宿、电扇直吹，有空调设备的房间，要注意室内外的温差不要过大；同时避免在树荫下、水亭中及过堂风很大的过道久停。夏季暑热也不可恣意贪凉饮冷，如果不注意夏季防寒，只图一时之快，更易使阳虚进一步加重。阳虚者应在阳光充足的环境下适当进行户外活动，不可在阴暗潮湿寒冷的环境下长期工作和生活。

4. 音乐调养　阳虚体质者应注意多选择一些"阳刚"特性的乐曲，豪放、雄壮、刚健、嘹亮的风格均适宜。在音乐表现上，常以向上行的旋律为主，有连续的级进或大跳，节奏有力，速度较快。如《十面埋伏》《霸王卸甲》《八骏马》《将军令》《将军得胜令》《龙船》《光明行》《听松》《九连环》《百鸟朝凤》等。另外，对阳虚体质者应注意于阴中求阳，选曲时不要过于机械。如有人平时性格内向、安静，并不喜欢节奏鲜明、速度较快的乐曲，可以先选用情绪平定、舒缓柔情的乐曲，逐渐加入快速、雄壮的音乐。

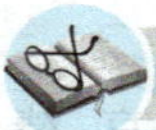

案例分析

某女，41岁，平素畏冷，手足不温，喜热饮食，精神不振，肌肉松软不实，性格沉静、内向，舌淡胖嫩，脉沉迟。分析此人的体质类型、调养原则、药物及推拿调养方法。

（杨周赟）

第五节　痰湿体质的调养

一、形成机制

痰湿体质是指以水湿内停、黏腻重浊为主要特征的偏颇体质状态。生理情况下，津液代谢是通过胃的摄入、脾的运化和转输、肺的宣发和肃降、肾的蒸腾气化，以三焦为通道，随气机升降出入，散布滋养全身；经过代谢后，津液则化为汗液、尿液和气排出体外。可见，维持津液输布、排泄的平衡，有赖于气和脾、肾、肺、三焦等脏腑功能的协调；有关脏腑任一出现生理功能异常，均能导致津液滞留，进而内生水湿或痰饮。津液输布排泄障碍、痰湿生成的原因各有不同，最主要的是脾的运化水湿功能异常。故《素问·至真要大论》说："诸湿肿满，皆属于脾。"

痰湿之邪生成后，有两种转化方式，一是脾阳素虚，或过用寒凉者，易从寒化；一是胃热素盛，或妄加辛燥者，易从热化。从寒化，多又反伤及脾阳；从热化，多伤及胃阴。痰湿为阴邪，其性黏滞，阻碍气机，易损伤阳气，故痰湿从寒化乃其致病的主要发展趋势。

痰湿体质的形成，多因素体痰湿过盛，中阳被困；饮食不节，恣食生冷肥甘，内伤脾胃；思虑劳倦，脾胃受累；长期冒雨涉水，居处湿地，寒湿内侵等，使得脾胃受伤而运化无权，致长期水湿内停，湿聚痰凝。

二、特征

【总体特征】痰湿凝聚，以形体肥胖、腹部肥满、口黏苔腻等痰湿表现为主要特征。

【形体特征】体形肥胖，腹部肥满松软。

【常见表现】面部皮肤油脂较多，多汗且黏，胸闷，痰多，口黏腻或甜，喜食肥甘甜黏，苔腻，脉滑。

【心理特征】性格偏温和、稳重，多善于忍耐。

【发病倾向】易患消渴、中风、胸痹等病。

【对外界环境适应能力】对梅雨季节及湿重环境适应能力差。

三、调养原则

形成痰湿体质的主要病机在于脏腑功能低下，体内津液运化功能受阻从而形成痰湿积聚体内。因此，调养这种体质当以除湿化痰，恢复脏腑正常功能为根本。《素问·经脉别论》说"饮入于胃，游溢精气，上输于脾，脾气散精，上归于肺，通调水道，下输膀胱，水精四布，五经并行"，指明了津液代谢的过程，主要由脾、肺、肾、三焦和膀胱共同完成，其中尤以脾最为重要。《医原·百病提纲论》认为"内湿起于肺脾肾，脾为重，肾为尤重。盖肺为通调水津之源，脾为散输水津之本，肾又为通调散输之枢纽"，因此，痰湿体质的调养应以振奋肺脾肾之功能为要务，或利、或化、或燥，均能消除体内有余阻滞之病理产物而达到除湿化滞之目的。故痰湿体质的调养原则是除湿化痰，调理脾、肺、肾。

四、调养方法

(一) 中药调养

痰湿体质者调养,常选用芳香化湿、苦温或苦寒燥湿、利水渗湿、化痰祛痰类中药;常与温肾、健脾、行气类中药配合使用。

1. 单方 薏苡仁、白蔻仁、砂仁、藿香、佩兰、半夏、厚朴、茯苓、苍术、陈皮、草果、草豆蔻等。

2. 复方 痰湿之生,与肺脾肾三脏关系最为密切,故重点在于调补肺脾肾三脏;同时必须给湿邪以出路,即常谓"治湿不利小便,非其治也……治湿不分三焦,亦非其治也"。调治痰湿质时当详辨其具体病机,然后针对病机而治,才能取效。一般而论,湿在上焦宜宣化,在中焦宜芳化或燥,在下焦宜利,此为治湿之大法。如湿在上焦,肺气不宣,则宜宣通肺气,可用微微发汗的方法宣通,以调整皮肤腠理开阖的功能,达到祛湿的目的,方如越婢汤等。如湿在中焦,可用芳香化浊之品,除湿辟秽,醒脾和中,以达到芳香化湿或燥湿的目的,方如藿香正气散、六合汤之类。如湿在下焦,可用淡渗利湿之品,湿郁化热者,则宜加用清热之品,通过清热利尿作用使湿从下去,方选甘露消毒丹、五皮饮、二妙丸等。如果痰湿由中阳不振,脾失健运而起,兼见肾阳衰微,命门火衰时,常兼有阳虚体质的表现,则必须同时壮肾阳、补命火、振脾阳、健运化,双补脾肾才能获效,方选实脾饮、五味异功散、真武汤及金匮肾气丸等。湿邪其性黏滞,重浊难移,往往滞涩于经络脏腑而久留不去,治疗比较困难,湿祛痰化后又多有复发倾向。故痰湿体质调养,当辨其病位,后如上所述,分而治之。调整腻滞质忌用大热火攻,如误用火攻,则常使水液受灼敛聚,湿无出路而内窘深迫,势必湿从热化以致变证百出,祸患无穷。因痰湿者常兼体内阳气不足,治湿又忌大汗峻剂,若峻利大下,必将损败中阳,虚馁胃气。如湿邪在表,表阳必虚,当与微汗,使湿邪疏散又不致损伤表阳;若大汗发表,必伐表阳,竭乏卫气,而致阳气更衰,湿邪更加弥留。如湿淫于内,中阳也多不足,宜温和运化,扶正以祛邪,才能不伤中阳。如湿在下焦,肾阳常微,宜温肾阳以助气化,使湿从尿去,又不致伤已虚之肾阳。此外,甘酸腻润之剂,皆能滞湿为患,当为所禁。甘味为脾土之本味,甘味药药性多补多润而易助痰湿,故湿伤于脾不可轻用甘味,而应当用苦味燥之,使湿祛而脾胃功能得以健运,从而更好的运化痰湿。又因酸味药物每有收敛的作用,其性多寒,酸寒收引,湿邪更将腻滞,故酸收之品不可妄投。

调整痰湿质必须善于掌握分寸,不使有过,过则危害。不论化湿、燥湿还是利湿之品均能伤正、伤阴,临床上每见药过病所而正气虚衰,或伤阴之象。故中医常有"除湿毋伤阴,养阴防留湿"之诫,不能不慎。

(二) 膳食调养

1. 痰湿体质宜食的食物 锅巴、黄豆芽、大豆黄卷、赤小豆、白扁豆、豌豆、薏米、白萝卜、冬瓜、清明菜、蕺菜、鲤鱼、鲫鱼等。

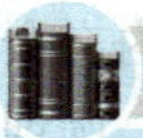

课堂互动

讨论:痰湿体质者应少吃或尽量不吃的食物有哪些?

2. 药膳食疗方

(1) 薏米杏仁粥

【配方】 薏苡仁 30g,杏仁 10g,冰糖少许。

【功效】 健脾渗湿,宣肺化痰。

【制法】 薏苡仁淘净,杏仁去皮尖洗净,冰糖打成碎屑。先将薏米入锅,加适量水,置武火上烧沸,再用文火熬煮至半熟,放入杏仁,继用文火熬熟,加入冰糖即成。

【分析】 薏苡仁健脾渗湿,杏仁宣肺气,共奏祛湿化痰之功。

(2) 赤豆鲫鱼汤

【配方】 赤小豆 60g,鲫鱼 1 条(约 200g),紫皮大蒜 1 枚,葱 1 段约 10cm 长。

【功效】 健脾利湿,利水消肿。

【制法】 将鲫鱼去鳞及内脏,同上药一起用文火炖熟。

【分析】 赤小豆味甘、酸,性平,性善下行,通利水道,利水消肿;鲫鱼味甘性平,功能健脾利湿;大蒜味辛性温,能行滞气,暖脾胃,降血脂。

(3) 山药茯苓包

【配方】 山药粉、茯苓粉各 100g,面粉 200g,白糖 300g,猪油、果料适量。

【功效】 健脾益气,利水渗湿。

【制法】 将山药、茯苓粉调成糊状,蒸半小时,加糖、猪油、果料调成馅;将面粉发酵,加入适量的食用碱,将馅包入面皮中,做成包子,蒸熟即成。

【分析】 山药性味甘平,健脾益气,补肺益肾固精;茯苓性味甘淡平,利水渗湿,健脾和胃,宁心安神。二者共奏健脾益肾、利水化湿之功。

(4) 鲤鱼汤

【配方】 鲤鱼 1 条(1 000g 左右),赤小豆 50g,陈皮 6g,红椒 6g,草果 6g。

【功效】 利水除湿。

【制法】 将活鱼除鳞、去鳃和内脏,将其余食物洗净后纳入鱼腹内,加水煮汤,可加适量生姜、葱、胡椒等调味品,食盐宜少不宜多。

【分析】 本方仿《饮膳正要》介绍的鲤鱼汤。鲤鱼性味甘温,入肺、脾、肾三经,具有利水、通乳之功,为主食。赤小豆能利小便,消胀除肿,通气健脾为辅食。陈皮行气燥湿,一助赤小豆利水之功,二防鱼腥食滞之弊。红椒、草果也有温中行气之功。

(5) 一味冬瓜汤

【配方】 连皮冬瓜 500g,生冬瓜子去壳 10g。

【功效】 补脾利湿消肿。

【制法】 洗净切片,皮切下共煮汤,加盐少许。不吃皮。

【分析】 冬瓜性味甘寒,入肺、胃、大肠、小肠经,具有清热渗湿,化痰排脓,利水消肿的功效。冬瓜皮利水功能较强,冬瓜子能治疗皮肤黑及酒渣鼻。

(6) 萝卜丝饼

【配方】 鲜萝卜连皮 250g。

【功效】 健胃理气,消食化痰。

【制法】 洗净切丝,加陈皮丝、生姜丝,或葱丝和盐少许,拌馅,然后将面粉和水揉成面团,将馅填入,做夹心饼,放入油锅内,烙熟即成。

【分析】 白萝卜辛甘无毒,有理气化痰、清热消食的功能。加陈皮可增加和胃理气的作用。生姜有温胃与开胃之功效。

(三) 经络调养

1. 针灸调养

【取穴】 三组穴位

1组:脾俞、肾俞、肺俞、肝俞、三焦俞。

2组:章门、水分、水道、神阙、关元、气海。

3组:足三里、阴陵泉、丰隆、三阴交、商丘。

【操作】 以上穴位每组取3~4个,用毫针刺补法或灸法。

2. 推拿调养

(1) 用拇指或大小鱼际顺经擦脾经、肾经;一指禅推或拇指揉推法顺经推肺、肝、三焦经。

(2) 用单掌或双掌顺经推擦背部膀胱经及督脉。

(3) 顺时针方向点按揉摩或顺经推擦上述针灸调养中所列穴位。

(4) 健脾温阳化湿手法:推脾运胃法、擦脾法、摩全腹法、横擦腰骶法。

3. 刮痧调养

(1) 用单角刮法顺经刮拭脾经、肾经、肺经、肝经、三焦经。

(2) 用面刮法顺经刮拭背部膀胱经及督脉。

(3) 用平面按揉法顺时针方向或单角刮法顺经刮拭针灸调养中所列穴位。

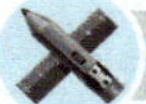

技能要点

1. 常用穴位定位 脾俞:第11胸椎棘突下,旁开1.5寸;肾俞:第2腰椎棘突下,旁开1.5寸;肺俞:第3胸椎棘突下,旁开1.5寸;肝俞:第9胸椎棘突下,旁开1.5寸;三焦俞:第1腰椎棘突下,旁开1.5寸;章门:腹部,第11游离肋端前下方凹陷;水分:前正中线上,脐上1寸;水道:脐下3寸,旁开2寸;神阙:脐中;气海:脐下1.5寸;足三里:犊鼻穴下3寸,胫骨前缘旁开1横指;阴陵泉:膝内侧,胫骨内侧髁后下方凹陷;丰隆:外踝尖上8寸,距胫骨前缘2横指(中指);三阴交:内踝尖上3寸,胫骨内侧缘后方;商丘:内踝尖与足舟骨粗隆连线的中点凹陷。

2. 经络的走行与方向 脾经的走行是从足走胸,内踝尖上8寸以下位于下肢内侧中间,内踝尖上8寸处转至下肢内侧前缘,从下向上为顺经方向;肾经的走行是从足走胸,位于下肢内侧后缘,从下向上为顺经方向;肺经的走行是从胸走手,位于上肢内侧前缘,从上向下为顺经方向;肝经的走行是从足走胸,先走在下肢内侧前缘,然后在内踝尖上8寸处转至下肢内侧中间,从下向上为顺经方向;三焦经的走行是从手走头,位于上肢外侧中间,从下向上为顺经方向。

(四) 其他调养方法

1. 睡眠调养 定时睡眠,养成良好的作息习惯。由于痰湿体质的人往往阳气有损,嗜睡而易困倦。适当的睡眠可使机体得以休养,有助于旺盛脏腑功能;然"久卧伤气",过度的睡眠则会使脏腑功能活动减弱,阳气不振,痰湿难除。所以痰湿体质者要每天按时入睡和起床,强化"睡眠—觉醒"的生物节律,方能起床后精神焕发,精力充沛。

2. 情志调养 痰湿体质者多精神不佳,对事物兴趣索然,应多参加各种有益的活动,培养广泛的兴趣爱好,合理安排休假度假,以舒畅情志,增进健康。

3. 生活方式调养　痰湿体质者饮食宜清淡,不宜食肥甘厚味、黏腻、寒凉之品及酒类,以免助湿生痰。饮食不可过饱,进食速度不宜过快,改变狼吞虎咽的进食习惯,有助于强健脾胃的运化功能。多吃具有健脾利湿燥湿、行气消滞、化痰祛痰功效的食物。

4. 运动调养　痰湿体质者,多形体肥胖臃肿,大腹便便,身重如裹,不喜运动,不利于提振阳气、祛湿化痰。所以要多参加户外活动、进行有氧运动,如快走、慢跑、游泳、太极拳等。活动量应逐渐增强,以增强脏腑功能,调畅气机,促进津液的输布和排泄,助祛痰湿之邪。

5. 环境调养　痰湿体质者不宜久居在潮湿的环境里;阴雨季节,要注意湿邪的侵袭。

6. 音乐调养　产生痰湿体质最重要的原因是脾气虚、脾阳虚推动无力而生湿,故应参考气虚、阳虚体质的音乐调养方法。痰湿质者多精神不振,可经常听一些振奋精神的音乐,如《步步高》《喜洋洋》《春天来了》等,以陶冶性情,愉悦精神。

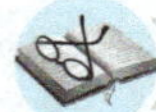

案例分析

某女,37岁,面部皮肤油脂较多,多汗且黏,胸闷,痰多,口黏腻或甜,喜食肥甘甜黏,体形肥胖,腹部肥满松软,性格温和、稳重、善于忍耐,苔腻,脉滑。分析此人可能的体质类型、调养原则、药物及推拿调养方法。

（辛　桐）

第六节　湿热体质的调养

一、形成机制

湿热体质是指以湿热内蕴、黏腻烦躁为主要特征的偏颇体质状态。湿热之邪内蕴的主要原因主要有三,其一是外界湿热之邪直接入侵人体内;其二是湿邪内盛留滞,日久化热;其三是素体阳盛,复感湿邪,致湿邪从阳化热。外感湿热主要受气候和环境影响,一般长夏或南方,多热且潮湿的气候环境下易感。湿邪与热邪在体内先后出现而互结,则与饮食、情志密切相关,过食辛辣肥甘酒酪,或情志化火,均可酿成湿热蕴于内。

湿热蕴结后,影响多个脏腑组织,可内蕴于脾胃,导致脾胃湿热,多易耗伤胃阴,产生胃火;可熏蒸肝胆,导致肝胆湿热;可下注大肠,形成大肠湿热;可下注膀胱,导致膀胱湿热等。临床上以脾胃湿热最多见。

湿热体质的形成,多因先天禀赋或后天环境、饮食、情志等因素,影响脾胃运化和肝胆疏泄功能,使得脾胃失司而生湿,肝胆郁结而化热,致机体长期湿热浊邪共存。此外,过量饮酒是湿热体质形成常见的外在因素,《素问玄机原病式·六气为病》:“酒之味苦而性热……久饮之则肠胃怫热郁结,而气液不能宣通。”叶天士《温热论》:“有酒客里湿素盛,外邪入里,里湿为合。”均提示饮酒对于湿热体质形成有重要作用。

二、特征

【总体特征】 湿热内蕴,以面垢油光、口苦、苔黄腻等湿热表现为主要特征。

【形体特征】 形体中等或偏瘦。

【常见表现】 面垢油光,易生痤疮,口苦口干,身重困倦,大便黏滞不畅或燥结,小便短黄,男性阴囊潮湿,女性带下增多,舌质偏红,苔黄腻,脉滑数。

【心理特征】 容易心烦急躁。

【发病倾向】 易患疮疖、黄疸、热淋等病。

【对外界环境适应能力】 对夏末秋初湿热气候、湿重或气温偏高环境较难适应。

三、调养原则

湿热体质者调养时要兼顾湿邪和热邪,既要除湿又要清热,所以治疗上以清热利湿为主,这是治标;但湿热蕴结的根本在于脾胃和肝胆功能的障碍,必须健脾胃、疏肝胆以从根本上避免湿热浊邪的形成,这是治本。故湿热体质的调养原则是清热利湿,酌以健脾胃、疏肝胆。

四、调养方法

(一) 中药调养

湿热体质者调养,常选用清热燥湿、利水渗湿类中药;常与健脾、疏肝、养阴类中药配合使用。

1. 单方　茵陈、山栀、大黄、苦参、车前子、木通、滑石、萹蓄、地肤子、黄芩、黄柏、黄连、龙胆草、白鲜皮、泽泻、薏苡仁、虎杖。

2. 复方　湿从热化,宜伤阴,故治疗时宜选用养阴药与化湿药配伍,以清热化湿而不伤阴,生津养阴而不助湿为原则。如湿温初起及暑温夹湿,湿重于热者,表现为身重疼痛,肢体倦怠,面色淡黄,胸闷不饥,午后身热,苔白不渴,脉濡者,宜用三仁汤加减;如果湿热并重,宜用甘露消毒丹;如湿热下注,宜用二妙丸。如果湿痰化热,宜用清气化痰丸或小陷胸汤,以清热化痰。

(二) 膳食调养

1. 湿热体质宜食的食物　小米、玉米、薏米、赤小豆、绿豆、兔肉、海鱼、南瓜、苦瓜、胡萝卜、西红柿、白菜、芹菜、海带、紫菜等。

2. 药膳食疗方

(1) 桃仁薏米粥

【配方】 桃仁 10g,薏苡仁 50g,冬瓜子 15g,鱼腥草 15g。

【功效】 健脾利湿,清热解毒。

【制法】 桃仁、冬瓜子、鱼腥草共煎去渣取汁,加水与薏苡仁煮成稀粥。

【分析】 方中桃仁性味苦甘平,入心、肝、大肠经,功用破血行瘀,润燥滑肠;薏苡仁性味甘淡凉,归脾、肺、肾经,功用健脾补肺,清热利湿;冬瓜子性味甘凉,功用润肺化痰,消痈利水;鱼腥草性味辛寒,入肝、肺经,功用清热解毒,利水消肿。诸品共奏健脾利湿,清热解毒之功。

(2) 藿香苡仁粥

【配方】 藿香15g,蒲公英20g,薏苡仁50g。

【功效】 健脾清湿热。

【制法】 先将蒲公英洗净,与薏苡仁共煮粥,待粥将熟时下藿香,粥熟即成。

【分析】 藿香芳香醒脾,配薏苡仁健脾利湿;蒲公英清热解毒,配薏苡仁清热化湿。三味同用,对湿邪困脾、湿热为患病证有较好的辅助效果。

(3) 车前益母羹

【配方】 车前子30g,益母草15g,粳米50g,豆豉10g,葱、盐、醋适量。

【功效】 清热利湿,活血化瘀。

【制法】 将车前子装入纱布袋中,扎口,并与益母草、豆豉同煎20分钟,去渣留汁,放入粳米煮熟成粥,再加少许葱、盐、醋即成。

【分析】 车前子分清浊、利水湿而清热;益母草活血化瘀,兼利水;粳米、豆豉健脾清热。全方共奏清热利湿,活血化瘀之功效。

(4) 凉拌三苋

【配方】 鲜苋菜100g,鲜冬苋菜100g,鲜马齿苋100g,调料适量。

【功效】 清热除湿,解毒消肿。

【制法】 上三味分别用开水浸至八成熟,捞出,浸入冷水5~10分钟,控去水,切段,入调料拌匀即可。

【分析】 苋菜性味甘凉,能清热凉血,利窍通便;冬苋菜甘寒,清热利湿,润便滑肠;马齿苋酸寒,清热解毒,凉血消肿,兼能润肠通便。全方清热除湿,解毒消肿,可用于湿热上蒸之痤疮。

(5) 泥鳅炖豆腐

【配方】 泥鳅500g,豆腐250g。

【功效】 清热利湿,补中益气。

【制法】 泥鳅除去腮和内脏,洗净后,加盐少许,加水适量,清炖至五成熟,加入豆腐,再炖至鱼熟烂即可。

【分析】 泥鳅性味甘平,具有益气补中、祛湿邪的功效;豆腐性味甘凉,具有补虚、润燥、清肺化痰功效。二药相配,清热利湿,补中益气。

(6) 柠檬豆芽汤

【配方】 鲜柠檬1枚,绿豆芽50g。

【功效】 醒脾胃,清热化湿。

【制法】 将绿豆芽加水适量煮成汤,鲜柠檬挤汁,汤成后放入汤中即成。

【分析】 柠檬芳香醒脾,化湿开胃;绿豆芽清热解毒,利湿和中,共奏醒脾胃,清热化湿功效。柠檬富含维生素C,对保持皮肤张力和弹性十分有效。

(三) 经络调养

1. 针灸调养

【取穴】 三组穴位

1组:脾俞、阴陵泉、三阴交、商丘。

2组:中脘、足三里、丰隆。

3组:胃俞、梁丘、解溪、内庭、曲池、合谷。

【操作】 上述穴位每组取3~4个，补泻兼施，第1组用补法；第2组用平补平泻法；第3组用泻法。

【辨证加减】 肝胆湿热者加肝俞、胆俞、期门、阳陵泉、太冲、行间、足临泣、中渚，用泻法；大肠湿热者加大肠俞、天枢、大横、上巨虚、曲池、合谷，用泻法；膀胱湿热者加膀胱俞、委阳、委中、飞扬、昆仑，用泻法。

2. 推拿调养

【基本手法】

(1) 用一指禅推或拇指揉推法顺经推脾经、肺经、肾经、肝经、三焦经，以脾经为主。

(2) 用一指禅推或拇指揉推法推足阳明胃经。

(3) 用双掌逆经推背部两侧膀胱经及督脉。

(4) 顺时针点按揉或顺经推针灸调养第1组穴位；点按揉推第2组穴位；逆时针点按揉或逆经推第3组穴位。

(5) 腹部推拿手法：推脾运胃法、推运胃脘法、推上腹法、推全腹法。

【辨证加减】①肝胆湿热者加逆经推肝经、胆经，逆时针点按揉或逆经推肝俞、胆俞、期门、阳陵泉、太冲、行间、足临泣、中渚，加双搓胁肋法、掌压胁肋法、分推季肋下法、推侧腹法、拿腹外侧法；②大肠湿热者加逆经推手阳明大肠经，逆时针点按揉或逆经推大肠俞、天枢、大横、上巨虚、曲池、合谷，加推侧腹法、推全腹法、叠掌运颤法、环推全腹法、推结肠法；③膀胱湿热者逆时针点按揉或逆经推膀胱俞、委阳、委中、飞扬、昆仑，加按下腹法、按揉下腹法、推下腹法、掌振小腹法。

3. 刮痧调养

【基本刮法】

(1) 用单角刮法顺经刮拭脾、肺、肾、肝、三焦经，以脾经为主。

(2) 用单角刮法逆经刮拭足阳明胃经。

(3) 用面刮法逆经刮拭背部两侧膀胱经及督脉。

(4) 用平面按揉法顺时针或单角刮法顺经刮拭针灸调养第1组穴位；平面按揉法或单角刮法刮拭第2组穴位；平面按揉法逆时针或单角刮法逆经刮拭第3组穴位。

【辨证加减】 ①肝胆湿热者加逆经刮拭肝经、胆经，逆时针或逆经刮拭肝俞、胆俞、期门、阳陵泉、太冲、行间、足临泣、中渚；②大肠湿热者加逆经刮拭大肠经，逆时针或逆经刮大肠俞、天枢、大横、上巨虚、曲池、合谷；③膀胱湿热者逆时针或逆经刮拭膀胱俞、委阳、委中、飞扬、昆仑。

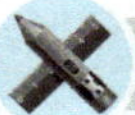

技能要点

1. 常用穴位定位　三阴交：内踝尖上3寸，胫骨内侧缘后方；商丘：内踝尖与足舟骨粗隆连线的中点凹陷；中脘：位于前正中线上，脐上4寸；胃俞：第12胸椎棘突下，旁开1.5寸；梁丘：髂前上棘与髌骨外缘连线上，髌骨外缘上2寸；解溪：足背横纹中点；内庭：足背第2、3趾之间的缝纹头处；曲池：极度屈肘时，肘横纹桡侧端凹陷中；合谷：手背第1、2掌骨之间，第2掌骨边缘的中点取穴;肝俞:第9胸椎棘突下,旁开1.5寸;胆俞:第10胸椎棘突下,旁开1.5寸;期门:前正中线旁开4寸,平第6肋间隙;阳陵泉:腓骨头前下方凹陷中;太冲:第1、2跖骨底结合部前下方凹陷;行间:第1、2趾蹼缘后方,赤白肉际处取穴;足临泣:第4、5跖骨底结合部前方,第5趾长伸肌腱外侧凹陷中;中渚:第4、5掌骨间,第4掌指关节近端凹陷中;大肠俞:第4腰椎棘突下,旁开1.5寸;天枢:脐旁开2寸;大横:脐旁开4寸;上巨虚:足三里下3寸;膀胱俞:平第2骶后孔,后正中线旁开1.5寸;委阳:腘横纹上,股二头肌肌腱内侧缘;委中:腘横纹中点;飞扬:昆仑直上7寸,腓肠肌外下缘与跟腱移行处;昆仑:外踝尖与跟腱之间的凹陷中。

2. 经络的走行与方向　脾经的走行是从足走胸,内踝尖8寸以下位于下肢内侧中间,内踝尖上8寸处转至下肢内侧前缘,从下向上为顺经方向;肾经的走行是从足走胸,位于下肢内侧后缘,从下向上为顺经方向;肺经的走行是从胸走手,位于上肢内侧前缘,从上向下为顺经方向;肝经的走行是从足走胸,先走在下肢内侧前缘,然后在内踝尖上8寸处转至下肢内侧中间,从下向上为顺经方向;三焦经的走行是从手走头,位于上肢外侧中间,从下向上为顺经方向;督脉走于后正中线上,从上向下为逆经方向;胃经的走行是从头走足,位于下肢外侧前缘,从下向上为逆经方向。

3. 对于湿热体质热象明显者,刮痧时要尽量出痧以泻热。

(四) 其他调养方法

1. 情志调养　湿热体质之人,性格多急躁善怒,情绪不稳,故应保持情绪稳定,调整好心态,心平气和,遇事戒怒。

2. 生活方式调养　肥甘厚味之品,最易助湿生痰,故湿热体质之人应忌食肥甘厚味之品;另外,辛辣食品虽然能够祛湿,但对于已形成湿热的,则会使热邪加重,故应慎食辛辣;还应少食甘甜、油炸、烧烤及海腥发物等,特别是有皮肤病变者应避免食用辛辣和刺激性食物,如辣椒、酒、浓茶、咖啡等。

3. 环境调养　盛夏暑湿较重的季节,减少户外活动的时间。避免居住在低洼潮湿的地方。

4. 运动调养　适宜做大强度、大运动量的锻炼,如中长跑、游泳、爬山等。

5. 音乐调养　湿热体质属于阳热较盛体质,应以"阴柔"性质的音乐对抗之,故应参考阴虚阳盛体质的音乐调养方法。

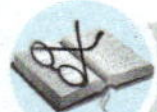

案例分析

某男,34岁,面垢油光,易生痤疮,口苦口干,身重困倦,大便黏滞不畅,小便短黄,阴囊潮湿,形体偏瘦,性情急躁易怒,舌质偏红,苔黄腻,脉滑数。分析此人可能的体质类型、调养原则、药物及推拿调养方法。

(辛　桐)

第七节 阴虚体质的调养

一、形成机制

机体的精、气、血、津液和脏腑、经络等组织器官及其生理功能，均可区分为阴、阳两类属性。在正常的生理情况下，它们之间存在着相互制约、互根互用及相互转化的关系，维持着相对平衡的状态。如果由于某种原因，出现阴或阳的某一方面物质减少或功能减退时，必然不能制约对方而引起对方的相对亢盛，形成"阳虚则阴盛""阴虚则阳亢"的病理现象。阴虚，是指机体的精、血、津液等物质亏耗，以及阴不制阳，导致阳相对亢盛，功能虚性亢奋的病理状态。一般地说，其特点多表现为阴液不足及滋养、宁静功能减退，以及阳气相对偏盛的虚热证。阴液不足，一般以肝肾之阴为主，其中又以肾阴为诸阴之本，所以，肾阴不足在阴偏衰的病机中占有极其重要的地位。由于阴液不足，不能制约阳气，从而形成阴虚内热、阴虚火旺和阴虚阳亢等多种表现。

阴虚体质多由于先天不足，或因阳邪伤阴，或因五志过极，化火伤阴，或因久病耗伤阴液所致。

二、特征

【总体特征】 阴津亏少，以口燥咽干、手足心热等虚热性表现为主要特征。

【形体特征】 体形偏瘦。

【常见表现】 手足心热，口燥咽干，鼻微干，喜冷饮，大便干燥，舌红少津，脉细数。

【心理特征】 性情急躁，外向好动，活泼。

【发病倾向】 易患虚劳、失精、少寐等病；感受外邪易从热化。

【对外界环境适应能力】 耐冬不耐夏；不耐受暑、热、燥邪。

三、调养原则

形成阴虚质的主要病理基础是人体内真阴不足，因此必须以滋阴为首务。阴不足多有内热，故应同时加用清热法。长期阴不足，必然成燥，燥者益润。故阴虚体质的调养原则是滋阴清热润燥。

四、调养方法

（一）中药调养

1. 单方　宜选用药性平和的滋润养阴之品，如沙参、麦冬、玉竹、山药、生地黄、熟地黄、枸杞子、旱莲草、山茱萸、女贞子、黄精等。

2. 复方　张仲景根据《素问·通评虚实论》"精气夺则虚"的理论拟订了一系列滋阴方剂，提出了清热保津法、急下存阴法、甘寒生津法、补肾阴法。后世医家对滋阴法也颇有研究，如张景岳提出"阳中求阴，阴中求阳"之说，创左归丸和右归丸。清代温病学家又提出了甘咸寒养阴、救阴添精法，拟创了一甲、二甲复脉汤及大、小定风珠等。钱乙在《小儿药证直诀》中将八味肾气丸化裁成六味地黄丸，为专补肾阴的常用有效方剂。朱丹溪倡导“阳常有余，阴常不足”之说，创用大补阴丸，善用知柏以清热，这是滋肾阴兼清肾火之法。

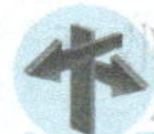

知识链接

朱丹溪的滋阴学说

朱丹溪的主要医学成就是“相火论”和“阳有余阴不足论”，并在此基础上确立了“滋阴降火”的治则。主张把养阴抑阳作为贯穿于人生从少壮到衰老整个过程的主要养生原则。其对阴精的养护提出三点：一是节育保精护肾阴，青年人应当晚婚以待阴气成长，婚后应节制房事以保护阴精；二是饮食素淡养胃阴；三是降火清热滋真阴，对于阴精虚而相火旺的人用大补阴丸，阴血虚而相火旺的人用四物汤加知母、黄柏。

阴虚体质是一个整体的体质特征，有其共性，也有其个性，决不会千篇一律，因此宜区别五脏六腑之所伤而分治。以肺阴虚为主者，则宜滋养肺阴，方如沙参麦冬汤、清燥救肺汤、四阴煎、百合固金丸等；以心阴虚为主者，宜滋养心阴，方如天王补心丹、炙甘草汤等；以脾阴受损为主者，则当补养脾阴，方如参苓白术散、归芍六君子汤等；以胃阴虚为主者，方如益胃汤、麦门冬汤等；肝阴虚为主者，方如芍药甘草汤、杞菊地黄丸、一贯煎等；以肾阴虚为主者，方如六味地黄丸、大补元煎、知柏八味丸等。

用滋阴药纠正阴虚体质，应掌握分寸，注意药物的副作用和禁忌证。滋阴药多为滋腻多汁之品，容易引起纳呆、腹胀等。故应用时应该照顾胃气，可适当加入山药、莲子、木香、砂仁等扶胃醒脾药。滋阴药一般不宜久用，久用可伤阳，引起脾阳不足或肾阳不足；或养阴而留湿，引起湿阻中焦等证。因此，凡是兼见湿痰壅盛、水液停滞及脾肾阳虚者应慎用或不用滋阴药。

（二）膳食调养

1. 阴虚体质宜食的食物　粟、粱、荞麦、黑米、大麦芽、豆腐、淡豆豉、绿豆、黑芝麻、芹菜、茼蒿、菠菜、荠菜、苋菜、马兰头、山药、百合、荸荠、莲藕、茄子、番茄、竹笋、芦笋、莴苣、紫菜、海带、海藻、丝瓜、苦瓜、黄瓜、苜蓿、山慈菇、白菜、茭白、蒲公英、兔肉、鸭肉（公鸭）、驴肉、蛤蛎、牡蛎、海蜇、蟹、田螺、甲鱼、海参、梨、桃、李、枇杷、柑、柚、罗汉果、芒果、柿、杨桃、猕猴桃、西瓜、香蕉、甜瓜等。

2. 药膳食疗方

（1）天冬黄精乌龟汤

【配方】 天冬 24g、黄精 30g，乌龟 1 只（约 240g），五味子 9g，红枣少许。

【功效】 滋肾填精，益智安神。

【制法】 将乌龟放入盆中，倒入热水令其排尿并烫死，洗净，剖开，去肠杂、头、爪；黄精、天冬、五味子、红枣（去核）洗净。把全部用料一齐放入锅内，加清水适量，武火煮沸后，文火煮 2 小时，调味即可。

【分析】 方中黄精性味甘平，质地柔润，善于补肾填精。天门冬性味甘苦寒而多液，善于滋养肾阴，并能清心除烦。五味子性味酸温，有滋肾补阴、宁心安神作用。龟肉性味甘平，善于滋补肾阴。诸药合用，滋肾补精之功更佳。

(2) 地黄蜂蜜膏

【配方】 鲜地黄 500g，蜂蜜适量。

【功效】 滋阴润肺，养血生津。

【制法】 将鲜地黄洗净、捣烂取汁，按每百克加蜂蜜 15g 的比例混匀，文火收膏，装瓶备用。

【分析】 鲜地黄性甘、苦、寒，归心、肝、肾经，善于清热凉血，养阴生津；蜂蜜性甘平，归肺、脾、大肠经，善于补中，润燥，止痛，解毒。地黄与蜂蜜合用共奏滋阴润肺，养血生津之效。

(3) 杞菊地黄粥

【配方】 熟地黄 20g，枸杞子 25g，菊花 10g，粳米 100g，冰糖适量。

【功效】 补益肝肾。

【制法】 先将前两味煎取浓汁，分两份与粳米煮粥。另将白菊花用开水沏茶，在粥欲熟时加入粥中，稍煮后下冰糖烊化即可。

【分析】 熟地黄甘温，滋阴补血；枸杞甘平，养阴补血，益精明目；菊花清利头目；粳米补虚。诸药合用，共奏滋阴养血，培补肝肾，清利头明目之效。

(4) 二冬银耳羹

【配方】 天门冬 100g，麦门冬 100g，银耳 50g，蜂蜜 50g。

【功效】 滋阴润肺清热。

【制法】 天门冬、麦门冬洗净，加水 1.5kg，文火煎煮 1 小时，取汁入银耳，文火隔水炖 1~2 小时至银耳烂熟入蜜，熬稠后冷藏。

【分析】 天门冬、麦门冬性味甘寒，滋阴清热，养心润肺益肾；银耳甘平，益气补肺，滋阴润燥；蜂蜜甘平，益气滋阴，补中润肠。

(5) 兔肝菠菜汤

【配方】 兔肝 1 具，菠菜 100g。

【功效】 滋补肝肾，滋阴润燥，养血清肝，增乳。

【制法】 按常法共煮作汤，汤成后加芝麻油 1g。

【分析】 本食谱用兔肝为主食，兔肝性寒味甘、苦、咸。咸入肾而苦寒清热；兔肝入肝经，以肝补肝，故肝肾同治。菠菜性凉味甘，入胃、大肠与小肠经，为辅食，具有滋阴润燥、泻火下气、凉血止血的功能。黑芝麻油性味甘，入肝、肾、肺、脾四经，能滋补肝肾，润燥通便，养血增乳，对产后调养也有帮助。

(6) 鸭肉包子

【配方】 鸭肉（去骨）100g，黑豆（煮熟煮烂）、黑芝麻（炒熟）各 20g。

【功效】 滋补肝肾，增液润燥通便，利水消肿。

【制法】 加盐少许，三物共拌和为馅。用粗制小麦（连皮）磨成面粉代精白面做包子。

【分析】 鸭肉性凉味甘、咸而入脾、胃、肺、肾经为主食，能滋补阴液而润燥。黑豆味甘性平，入肾经，为辅食，兼为引经之使，能养阴补气。黑芝麻味甘性平，入肝、肾、脾、肺经，为辅食，能滋补肝肾而润燥通便，还有养血增乳的功能。所用面粉连皮磨成，其性凉，故能滋养心肝，清热止渴。

(三)经络调养

1. 针灸调养

【取穴】 两组穴位

1组:照海、复溜、太溪、水泉、三阴交。

2组:肾俞、命门、厥阴俞。

【操作】 上述穴位每组取2~3个,用补法。

【辨证加减】①肺阴虚明显者,加肺俞、中府、尺泽、列缺,用平补平泻法,火旺明显者取肺俞、鱼际、少商、商阳、曲池、合谷,用泻法;②心阴虚明显者加心俞、巨阙、内关、神门、通里,用平补平泻法,火旺明显者取心俞、少冲、少泽,用泻法;③肝阴虚明显者加肝俞、章门、期门、大都、曲泉,用平补平泻法,火旺明显者加肝俞、胆俞、日月、行间、太冲、足临泣、中渚,用泻法;④胃阴虚明显者加胃俞、中脘、内关、梁丘、足三里、合谷,用平补平泻法,火旺明显者加解溪、内庭、合谷,用泻法;⑤大肠液亏明显者加天枢、大横、水道、归来、气冲、府舍、腹结、大肠俞,用平补平泻法,火旺明显者取曲池、合谷、足三里、上巨虚、丰隆、解溪、内庭,用泻法。

2. 推拿调养

【基本手法】

(1)仰卧位,用一指禅推法或拇指揉推法或掌揉推法顺经推肾经。

(2)仰卧位,用一指禅推法或拇指揉推法或掌揉推法顺经推任脉。

(3)仰卧位,顺时针方向点按揉或顺经指推针灸调养中第1组穴位。

(4)俯卧位,用掌揉推法逆经推督脉。

(5)俯卧位,用双手拇指由上而下按揉膀胱经第1侧线和第2侧线。

(6)俯卧位,顺时针方向点按揉或顺经指推针灸调养中第2组穴位。

【辨证加减】①肺阴虚者,反复用一指禅推或拇指揉推手太阴肺经,用一指禅推或拇指揉推法逆经推手阳明大肠经,点按揉或指推肺俞、中府、尺泽、列缺;火旺明显者,逆时针点按揉或逆经指推肺俞、鱼际、少商、商阳、曲池、合谷等穴。②心阴虚者,反复用一指禅推或拇指揉推手少阴心经,一指禅推或拇指揉推法逆经脉推手太阳小肠经,点按揉或指推心俞、巨阙、内关、神门、通里;火旺明显者,逆时针点按揉或逆经指推心俞、少冲、少泽。③肝阴虚者,用一指禅推法或拇指揉推法反复推足厥阴肝经,用一指禅推法或拇指揉推法逆经推足少阳胆经,点按揉或指推肝俞、章门、期门、大都、曲泉;火旺明显者,逆时针点按揉或逆经指推肝俞、胆俞、日月、行间、太冲、足临泣、中渚等穴。④胃阴虚者,用一指禅推法或拇指揉推法逆经推足阳明胃经,点按揉或指推胃俞、中脘、内关、梁丘、足三里、合谷;火旺明显者,逆时针点按揉或逆经推解溪、内庭、合谷等穴,再加推脾运胃法、推运胃脘法、推上腹法。⑤大肠液亏者,用一指禅推法或拇指揉推法逆经推手阳明大肠经,点按揉或指推天枢、大横、水道、归来、气冲、府舍、腹结、大肠俞;火旺明显者逆时针点按揉或逆经推曲池、合谷、足三里、上巨虚、丰隆、解溪、内庭等穴,再加推侧腹法、推全腹法、叠掌运颤法、摩全腹法、推结肠法。

3. 刮痧调养

【基本刮法】

(1)仰卧位,用单角刮法顺经刮拭肾经。

(2)仰卧位,用单角刮法顺经刮拭任脉。

(3) 仰卧位,用平面按揉法顺时针方向或单角刮法顺经刮拭针灸调养中第1组穴位。

(4) 俯卧位,用面刮法逆经刮拭督脉。

(5) 俯卧位,用面刮法顺经刮拭膀胱经第1、2侧线。

(6) 俯卧位,用平面按揉法顺时针方向或单角刮法顺经刮拭针灸调养中第2组穴位。

【辨证加减】①肺阴虚者,反复刮拭手太阴肺经,逆经刮拭手阳明大肠经,刮拭肺俞、中府、尺泽、列缺;火旺明显者逆时针或逆经刮拭肺俞、鱼际、少商、商阳、曲池、合谷等穴。②心阴虚者,反复刮拭手少阴心经,逆经刮拭手太阳小肠经,刮拭心俞、巨阙、内关、神门、通里;火旺明显者,逆时针逆经刮拭心俞、少冲、少泽等穴。③肝阴虚者,反复刮拭足厥阴肝经,逆经刮拭足少阳胆经,刮拭肝俞、章门、期门、中都、曲泉;火旺明显者,逆时针或逆经刮拭肝俞、胆俞、日月、行间、太冲、足临泣、中渚等穴。④胃阴虚者,逆经刮足阳明胃经,刮拭胃俞、中脘、内关、梁丘、足三里、合谷;火旺明显者逆时针或逆经刮解溪、内庭、合谷等穴。⑤大肠液亏者,逆经刮手阳明大肠经,刮拭天枢、大横、水道、归来、气冲、府舍、腹结、大肠俞;火旺明显者逆时针或逆经刮曲池、合谷、足三里、上巨虚、丰隆、解溪、内庭等穴。

技能要点

1. 常用穴位定位 照海:内踝正下方凹陷;太溪:内踝与跟腱连线的中点;水泉:太溪穴直下1寸;复溜:太溪穴直上2寸;三阴交:内踝尖上3寸,胫骨内侧后缘;肾俞:第2腰椎棘突下,旁开1.5寸;命门:第2腰椎棘突下方凹陷;厥阴俞:第4胸椎棘突下,旁开1.5寸。

2. 经络的走行与方向 ①肾经的走行是从足走胸,位于下肢内侧后缘,从下向上为顺经方向;②任脉走于前正中线上,从下向上为顺经方向;③督脉走于后正中线上,从上向下为逆经方向。

3. 阴虚体质者往往有内热,故对热邪明显的人,刮痧时要尽量出痧以泻热。

(四) 其他调养方法

1. 睡眠调养 失眠是阴虚体质常见的表现。由于阴液不足,阴不能制阳,导致阳气相对亢盛,而出现虚性亢奋的状态,终夜烦躁而不得眠;同时,长期失眠暗耗心血,使阴液更亏,形成恶性循环。故养成良好的睡眠习惯,对阴虚体质至关重要。

2. 情志调养 阴液不足,使阴不能制阳,导致阳气相对亢盛,故阴虚之人多性情急躁,遇事易怒,怒盛则伤肝,引动肝火,火扰神明,灼伤阴液,使阴虚更重,形成恶性循环。所以调畅情志对于阴虚体质之人同样是至关重要的。争取做到"恬愉为务,冷静为先"。保持平和的心态,不可轻易动怒,对非原则性问题少与人争,以减少发怒的机会。自己控制不了的时候,应及时求助心理医生或用药物、针灸等疗法进行调整。

3. 生活方式调养 真阴元精为人体最重要的物质,五脏六腑均赖其滋养。而房劳最易耗伤肾精,肾精亏损,相火偏盛,会扰动精室,使封藏失职,阴虚更甚。《素问·上古天真论》中说:"强力入房则伤肾",又说:"醉以入房,以欲竭其精……故半百而衰也。"也就是说情欲过于强盛,精液过度流失,会导致精伤肾亏。可见葆精是调理阴虚

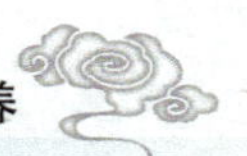

体质的重要环节。所以要节欲保精，调节性生活，既不能过分节制，也不能纵欲，应使精液有泻有蓄，保持精盈充盛，才能达到阴阳平衡。饮食方面宜清淡，远离温燥、辛辣、肥腻厚味之品，如辣椒、花椒、胡椒、酒、浓茶等。

4. 四季调养　阴虚阳盛体质之人形瘦多火，常手足心热，口咽干燥，畏热喜凉。夏季天气炎热，阴虚之人体内阴液不足，使热邪内外煎熬，酷暑难耐，故在炎热的夏季宜穿戴丝绸、棉质服饰，应注意避暑，忌在太阳底下剧烈运动，守护阴液。秋冬养阴，应顺势利导滋养机体的阴气，起居有常，保证充足睡眠，进补滋阴养血之品，选择适当的锻炼，如太极拳、太极剑、八段锦、气功等健身项目，或静气功锻炼，增加体液的生成，改善阴虚体质。

5. 音乐调养　阴虚阳盛体质的调养应以"滋阴潜阳"为宜，故应注意选择"阴柔"的乐曲，即清柔、秀丽、婉约、细腻的风格为好，旋律流畅，乐句比较悠长，音色柔和，节奏舒缓为宜。如琴曲《流水》《梅花三弄》《广陵散》《平沙落雁》《胡笳十八拍》《幽兰》《潇湘水云》《春江花月夜》，二胡曲《汉宫秋月》，筝曲《渔舟唱晚》《醉渔唱晚》，丝竹乐《满庭芳》《出水莲》《寒江残雪》，琵琶曲《月儿高》，琴歌《阳关三叠》《霓裳羽衣》等。另外，对阴虚体质之人应注意于阳中求阴的治疗大法，选曲时不要过于机械，如有的人平时性格急躁、善怒，心绪烦乱，但却并不喜欢情绪平定、舒缓柔情的乐曲，可以先选用节奏鲜明、速度较快的乐曲，逐渐加入轻柔、宁静的音乐。

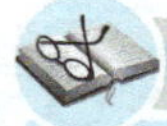

案例分析

某女，48岁，干部，已婚。情绪不稳定，烦躁易怒，身体瘦削，面容憔悴，皮肤干燥，颧赤唇红，头发焦枯、花白，心悸，少眠多梦，胸闷气短，时有耳鸣，视物昏花，手足心热，鼻孔、口唇咽喉干燥，月经量多，色红，质稠，偏热，大便秘结，尿黄短少，喜食香辣食物，舌红，少苔，脉细数。请分析此人的体质类型并推荐调养原则和推拿调养方法。

(汪厚莲)

第八节　气郁体质的调养

一、形成机制

人体脏腑经络的功能活动，脏腑经络以及气血阴阳的相互关系，无不依赖于气的升降出入运动维持着相对的平衡。如：肺的呼吸和宣发肃降，脾的升清和胃的降浊，心肾的阴阳相交、水火既济（心火下降，肾水上升），以及肝主升和肺主降等生理功能之间的协调平衡，都是气的升降出入运动正常的具体体现。气郁，即气机郁滞不畅。气机郁滞不畅，则能影响脏腑、经络、气血、阴阳等功能的协调平衡，产生五脏六腑、表里内外、四肢九窍等各方面的多种病变。由于肝升肺降、脾升胃降，在调整全身气机中起着极其重要的作用，因此，气滞不仅能见肺气壅滞、肝郁气滞或脾胃气滞，而且，肺、肝、脾、胃等脏腑功能的障碍也能形成气滞。但由于肝主疏泄，可以调畅全身的气机，故气郁体质的形成主要与肝郁气滞最为相关。

气郁体质形成主要由于先天禀赋，或精神刺激，情志内郁，肝失疏泄，或痰、湿、食积、瘀血等阻滞，影响到气的流通，形成局部或全身的气机不畅或阻滞，从而导致某些脏腑、经络的功能障碍。

二、特征

【总体特征】气机郁滞，以神情抑郁、忧虑脆弱等气郁表现为主要特征。

【形体特征】 形体瘦者为多。

【常见表现】 神情抑郁，情感脆弱，烦闷不乐，敏感多疑，胸胁部胀满或走窜疼痛，多善太息，或嗳气呃逆，或咽间有异物感，或乳房胀痛，睡眠较差，食欲减退，容易受到惊吓，大便干，舌淡红，苔薄白，脉象弦细。

【心理特征】性格内向不稳定、忧郁脆弱、敏感多虑。

【发病倾向】 易患梅核气、失眠、黄褐斑及郁证等。

【对外界环境适应能力】对精神刺激适应能力较差；不喜欢阴雨天气。

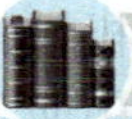

课堂互动

讨论：《红楼梦》中多愁善感、敏感多疑的林黛玉是典型的气郁体质，通过这一人物的形体、面色、性格、情志等多方面来分析气郁体质的特征。

三、调养原则

气郁体质的形成，主要由于肝气郁滞不畅引起，也与肺、脾、胃相关，故气郁体质的调养原则是疏肝理气，兼调肺脾胃。

四、调养方法

（一）中药调养

1. 单方　香附、乌药、川楝子、小茴香、青皮、郁金、陈皮、枳壳、厚朴、丁香、柴胡、佛手片、木香、砂仁、紫苏梗等。

2. 复方　有行气解郁功效的中药成方，可选用丹栀逍遥散、半夏厚朴汤、四逆散、小柴胡汤、柴胡疏肝汤和香砂六君子汤等。

（二）膳食调养

1. 气郁体质宜食的食物　佛手、黄花菜、橘子、柑皮、荞麦、韭菜、茴香菜、大蒜、高粱皮、刀豆、香橼、萝卜等具有行气、解郁、消食作用的食物。

2. 药膳食疗方

（1）川芎糖茶饮

【配方】川芎6g，绿茶6g，红糖适量。

【功效】行气活血行郁。

【制法】将上述原料装入碗中，清水一碗半煎至一碗时，去渣饮用。

【分析】川芎气浓香，味苦、辛，具有活血行气，祛风止痛之效。加绿茶对增强机体免疫、对防癌、防衰老都有显著效果。红糖性温、味甘、入脾经，具有益气补血、健脾

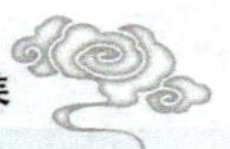

暖胃、缓中止痛、活血化瘀的作用。应用于气郁体质所致的胸闷、善太息。

(2) 荔枝香附饮

【配方】 荔枝核 30g，黄酒 30ml，香附 30g。

【功效】 行气解郁。

【制法】 将荔枝核，香附研成细末，混合后装入瓷瓶密封保存，每服 6g，以黄酒适量送服，每日 3 次。

【分析】 荔枝味甘、酸，性温，入心、脾、肝经，果肉具有补脾益肝、理气补血的功效，荔枝核有理气、散结、止痛的功效；黄酒可促进血液循环，加快新陈代谢，具有补血养颜、通经活络的作用；香附具有行气解郁，调经止痛作用。尤其适用于气郁所致月经不调者。

(3) 白梅花茶

【配方】 白梅花 5g。

【功效】 疏肝理气，健脾解郁。

【制法】 将白梅花冲泡代茶饮。

【分析】 白梅花具有疏肝理气、健脾解郁作用，适用于气郁质所致之心烦易怒，时欲太息。

(4) 佛手郁金粥

【配方】 佛手 15g，郁金 12g，粳米 60g。

【功效】 疏肝解郁。

【制法】 将佛手、郁金、粳米一起放入锅内，加清水适量，武火煮沸后，文火煮成粥，调味即可。

【分析】 佛手具有疏肝理气，和胃止痛之效；郁金有行气化瘀，清心解郁之功。

(5) 素馨花黄花菜瘦肉汤

【配方】 猪瘦肉 120g，黄花菜 30g，素馨花 6g。

【功效】 疏肝解郁，理气止痛。

【制法】 将黄花菜浸软切段，素馨花洗净，猪瘦肉洗净切块。把猪瘦肉、黄花菜放入锅内，加清水适量，武火煮沸后，文火煮 1 小时，然后下素馨花略煮片刻，调味即可。

【分析】 素馨花味甘性平，归肝经，具有疏肝解郁之功；黄花菜性平，味甘微辛，可养血平肝，利尿消肿。

(6) 佛手内金山药粥

【配方】 佛手 15g，鸡内金 12g，山药 30g，粳米 150g。

【功效】 健脾疏肝利胆。

【制法】 将佛手、鸡内金加水 500ml，先煎 20 分钟，去渣取汁，再加入粳米、山药共煮成粥，粥成调味即可。

【分析】 佛手具有疏肝理气，和胃止痛之效；鸡内金可消食化滞；山药补脾养胃，生津益肺，补肾涩精。

(三) 经络调养

1. 针灸调养

【取穴】

1 组：肝俞、胆俞、期门、章门、膻中、气海、阳陵泉、太冲、行间。

2 组：膈俞、血海、三阴交、中都。

【操作】 上述穴位每组每次取 3~4 个，第一组用平补平泻法，第二组用补法。

【辨证加减】 肺气壅滞者，加肺俞、中府、尺泽、列缺、太渊；脾胃气滞者，加脾俞、胃俞、中脘、章门、足三里、阴陵泉、丰隆、公孙等。

2. 推拿调养

【基本手法】

(1) 用一指禅推或拇指揉推法推肝经、脾经、肺经、胃经、三焦经，以肝经为主。

(2) 点按揉推针灸调养中各穴位。

(3) 胁肋部手法：双掖胁肋法、掌压胁肋法、分推季胁下法、推侧腹法、拿腹外侧法。

【辨证加减】 肺气壅滞者，加推肺经，叩击胸背部，分推胸背部，点按揉肺俞、中府、尺泽、列缺、太渊；脾胃气滞者，加推脾经，点按揉脾俞、胃俞、中脘、章门、足三里、阴陵泉、丰隆、公孙，再加推脾运胃法、推运胃脘法、推上腹法、推全腹法。

3. 刮痧调养

【基本手法】

(1) 用单角刮法刮拭肝经、脾经、肺经、胃经、三焦经，以肝经为主。

(2) 刮拭上文“针灸调养”中各穴位。

【辨证加减】 肺气壅滞者，加刮肺经，刮肺俞、中府、尺泽、列缺、太渊等；脾胃气滞者，加刮脾经、胃经，刮脾俞、胃俞、中脘、章门、足三里、阴陵泉、丰隆、公孙等。

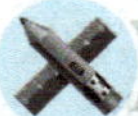

技能要点

1. 常用穴位定位 肝俞：第 9 胸椎棘突下，旁开 1.5 寸；胆俞：第 10 胸椎棘突下，旁开 1.5 寸；期门：乳头直下，平第 6 肋间隙；章门：位于上腹部，第 11 游离肋前下方凹陷；膻中：两乳头连线的中点；气海：脐下 1.5 寸；阳陵泉：膝外侧，腓骨小头前下方凹陷；太冲：足背第 1、2 跖骨结合部前下方凹陷；行间：足背第 1、2 趾之间的缝纹头处；膈俞：第 7 胸椎棘突下，旁开 1.5 寸；血海：髌骨内上缘上 2 寸；三阴交：内踝尖上 3 寸，胫骨内侧后缘；中都：内踝尖上 7 寸，胫骨内侧面上。

2. 经络的走行与方向 ①肝经的走行是从足走胸，先走在下肢内侧前缘，然后在内踝尖上 8 寸处转至下肢内侧中间，从下向上为顺经方向；②脾经的走行是从足走胸，先走在下肢内侧中间，然后在内踝尖上 8 寸处转至下肢内侧前缘，从下向上为顺经方向；③肺经的走行是从胸走手，位于上肢内侧前缘，从上向下为顺经方向；④胃经的走行是从头走足，位于下肢外侧前缘，从上向下为顺经方向；⑤三焦经的走行是从手走头，位于上肢外侧中间，从下向上为顺经方向。

(四) 其他调养方法

1. 情志调养 此种人性格内向，精神常处于抑郁状态，根据《黄帝内经》“喜胜忧”的原则，应主动寻求快乐，多参加社会活动、集体文娱活动，结交知心朋友，及时向朋友倾诉不良情绪，寻求朋友的帮助。常看喜剧、滑稽剧、听相声，以及富有鼓励、激励意义的电影、电视，勿看悲剧、苦情剧。多听轻快、开朗、激动的音乐，以提高情绪。多读积极的、鼓励的、富有乐趣的、展现美好生活前景的书籍，以培养开朗、豁达的意识，在名利上不计较得失，知足常乐。

2. 生活方式调养　此种人可少量饮酒，以活动血脉，提高情绪。多食一些能行气的食物，如佛手、橙子、柑皮、荞麦、韭菜、茴香菜、大蒜、火腿、高粱皮、刀豆等。忌食辛辣、咖啡、浓茶等刺激品，少食肥甘厚味的食物。

3. 运动调养　多参加体育锻炼及旅游活动，因体育和旅游活动均能运动身体，流通气血，既欣赏了自然美景，调剂了精神，呼吸了新鲜空气，又能沐浴阳光，增强体质，亦能更多地融入社会。可做气功，以强壮功、保健功、动桩功为宜，着重锻炼呼吸吐纳功法，以开郁导滞。

4. 音乐调养　气郁体质可以选择聆听两种性质的音乐，一种是舒展、明快、旋律酣畅、生机勃勃的乐曲，如《春晖曲》《鲜花调》《满庭芳》《姑苏行》《彩云追月》《翠湖春晓》；另一种是凄切、悲凉的乐曲，如《江河水》《汉宫秋月》《双声恨》。气郁体质之人在急切地要解除困境时，选择欢快的、热烈的旋律，有时却达不到理想的效果，反而心中会产生一种烦躁感。所以，开始时可以选择一些曲调悲凉的乐曲，使郁结之气缓慢地随音乐得到发泄。然后，再选择一些升发调畅、朝气蓬勃的音乐，才可以使心情逐渐愉悦，不良情绪得到改善。

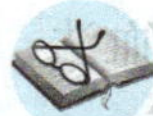

案例分析

某女，38岁，神情抑郁，情感脆弱，烦闷不乐，形体偏瘦，性格内向不稳定、敏感多虑，舌淡红，苔薄白，脉弦。分析此人可能的体质类型、调养原则、药物及推拿调养方法。

（王　帅）

第九节　血瘀体质的调养

一、形成机制

血瘀主要是由于体内推动和促进血液运行的因素减弱，血液运行速度减慢而引起的。首先是心脏的搏动功能，它是血液运行的原动力，其次是肺的宣发和朝百脉功能，还有肝的疏泄功能等等。它们的功能失常，会使血液运行速度减慢，引起血瘀。所以，瘀血的产生与心、肺、肝的关系密切。此外，气滞可使血行受阻，气虚可使血行迟缓，痰浊阻于脉络，寒邪入里，邪热入血等均可形成血瘀，同时血瘀形成之后，又可阻于脉络，进一步加重血瘀。

血瘀体质形成主要由于先天禀赋，或后天损伤，忧郁气滞，久病入络、寒邪凝滞、热邪煎灼所致。

二、特征

【总体特征】 血行不畅，以肤色晦暗、舌质紫暗等血瘀表现为主要特征。

【形体特征】 胖瘦均见。

【常见表现】 肤色晦暗，色素沉着，容易出现瘀斑、易患疼痛，口唇暗淡，舌暗或有瘀点，舌下络脉紫暗或增粗，脉象细涩或结代。

【心理特征】 性格急躁、心情易烦，健忘。

【发病倾向】 易患癥瘕及痛证、血证等。

【对外界环境适应能力】 不能耐受寒邪。

三、调养原则

血瘀体质的主要病理基础是由于气血失调，血脉瘀滞不畅，引起脏腑、组织的血液循环与新陈代谢障碍。调理的时候主要用活血法使不通者得通，不畅者流畅。但同时还要行气，因为血需要依赖阳气以运行，故调理瘀血体质应活血化瘀，行气化滞。

四、调养方法

（一）中药调养

1. 单方 丹参、月季花、三七、赤芍、丹皮、川芎、当归、益母草等。

2. 复方 血瘀体质的药物调养要强调"气帅血行"的观点，血的功能在于滋润濡养全身，五脏六腑无不赖血以养，但血需要依赖阳气以运行，临床上常常见到的"气滞血瘀"，宜采用调气活血法、行气活血法。如果气少导致血脉不通，则应用补气和血法，这是"气帅血行"的具体运用，如血府逐瘀汤、膈下逐瘀汤。

另外，调整血瘀体质还应该注意气血虚也可引起血瘀。《金匮要略》芎归胶艾汤就是针对血虚有瘀而用的养血行瘀的方剂，补阳还五汤是针对气虚有瘀而用的补气活血通络的方剂。傅青主考虑到产后多气血虚，每伴有多种瘀血的特征，抓住了"血虚有瘀"这个重要病机，运用生化汤治疗多种产后疾病。

（二）膳食调养

1. 血瘀体质宜食的食物 薤白、黑木耳、玫瑰花、蘑菇、桃仁、山楂、黑豆、金橘、食醋等具有活血、散结、行气、疏肝作用的食物。

2. 药膳食疗方

(1) 坤草童鸡

【配方】坤草（益母草）15g，童子鸡 500g，鲜月季花 10 瓣，冬菇 15g，火腿 5g，香菜叶 2g，绍酒 30g，白糖 10g，精盐 5g，香油 3g。

【制法】将益母草洗净，放碗内，加入绍酒、白糖，上屉蒸 1 小时后取出，用纱布过滤，留汁备用。童子鸡宰杀去净毛，洗净，从背部剖开，除去内脏，剁去头、爪，入沸水中烫透。捞出放砂锅内，加入鲜汤、绍酒、冬菇、火腿、葱、姜，煮开后，加入精盐，盖上盖，用小火煨至熟烂。然后拣去葱、姜，加入味精、益母草汁、香油、香菜叶和鲜月季花瓣即成。

【功效】 活血化瘀，调经止痛。

【分析】 方中益母草，有活血化瘀、调经、消水等功效，为血瘀诸证，特别是妇科瘀血病证的常用要药。月季花功擅活血调经，以之配伍益母草，使该方活血化瘀之效偏重。因均为草木枝叶，于妇人血不足之体则疏通有效，而补养乏力，故以童子鸡配伍，生精养血，养五脏，一可补气血之虚，二可以其滋补之功而补益母草、月季花之不及。故全方配伍，药虽少，而配合得当，活血无伤血之虑，补血无瘀阻之患，是一付极好的祛瘀药膳。

(2) 牛筋祛瘀汤

【配方】 牛蹄筋100g，当归尾15g，紫丹参10g，雪莲花10g，香菇10g，鸡冠花10g，火腿15g，生姜、葱白、绍酒、味精、盐各适量。

【功效】 活血化瘀通脉。

【制法】 将牛蹄筋温水洗净，将5 000ml清水煮沸后，放入食用碱15g，倒入牛蹄筋，盖上锅盖焖2分钟，捞出用热水洗去油污，反复多次，待牛蹄筋发胀后才能进行加工。发胀后的牛蹄筋切成段状，放入蒸碗中；将当归，丹参入纱布袋放于周边，将雪莲，鸡冠花点缀四周，香菇、火腿摆其上面，放入生姜、葱白及调料，上笼蒸3小时左右，待牛蹄筋熟烂后即可出笼，挑出药袋、葱、姜即可。

【分析】 方中当归甘辛性温，入心、肝、脾经，能活血养血、导血归源。丹参味苦微温，入心、肝经，功能活瘀血、生新血，凉血安神，长于破血止痛。两味主料相合，以化瘀通脉为主。配料中雪莲花甘苦性温，能散寒、活血、通经。鸡冠花凉血止血、敛营。四味相合，有明显的活血止痛作用。配合牛蹄筋补肝强筋、扶助正气，使全方具有化瘀血、通血脉、止疼痛、补筋脉之功。

(3) 地龙桃花饼

【配方】 干地龙30g，红花20g，赤芍20g，当归50g，川芎10g，黄芪100g，玉米面400g，小麦面100g，桃仁、白糖各适量。

【功效】 益气，活血，通络。

【制法】 将干地龙以酒浸泡去其气味，然后烘干研为细面；红花、赤芍、当归、川芎、黄芪等入砂锅加水煎成浓汁，再把地龙粉、玉米面、小麦面、白糖倒入药汁中调匀，做圆饼20个，将桃仁去皮尖略炒，匀布饼上，入烤炉烤熟即可。

【分析】方中重用黄芪，甘温，善于大补元气，推动血行。川芎、桃仁均为破血祛瘀之品，性善散，上行头目，下达血海，中开郁结，为血中之气药。桃仁"性善破血，散而不收，泻而无补"(《本草经疏》)。红花、当归均能活血行血、和血养血，其中红花偏于化瘀，当归偏于养血。四者配合，活血兼养血，无破血伤血之弊。赤芍酸苦性凉，能清热凉血化瘀；地龙咸寒，可清热息风通络。两者合用，化瘀通经，以活血生血；玉米面、小麦面主健脾补虚，调中和胃。全方相合，共收补气活血、养血通络之功效。

(4) 山楂内金粥

【配方】 山楂片15g，鸡内金1个，粳米50g。

【功效】 散气结，化瘀血。

【制法】 将山楂片文火炒至棕黄色，然后与粳米同煮到烂。鸡内金1个，用温水洗净，并于37℃烘干，研成细末，倒入煮沸的粥中，即熄炉火，略等片刻即成。

【分析】 山楂酸甘微温，入脾、胃、肝经，有助脾健胃，帮助消化之功能；又入血分，善于化痰，散结，止痛。《医学衷中参西录·医话》盛赞山楂"善入血分为化瘀血之要药"。佐以粳米之甘，能扶正气以行瘀血，为主食。鸡内金性味甘平，入脾胃、膀胱经。善于消食磨积，又有健脾止泻功能。

(5) 鲜藕炒木耳

【配方】 鲜藕片250g，黑木耳10g。

【功效】 益气补虚，散瘀和血。

【制法】 鲜藕洗净切片，略炒，加温水浸软的黑木耳和少许调料，略炒即可。

【分析】 藕味甘，生用性凉，有清热止渴，凉血止血之功能；熟用性温，有健脾开胃，养心和血作用。《本草纲目》说藕“能止咳血唾血、血淋下血、血痢血崩”。本品能收涩止血，兼能化瘀，为主食。黑木耳甘平，无毒，具有滋养益胃，活血润燥之功，为辅食。

(6) 三七蒸鸡

【配方】母鸡1只（约1 500g），三七20g，姜、葱、料酒、盐各适量。

【制法】 将母鸡宰杀去毛，剁去头、爪，剖腹去肠杂，冲洗干净；三七一半上笼蒸软，切成薄片；一半磨粉。姜切片，葱切成大段。将鸡剁成长方形小块装盆，放入三七片，葱、姜摆于鸡块上，加适量料酒、盐、清水，上笼蒸2小时左右，出笼后拣去葱姜，调入味精，拌入三七粉即成。

【功效】 散瘀止血定痛，益气养血和营。

【分析】方中三七甘苦而温，功能“和营止血，通脉行瘀，行瘀血而敛新血”（《玉楸药解·卷一》），为治疗瘀血出血之要药。鸡肉甘温，入脾、胃经，可温中益气、补精填髓，主治虚劳瘦弱诸证。两者配伍，一通一补，作用平和，善于理血补虚，无峻攻蛮补之弊，凡瘀血、出血、血虚诸血分之证均可酌情选用。

(三) 经络调养

1. 针灸调养

【取穴】 3组穴位

1组：心俞、肝俞、肺俞、膈俞。

2组：巨阙、内关、郄门、阴郄、血海、三阴交。

3组：膻中、气海、太冲。

【操作】 上述穴位每组取3~4个，用平补平泻法。瘀血明显者，可选少冲、中冲、膈俞点刺放血，或者在瘀血局部，疼痛非常明显的地方，点刺放血。

知识链接

三棱针点刺放血法

三棱针点刺放血法有疏通经络、活血化瘀的功效。血瘀体质可选择这一方法进行活血化瘀。三棱针刺法有三种：①点刺法：是用针迅速刺入皮肤，随即出针的方法，针刺宜浅，手法轻快，出血量不宜过多，多用于指、趾末端穴位，耳尖等；②散刺法：是在病灶周围进行多点点刺的方法，可刺10~20针，手法轻快，出血量不宜多，多用于局部瘀血，血肿等；③挑刺法：是用三棱针刺入治疗部位皮肤，再将其筋膜纤维挑断的方法，手法迅速，深入皮肉，挑出少量黏液或血液，多用于关节炎、颈椎病、失眠等。

2. 推拿调养

(1) 用一指禅推法或拇指揉推法反复推心经、肝经、肺经。

(2) 拇指点按揉或指推针灸调养中各穴位。

(3) 根据血瘀产生的原因，选择一些相应的手法：如气虚引起的血瘀，合并气虚症状，可加用气虚推拿手法；阳虚寒凝之血瘀，加用温阳手法或灸法。

3. 刮痧调养

(1) 用单角刮法反复刮拭心经、肝经、肺经。

(2) 用平面按揉法或单角刮法刮拭针灸调养中各穴位。

(3) 根据血瘀产生的原因,选择一些相应的刮痧方法:如气虚引起的血瘀,合并气虚症状,可加用气虚刮痧方法;阳虚寒凝之血瘀,加用温阳刮痧方法等。

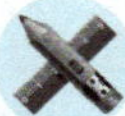

技能要点

1. 常用穴位定位 心俞:第5胸椎棘突下,旁开1.5寸;肝俞:第9胸椎棘突下,旁开1.5寸;肺俞:第3胸椎棘突下,旁开1.5寸;膈俞:第7胸椎棘突下,旁开1.5寸;巨阙:前正中线上,脐上6寸;内关:腕横纹中点上2寸;郄门:腕横纹中点上5寸;阴郄:腕横纹尺侧,尺侧腕屈肌腱桡侧缘,神门上0.5寸;血海:髌骨外上缘上2寸;三阴交:内踝尖上3寸,胫骨内侧后缘;膻中:两乳头连线的中点;气海:脐下1.5寸;太冲:足背第1、2跖骨结合部前下方凹陷。

2. 经络的走行与方向 ①心经的走行是从胸走手,位于上肢内侧后缘,从上向下为顺经方向;②肝经的走行是从足走胸,先走在下肢内侧前缘,然后在内踝尖上8寸处转至下肢内侧中间,从下向上为顺经方向;③肺经的走行是从胸走手,位于上肢内侧前缘,从上向下为顺经方向。

(四) 其他调养方法

瘀血体质的人性格多急躁善怒,情绪不稳,故应保持情绪稳定,调整好心态,心平气和,遇事戒怒,多听一些抒情柔缓的音乐来调节情绪;生活要有规律,不可过于安逸,可进行一些有助于促进气血运行的运动项目,如各种舞蹈、步行健身法、徒手健身操等,使身体各部位都活跃起来。运动时,最好选择视野宽阔、空间较大、空气清新的地方,避免在封闭环境内进行。

冬春季节注意防寒保暖,要做到头暖、背暖、脚暖,起居有常,注意睡眠环境的通风清洁。多食山楂、醋、玫瑰花、金橘等具有活血、散结、行气、疏肝解郁功效的食物,少食肥肉等滋腻之品。

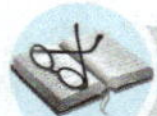

案例分析

某女,40岁,肤色晦暗,色素沉着,容易出现瘀斑,口唇黯淡,心烦,健忘,不能耐受寒邪。舌黯有瘀点,舌下络脉紫黯,脉涩。分析此人可能的体质类型、调养原则、药物及推拿调养方法。

(王 帅)

第十节 平和体质的保健

一、形成机制

平和体质是一种阴阳平衡的状态,它的形成主要是由于先天禀赋良好,同时后天的饮食起居生活习惯适宜,即后天调养得当。

二、特征

【总体特征】 阴阳气血调和，以体态适中、面色红润、精力充沛等为主要特征。

【形体特征】 体形匀称健壮。

【常见表现】 面色、肤色润泽，头发稠密有光泽，目光有神，鼻色明润，嗅觉通利，唇色红润，不易疲劳，精力充沛，耐受寒热，睡眠良好，胃纳佳，二便正常，舌色淡红，苔薄白，脉和缓有力。

【心理特征】 性格随和开朗。

【发病倾向】 平素患病较少。

【对外界环境适应能力】 对自然环境和社会环境适应能力较强。

三、保养原则

平和体质之人本身就是阴阳气血调和之人，故不需调整，而只需要保养，防止出现体质的偏颇。肾为先天之本，脾为后天之本，故平和体质的保养原则是健脾肾，和阴阳。

四、保养方法

平和体质若要维持这种良好的体质不变，防止出现体质偏颇，除了要保持良好的生活习惯，如合理膳食、充足睡眠，适量运动，戒烟限酒，心理平衡之外，还可以选用推拿、刮痧方法进行保养，因为这两种方法不仅痛苦小，还能产生舒适感，容易被人接受，更重要的是它们对脏腑具有保健作用。

(一) 推拿保养法

【取穴】 3 组穴位

1 组：肾俞、脾俞、命门、膈俞、关元俞、气海俞。

2 组：中脘、章门、神阙、关元、气海。

3 组：血海、阴陵泉、足三里、三阴交、太溪。

【取经】 以肾经、脾经、任督二脉、膀胱经为主。

【操作】

1. 用一指禅推法顺着经脉的循行方向推肾经、脾经。
2. 用掌推法反复推胸腹任脉、背部督脉和膀胱经。
3. 用拇指点按揉或指推上述三组穴位，每组选 2~3 个穴位。
4. 局部手法：推脾运胃法、旋揉神阙法、环摩全腹法、推结肠法、横擦腰骶法、提拿夹脊法。

【分析】 因为肾藏有"先天之精"，为脏腑阴阳之本，生命之源，故称肾为"先天之本"；而机体生命活动的持续和气血津液的生化，都有赖于脾胃运化的水谷精微，故称脾胃为气血生化之源，"后天之本"。由此可见，脾胃是维持人体健康的根源。任脉是"阴脉之海"；督脉是"阳经之海"，任督二脉总司全身的阴阳。膀胱经与肾经相表里，而且各脏腑的背俞穴都存在于膀胱经。所以，针对平和体质之人的保养，应以肾经、脾经、任督二脉、膀胱经及其穴位为主。

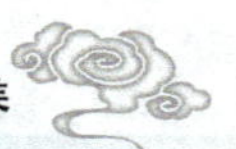

(二)刮痧保养法

1. 用单角刮法顺着经脉的循行方向刮拭肾经、脾经。

2. 用面刮法反复刮拭胸腹任脉、背部督脉和膀胱经。

3. 刮拭穴位,取穴同推拿组,每组穴位选 2~3 个,每穴用平面按揉法或单角刮法刮拭。

(王 帅)

复习思考题

扫一扫
测一测

1. 体质的定义是什么?
2. 中医对体质形成的认识如何?
3. 现代医学认为体质的形成因素有哪些?
4. 如何判定体质?
5. 现代体质的分类和特征有哪些?
6. 气虚、阳虚、阴虚、痰湿、气郁体质的形成机制、调养原则和推拿调养方法有哪些?

第十章

睡眠调养

学习要点

睡眠的中医及现代医学理论；睡眠的作用；睡眠的质量标准；睡眠的调养方法。

睡眠是人类最基本的生理需求之一，是人类生活的重要组成部分，占人类生命活动三分之一的时间，它与健康有着密切的关系。睡眠是由于身体内部的需要，使感觉活动和运动性活动暂时停止，但给予适当刺激又能立即觉醒的状态。现代医学研究认为，睡眠是一种主动过程，能贮存能量，恢复精神和体力，使人体得到最好的休息。睡眠与美容也有着非常密切的关系，睡眠充足则面色红润而有光泽；长期睡眠不足则会使颜面憔悴，皮肤粗糙而产生皱纹等。

第一节　睡眠医学理论

一、中医睡眠理论

中医对睡眠的认识有自己独特的见解。早在《黄帝内经》就通过阴阳、营卫气血学说对“寐寤”进行了比较深刻、朴素、唯物的阐述，如将生理性睡眠归为阴阳的动态变化，即“阳气尽，阴气盛则目瞑；阴气尽而阳气盛则寤矣”。所以中医学对于睡眠的产生机制主要是基于阴阳学说的原理而认识的。目前，中医的睡眠理论主要有如下几个学说：

（一）阴阳学说

阴阳学说是中医学理论体系的重要组成部分，渗透到中医理论的各个方面。《素问·阴阳应象大论》说：“阴阳者，天地之道也，万物之纲纪，变化之父母，生杀之本始，神明之府也。”中医有关睡眠的理论，也离不开阴阳学说的统摄。阴阳学说认为，睡眠和觉醒的生理活动，是由人体的阴阳消长出入变化所产生的。

自然界的阴阳变化，有其节律，人体阴阳消长与其相应，也有明显的日节律。《素问·金匮真言论》说：“平旦至日中，天之阳，阳中之阳也；日中至黄昏，天之阳，阳中之阴也；合夜至鸡鸣，天之阴，阴中之阴也；鸡鸣至平旦，天之阴，阴中之阳也。故人亦应之。”天地阴阳的盛衰消长导致一天有昼夜晨昏的节律变化，人与自然相应，故人体的阳气亦随之有消长出入的日节律运动。平旦，人体阳气随外界阳气的生发由里外出，人起床活动；中午，人体阳气最盛；黄昏，阳气渐消；入夜则阳气潜藏于内，人则上床休息。阳入于阴则寐，阳出于阴则寤。阴主静，阳主动；阳气衰，阴气盛，则发生睡眠；阳气盛，阴气衰，人即觉醒。这种阴阳盛衰的变化规律是主导睡眠和觉醒的机制，是由于人体阳气入里出表的运动来决定的。

（二）营卫运行学说

睡眠的营卫运行学说也归属于阴阳学说之内。阴阳学说中阳气消长出入，指的就是卫气。中医学把睡眠归之于卫气循行，指出卫气在人体内“阴阳相贯，如环无端”地周期性循行，卫气“昼日行于阳，夜行于阴，故阳气尽则卧，阴气尽则寤”。营卫二者，卫气属阳，营气属阴。当营卫失调，如营气虚弱时，卫气相对亢盛则失眠；卫气虚弱时，营气相对亢盛则多寐。因营卫之气在体内循经络经五脏六腑而行，故五脏六腑任何一个环节病变均可影响卫气循行，进而影响睡眠。

（三）神主学说

睡眠的神主学说认为，睡眠和觉醒由神的活动来主宰。正如张景岳所说：“盖寐本乎阴，神其主也。神安则寐，神不安则不寐。”中医所说的神是指人体生命活动的外在表现，又指人的精神、意识、思维活动。《灵枢·本神》说：“生之来谓之精，两精相搏谓之神。”神随先天之精而生，孕育于父母，分为神、魂、魄、意、志五种，分藏于五脏，主宰于心。《灵枢·邪客》说：“心者，五脏六腑之大主也，精神之所舍也。”心主神明，统摄协调五脏，主持精神意识和思维活动。神在人体具有重要的地位，神的活动，具有一定的规律性，随自然界阴阳消长而变化。白天属阳，阳主动，故神营运于外，人寤而活动；夜晚属阴，阴主静，故神归其舍，内藏于五脏，人卧而寐则休息。

（四）脑髓学说

中医脑髓睡眠学说，认为脑髓为精气汇聚之所，内藏元神，与心气相通。脑髓中寄居“元神”，“元神”控制着人的睡眠。当“元神”安静、疲劳时，人就进入睡眠状态；当“元神”活跃时，人就进入觉醒状态，故脑髓亦主睡眠。中医脑髓睡眠学说，实际上与中医神主睡眠学说相通。

（五）魂魄学说

魂魄睡眠学说是中医神主学说和脑髓学说的组成部分，魂魄由脑髓产生，寄居在人的五脏之内，表现于外。魂魄皆属于神，魂为阳神，魄为阴神，魂是魄的外在表现，它们相互依存，共同作用决定人的睡眠状态。睡眠时，魂魄藏在肝脏之内，若潜伏不动，睡眠质量就好，否则就会出现多梦、梦游等；觉醒时，魂魄活跃，并开窍于目，对外界刺激做出的反应。魂魄相抱，相互协调，运作正常，则人体睡眠安宁。

中医睡眠的五个学说，相互关联，共同组成了中医睡眠的理论体系。以阴阳睡眠学说为总纲领，揭示了睡眠和觉醒的基本原理；营卫运行睡眠学说是阴阳学说的具体化形式，揭示了睡眠的运动本质；而神主睡眠学说突出了中医的整体睡眠观，揭示了睡眠是人体整体的生命活动形式；脑髓学说与神主学说相通；魂魄学说是神主学说和脑髓学说的组成部分。

二、现代医学睡眠理论

（一）睡眠发生的机制

现代医学认为，睡眠是高等脊椎动物周期性出现的一种自发的、可逆的静息状态，表现为机体对外界刺激的反应性降低和意识的暂时中断。睡眠发生的机制至今仍不很清楚，但有关学说很多，主要有以下4种：

1. 睡眠因子学说　又称血液中毒学说，是由法国学者皮隆和爱得最早提出的。他们从熟睡的动物体内抽出血液，注入正常动物体内，发现觉醒的动物也很快进入睡眠状态，将血液换成脑脊液也是如此。这说明人脑中含有一种促进睡眠的物质，目前科学研究已经证实，人脑中的确存在一种活性糖肽类物质参与睡眠发生，称为睡眠因子。

2. 睡眠中枢学说　瑞士生物学家赫斯利用埋藏电极刺激法，证实了“睡眠中枢”在大脑皮质丘脑之下，即大脑底部第三脑室。他将特制的绝缘电极放于动物下丘脑，当电流通过时，动物很快进入睡眠状态。若改变电极插入的位置，则不出现上述现象。这一实验说明睡眠中枢可能位于下丘脑，动物可通过此中枢调控睡眠。

3. 网状系统上传阻断学说　网状上行激活系统是传导机体内外环境中各种刺激的通路，能维持人的基本觉醒状态。动物实验发现，切断网状结构会使动物失去知觉，其脑波活动与被催眠或麻醉的动物脑波一致。因此科学家推断，人体疲劳时，网状系统会自动阻断机体的各种上行冲动，从而使人脑进入抑制状态。

4. 自律神经系统学说　科学家新近研究认为，大脑边缘系统不仅主管人的情绪与本能，还与睡眠-觉醒节律有关。因为边缘系统与自律神经系统调控密切相关，而交感神经与副交感神经交替兴奋抑制的结果，就产生了睡眠现象，参与这一过程的神经递质主要有五羟色胺、去甲肾上腺素、多巴胺、乙酰胆碱等。

综上所述，有关睡眠机制的学说很多，而且都有一定的实验基础，但是关于睡眠发生的确切机制，还有待于进一步的研究与探索。

（二）睡眠的生理过程

通过对整个睡眠过程的仔细观察，发现睡眠具有两种不同的时相状态，既正相睡眠与异相睡眠。

1. 正相睡眠　脑电波呈现同步化慢波的时相，称为正相睡眠或慢波睡眠。根据脑电波的特征，可将此时相分为4期，代表睡眠由浅入深的过程。第1期呈现低电压脑波，频率快慢混合，它常出现在睡眠开始和夜间短暂苏醒之后；第2期也是较低电压脑波，中间插入短的梭形波和K复合波，它是慢波睡眠的主要成分，代表浅睡过程；第3期的脑电图常有短暂的高电压波，即δ波；第4期δ波占优势，其出现时间占整个睡眠时间的50%以上，表示深睡状态。随着睡眠由浅入深，意识逐步丧失，血压略降，心率、呼吸减慢，瞳孔缩小，体温和代谢率均下降，尿量减少，胃液增多，唾液分泌减少，发汗功能增强等。

一般认为慢波睡眠第4期具有消除疲劳、恢复体力和促进生长的作用，因为人在长时间体力劳动或不睡后，在恢复睡眠时此期延续很久；同时，此期腺垂体分泌生长激素明显增多。

2. 异相睡眠　脑电波呈现去同步化的快波时相，称为异相睡眠或快波睡眠，它是在睡眠过程中周期出现的一种激动状态。脑电图示高频低压电波，类似清醒时脑波。自主神经系统活动增强，如心率、呼吸加速，血压升高，脑血流及耗氧量均增加。此外，睡者时时翻身，面和指（趾）端肌肉不时抽动。在实验动物还记录到单个神经细胞的放电活动非但高于慢波相，有时还超过清醒状态下的活动水平。

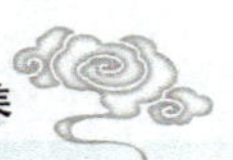

科学研究发现，这个阶段不仅是睡眠的重要阶段，而且对整个生命体都有特殊的意义。因为这个阶段，体内的各种代谢功能都明显增加以保证脑组织蛋白的合成和消耗物质的补充，使神经系统正常发育，而且也为人们第二天的活动积蓄力量。如果受试者连续几夜在睡眠过程中一出现异相睡眠就被唤醒，则受试者将变得容易激动、烦躁、记忆力下降、注意力不集中等。再任其自然睡眠，则异相睡眠同样出现补偿性增加。此时，觉醒状态可直接进入异相睡眠，而不需经过正相睡眠阶段。异相睡眠与幼儿神经系统的成熟有密切的关系，有利于建立新的突触联系，促进学习记忆和精力恢复。据报道痴呆儿童的异相睡眠量显著少于同年龄的正常儿童，早老性痴呆病人的异相睡眠比例亦明显减少。

人类异相睡眠的相对量随着年龄的增长而逐渐减少，新生儿异相睡眠占总睡眠的50%，到10岁以后才接近成人（约占20%），以后异相睡眠比例稳定在20%~25%左右，到了老年则减少到14%。异相睡眠与人和动物的学习、智力发育及情感等密切相关，有助于脑力的恢复。

3. 睡眠时相的转化　正相睡眠与异相睡眠是两个相互转化的时相。成年人睡眠一开始首先进入正相睡眠，持续约80~120分钟后，转入异相睡眠，异相睡眠持续约20~30分钟后，又转入慢波睡眠，以后又转入异相睡眠。整个睡眠期间，这种反复转化约4~5次，越接近睡眠后期，异相睡眠持续时间越长。在成年人，正相睡眠和异相睡眠均可直接转为觉醒状态；但觉醒状态一般只能进入慢波睡眠。

知识链接

世界睡眠日

2001年国际精神卫生和神经科学基金会主办的全球睡眠和健康计划发起了一项全球性的活动，将每年初春的第一天即3月21日定为“世界睡眠日”（World Sleep Day）。这一活动的目的是要唤起人们对睡眠重要性和睡眠质量的关注。2003年中国睡眠研究会把“世界睡眠日”正式引入中国。

三、睡眠的作用

人类需要睡眠，这是生物学的选择。睡眠可使人体代谢重新得到调整，从而恢复气血运行的基本规律。睡眠的作用主要有：

（一）消除疲劳，恢复体力

睡眠是消除身体疲劳的主要方式。睡眠时副交感神经兴奋，交感神经抑制，体温、心率和血压下降，体内的各种代谢减慢，进而消除身体的疲劳；另外，睡眠期间胃肠道功能改善，营养吸收加快，有利于合成能量物质，以供应机体活动，从而使体力得以恢复。

（二）保护大脑，恢复精力

睡眠使脑髓得气血之充养，进而精神得以振奋，能胜任各种脑力活动。睡眠不足者，表现为烦躁、激动或精神萎靡，注意力涣散，记忆力减退等，长期缺少睡眠则会导致幻觉；而睡眠充足者，精力充沛，思维敏捷，办事效率高。这是由于大脑在睡眠

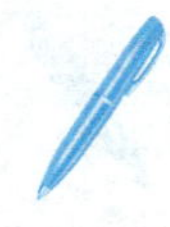

状态下耗氧量大大减少,有利于脑细胞能量贮存。因此,睡眠有利于保护大脑,恢复精力。

(三)增强机体免疫力

《素问·刺法论》指出:"正气存内,邪不可干"。正气防御外邪的作用,类似于免疫防御功能。睡眠是人体免疫功能发挥正常作用的调节剂,能增强机体产生抗体的能力,从而增强机体的抵抗力。同时,睡眠还可以使组织器官自我康复加快。因此,改善睡眠有助于提高人体的抗病能力。

(四)促进生长发育

气昼行于阳,夜行于阴。白昼精气旺盛,全赖于夜晚阴血的充养,阳得阴助,则生化无穷。因此,睡眠与儿童的生长发育密切相关。婴儿在出生后相当长的时期内,大脑继续发育,需要更多的睡眠。婴儿睡眠中有一半是异相睡眠,而早产儿异相睡眠可达80%。儿童生长速度在睡眠状态下增快,因为在深慢波睡眠期,血浆中生长激素可持续数小时维持在较高水平,所以保证儿童的睡眠时间和质量,可以促进其生长发育。

(五)促进记忆,调整心理

脑为诸阳之会,阳得阴助则脑髓得养。睡眠使脑髓得气血之充养,则白昼人的精力充沛,注意力集中,思维敏捷,工作能力增强。短时间睡眠不佳,表现为烦躁、激动或精神萎靡,注意力涣散,记忆力减退;长期睡眠不足很容易出现焦虑、抑郁等情绪,甚至发展至抑郁症、焦虑症。因此,睡眠对于保护人的心理健康与维护人的正常心理活动是很重要的。

(六)充养皮肤,延缓衰老

睡眠对皮肤健美有很大影响。光滑、红润、富有弹性的皮肤,有赖于皮下组织微血管充足的营养供应。睡眠时,皮下和内脏血液循环增多,皮肤分泌和清除过程加强,代谢加快,可使皮肤光滑,面容滋润,皱纹减少。因此,睡眠是良好的美容剂。睡眠不足则会使皮肤供养不足,细胞衰老加快,出现面容憔悴,面色晦暗或苍白,皱纹增多,皮肤粗糙或毛发枯槁等表现。

四、睡眠的质量标准

睡眠质量取决于慢波睡眠中的深度睡眠和快波睡眠在整个睡眠过程中所占的比例。实际生活中对睡眠质量的评定还缺乏准确的量化标准。目前常用的评定标准有:

(一)症状标准

1. 睡眠良好的标准　入睡顺利,时间在10~15分钟之内;整个睡眠过程中,从不觉醒;睡醒后有清爽、舒服的感觉。

2. 睡眠不良的标准　入睡困难,时间可长达30~60分钟以上;在睡眠中至少觉醒1次以上;清醒后有倦怠、头脑昏沉之感。

(二)时相标准

一般来说,不同的年龄阶段,异相睡眠都要占有一定的比例,这样才能保证睡眠的质量。快波睡眠所占的比例婴儿期一般为50%,幼儿期为40%,儿童期为25%,青年期为20%,成年期为18%,老年期则下降为15%。

第二节 睡眠调养

一、心理调适

许多人的失眠是由于心理问题和不良情绪造成的,如工作中的压力、人与人之间的竞争和各种矛盾,以及家庭中的不和谐等等,常常难以应付,从而使人的精神处于一种高度紧张状态。这种状态使睡眠时情绪无法平静,心神不安,失眠随之而来。所以应该进行科学合理的心理健康调适和情志调养,具体方法见本书第十一章"情志调养"。

二、生活调养

不良的生活方式常常是失眠的重要原因,如作息时间不规律、睡眠时间过短、睡前剧烈运动、饮食过饱、过度兴奋、睡眠姿势不良等。

(一)保证睡眠时间

睡眠是人的生理需要,足够的睡眠时间是保证健康长寿的重要条件。不同年龄的人对睡眠时间的需求是不相同的。年龄越小,大脑皮质兴奋性越低,对疲劳的耐受性也越差,需要睡眠的时间就越长;而到了老年,大脑皮质功能不如青年人活跃,体力活动也大为减少,所以需要睡眠的时间也相应减少。一般来说,新生儿每天睡眠时间不少于20小时,1~2岁儿童约13~14小时,2~4岁儿童约12小时,4~7岁儿童约11小时,7~15岁儿童约9~10小时,15~20岁青少年约8~9小时,成年人每天睡8小时左右,老年人约睡5~6小时。女性比男性的睡眠时间要多一些。当然,上述时间只是一个参考时间,各人睡眠多少,还与人的体质、性格、健康状况、习惯、环境、季节、劳动强度等许多因素有关。

知识链接

重要的"美容觉"

晚上10:00~凌晨2:00,是人们常说的美容觉时间。皮肤在这个"黄金时段"新陈代谢速度最快,细胞分裂活跃,分裂速度比平时快8倍左右,皮肤的修复吸收最有效。同时,人进入熟睡状态后,机体会分泌多种有益于皮肤修复的激素,如生长激素,可促进肌肤表皮下的真皮层成长、活跃肌肤的新陈代谢,从而产生娇嫩的肌肤。因此,美容觉对女性延缓容颜衰老至关重要,被称为皮肤的最佳修复期。

(二)调整睡眠方位

睡眠的方位与健康密切相关。中国古代养生家根据天人相应、五行相生理论,对睡眠方位提出过几种不同的主张:

1. 勿向北卧 《备急千金要方》卷二十七道林养性提出:"头勿北卧"。《老老恒言·安寝》也指出:"首勿北卧,谓避阴气"。古代养生家认为北方属水,阴中之阴位,主水主寒,恐北首而卧,阴寒之气直伤人体元阳,损害元神之府。现代科学研究认为,地球是个大磁场，其磁极为南北向，同时人体是一个带有磁性的小磁场，地球这个大磁场对人体的小磁场会产生同性相斥、异性相吸作用。人体卧位朝向如果与南北磁极相顺，即头朝北或头朝南时，健康均会受到一定的影响。武汉某医院通过对脑血栓患者床铺摆设方向调查发现，头北脚南铺位的老人，其脑血栓发病率高于其他方向寝卧的老人。国外资料表明，头朝北足朝南而卧，易诱发心肌梗死。

2. 东西而卧　唐代著名医家孙思邈在《备急千金要方》卷二十七道林养性中说："凡人卧，春夏向东，秋冬向西"。从季节上看，春夏属阳，秋冬属阴；从方位上讲，东方属阳，西方属阴。春夏之季阳气升发旺盛，秋冬之季阳气收敛潜藏，故春夏之季，头向东卧以顺应阳气；秋冬之季，头向西卧以顺应阴气，符合中医"春夏养阳，秋冬养阴"的养生原则。

3. 向东而卧　古代一些养生家主张，一年四季头都应向东而卧，不因四时而变更。因头为诸阳之会，人体之最上方，气血升发所向，而东方主阳气升发，四季头朝东卧，以顺应东方升发之阳气，可保证清升浊降，头脑清晰。

（三）改善睡眠姿势

1. 仰卧位　很多医家认为仰卧对人体健康不利。孔子在《论语·乡党》中有"寝不尸"之说，即睡觉时不要像尸体那样仰面平躺。仰面睡卧，脊柱四肢肌肉处于紧张状态，舌后坠，腹绷急，不利于睡眠时呼吸，常使人出现鼾证，肥胖者甚至可出现呼吸暂停。还有部分仰卧者，经常把手放在胸前或腹部，容易做噩梦。

2. 俯卧位　俯睡时，心肺承受压力较大，会影响正常的呼吸和循环功能；胸腹部有压迫感，易做噩梦；为使呼吸顺畅，长时间把头转向一侧，极易导致颈肌扭伤并影响面部皮肤血液循环，加速皮肤的老化；对于婴儿来说，面部骨骼未发育完全，俯卧时间过长，会造成头面部和口腔骨骼变化，严重的还会导致畸形。

3. 右侧卧位　右侧睡时，肢体自然弯曲，全身肌肉得到充分的放松，呼吸通畅，有利于血液回流入肝脏，减轻对心脏的压迫，促进血液的循环。另外，右侧睡时，胃的出口在下方，有助于胃的内容物排出。但是此姿势会使右侧肢体受到压迫，出现酸痛麻木等症状。

4. 左侧卧位　左侧睡时，胃排空速度减慢，心脏受压，故对于胃肠功能及心功能不全的患者不宜采用左侧卧位。

总之，睡觉不宜采用左侧和俯卧位，最佳姿势是右侧位，其次是仰卧位。

（四）培养良好习惯

1. 按时起居　即入睡和起床尽量做到规律化。定时上床睡觉，有利于缩短入睡时间，一般来说，上床时间以 21:00~22:00 为佳，不宜超过 23:00。许多人有晚睡的习惯，但睡觉过晚，则违反了阴阳消长的规律。23:00 到凌晨 1:00，属于子时，阳气开始升发。"阳入于阴则寐，阳出于阴则寤"，子时始睡，由于阳气升而不降，则不利于入睡，既睡也不能实，容易醒转。每天按时入睡和起床，有助于强化睡眠—觉醒的生物节律，起床后精神焕发，精力充沛。

2. 培养睡前习惯　每天临睡前应做一些和缓的有助于睡眠的习惯性活动，如喝药茶、喝牛奶、泡脚、洗澡，写日记或听音乐等，这有助于形成睡眠条件反射。但千万不能做剧烈运动，睡前活动应与白天的主要活动相反，如体力劳动者睡前应看点书报或听些音乐，脑力动者则可进行些轻微的体力活动如散步、做操等。手机等电子产品

对现代人睡眠影响很大,建议睡前半小时关闭各类电子产品,营造良好的睡眠氛围。

3. 晚餐适度 晚餐不宜吃得过饱,尽量少吃不宜消化、油腻或有刺激气味的食物,睡前2小时不可喝含酒精或咖啡因的饮料,睡前尽量少进食,以免影响睡眠。

4. 减少思虑 睡前不要用脑过度,苦思冥想会使大脑兴奋而难以入睡。

5. 避免药物依赖 长期服用安眠药会使人产生依赖,一旦停用,将导致失眠更加恶化,甚至还会出现焦虑、震颤、头痛、眩晕等症状。因此,安眠药只能在必要时使用,不可长期服用。

三、改善环境

睡眠质量与环境因素息息相关,影响睡眠的环境因素主要有:

1. 温度 睡眠时,如果室内温度过高,人体会产生炽热感,甚至身体过度排汗,引致缺水,从而影响睡眠;如果室内温度过低,人体会以收紧肌肉的方式保持体温,导致肌肉紧张,不利于入睡。理想的寝室温度为21~26℃。

2. 湿度 空气中湿度过高或过低都不利于睡眠。如果空气的湿度过高,会妨碍人体汗液的正常散发,使得体温无法下降,因此会产生头昏脑涨的感觉;如果湿度过低,则空气过于干燥,造成皮肤、黏膜发干、发紧。寝室的理想相对湿度应保持在50%~70%。

3. 空气 人在睡眠的时候也要新陈代谢,这需要充足的氧气。如果室内的空气不流通,二氧化碳含量增加,氧气的含量减少,不利于人体的新陈代谢,就不利于消除身体疲劳,甚至会影响人的大脑功能,使人疲倦,工作效率下降。因此居室通风对睡眠质量的影响也比较大。最好在睡前开门窗通风一次,使氧气充足,有利于大脑细胞恢复疲劳。

4. 声音 一般来说,睡眠能够接受的声音应该在45分贝以下,如果大于或者等于45分贝就会对入睡产生很大影响。卧室是睡眠的最主要场所,因此,卧室内应采用一些隔音措施。无论是墙壁、窗户还是窗帘都要注意它们的隔音效果。睡觉的时候尽量关闭所有的电器,避免电器产生噪音。这些都可以避免或者减弱声音对睡眠的影响。

5. 光线 睡眠时光线宜昏暗。这是因为在较强的光线刺激下,人体会产生一种抑制睡眠的激素,使人保持比较清醒的状态或使睡眠不安稳,浅睡期增多;相反,在较暗的光线下,人体内会产生促进睡眠的激素。因此,床铺宜设在室中幽暗的角落,或以屏风或隔窗与厅堂隔开。

6. 色彩 色彩也能影响人的睡眠。不同的人对不同的色彩有不同的敏感度,因此,人们应该根据自己对于色彩的喜好、敏感度等来选择卧室中的墙壁、窗帘、被褥、家具等的颜色,来创造一个适合自己睡眠的卧室环境。

7. 卧具 与睡眠质量有关的卧具主要有床和枕头。

(1)床:床的高度以略高于就寝者的膝盖为宜。床过高,易使人产生紧张情绪而影响安眠;床过低,则易于感受寒湿,使人难以安卧,甚至患关节炎等病。床铺面积应稍大,以睡眠时能自由翻身为宜,这有利于气血流通,筋骨舒展。床铺长度应为身高加上20cm左右,这样才能放下枕头,并使两腿展开。床铺软硬要适中,以保证脊柱维持正常生理弯曲,使肌肉不易产生疲劳。过软的床,会造成脊柱周围韧带和关节的负荷增加，肌肉被动紧张，久则引起腰背酸痛；而过硬的床，会增加对肌肉的压力，使人难以入睡或睡后易醒。

(2) 枕头：适宜的枕头有利于全身放松，保护颈部和大脑，促进和改善睡眠。现代研究认为，枕头以稍低于肩到同侧颈部距离为宜。枕高是根据人体颈部7个颈椎排列的生理曲线而确定的，只有适应这一生理弯曲，才能使肩颈部肌肉、韧带及关节处于放松状态，枕头过高和过低都是有害的。高枕妨碍头部血液循环，易造成脑缺血、打鼾和落枕；低枕会使头部充血，易造成眼睑和颜面浮肿。枕头的长度应足够翻一个身后的位置。枕头不宜过宽，过宽则超过头颈部关节，肌肉易紧张，以15~20cm为宜。枕头宜软硬度适中，稍有弹性。枕头太硬，头颈与枕的相对压力增大，会引起头部不适；枕头太软，则难以维持正常高度，使头颈部得不到一定支持而疲劳；枕头弹性太大，则头部不断受到外部弹力的作用，易产生肌肉的疲劳和损伤。因此，一般枕芯多选用稻谷壳、荞麦皮、木棉、羽毛片、散泡沫胶等，软硬适宜，略有弹性，对睡眠和健康都有益处。

四、中药调养

(一) 单方

调整睡眠的中药主要为安神药。根据药物来源及应用特点不同，安神药分为重镇安神和养心安神两类。前者为质地沉重的矿石类物质，如朱砂、龙骨、琥珀、磁石等，多用于心悸失眠、惊痫发狂、烦躁易怒等阳气躁动、心神不安的实证；后者为植物药，如酸枣仁、柏子仁、远志、合欢皮、夜交藤、茯神等，具有养心滋肝作用，用于心肝血虚、心神失养所致的心悸怔忡、失眠多梦等神志不宁的虚证，并常与补血养心药同用，以增强疗效。

(二) 复方

1. 归脾汤

【组成】白术3g，当归3g，白茯苓3g，炒黄芪3g，远志3g，龙眼肉3g，炒酸枣仁3g，人参6g，木香1.5g，炙甘草1g。

【功用】益气补血，健脾养心。

【主治】心脾气血两虚证。心悸怔忡，健忘失眠，盗汗，体倦食少，面色萎黄，舌淡，苔薄白，脉细弱。

2. 黄连阿胶汤

【组成】黄连3g，阿胶9g，黄芩9g，鸡子黄2枚，白芍9g。

【功用】滋阴降火安神

【主治】用于心肾不足，阴虚火旺较重的心烦失眠，舌红苔燥，脉细数者。

3. 安神定志丸

【组成】远志6g，石菖蒲5g，茯苓15g，朱砂2g(冲服)，龙齿25g(先煎)，党参9g。

【功能】宁心安神，除痰通窍。

【主治】精神烦扰、惊悸失眠、癫痫。

4. 龙胆泻肝汤

【组成】龙胆草6g，黄芩9g，山栀子9g，泽泻12g，木通9g，车前子9g，当归8g，生地黄20g，柴胡10g，生甘草6g。

【功用】泻肝胆实火,清下焦湿热。

【主治】肝胆实火上扰,症见头痛目赤,失眠,胁痛口苦,耳聋耳鸣等。

5. 温胆汤

【组成】法半夏12g,陈皮6g,枳实12g,竹茹12g,茯苓12g,黄连10g,栀子12g,珍珠母30g,甘草6g。

【功用】清热化痰、和中安神。

【主治】痰饮内阻,心神失养,惊恐失眠,头目眩晕,苔白腻,脉弦滑。

6. 酸枣仁汤

【组成】酸枣仁15g,茯苓6g,知母6g,川芎6g,甘草3g。

【功用】养血安神,清热除烦。

【主治】肝血不足,阴虚内热,虚烦不眠,咽干口燥,头目眩晕,舌红,脉弦细。

7. 甘麦大枣汤

【组成】甘草9g,小麦20g,大枣5枚。

【功用】养心安神,和中缓急。

【主治】忧思过度,心阴受损,肝气失和所致精神恍惚,悲伤欲哭,睡眠不安。

(三)中药茶饮

1. 养心安神茶

【组成】当归9g,百合9g,合欢花9g,炙甘草3g。

【用法】水煎10分钟,代茶饮。

【功用】补血益气,养心安神。

【主治】因过度劳累而导致心脾两虚,入睡困难。

2. 安神茶

【组成】龙须10g,石菖蒲5g。

【用法】龙须先水煎10分钟,再入石菖蒲水煎15分钟。

【功用】镇静宁心安神。

【主治】心神不安,心悸胆怯。

3. 柏子仁茶

【组成】炒柏子仁15g。

【用法】开水冲泡,加盖闷5分钟,代茶饮。

【功用】养心安神,润肠通便。

【主治】失眠、便秘,服食油腻之后服用还可消食。

4. 莲子茶

【组成】莲子心2g,生甘草3g。

【用法】开水冲泡,代茶饮。

【功用】清心安神。

【主治】清心安神,降低血压,对高血压伴失眠有效。

五、经络调养

(一)体针调养

【取穴】神门、心俞、三阴交、安眠。

【辨证加减】 心脾两虚者加脾俞、膈俞、足三里等；肝郁化火者加肝俞、太冲、行间、足窍阴、风池等；痰热内扰者加丰隆、内庭、中脘等；阴虚火旺者加肾俞、太溪、涌泉等；心虚胆怯者加胆俞、大陵、丘墟等。

【操作】 毫针刺法，虚证用补法，实证用泻法，每日 1 次，每次留针 20~30 分钟，10 次为一个疗程。

（二）耳针调养

【取穴】 皮质下、交感、心、脾、肾、内分泌、神门。

【操作】 每次选 3~4 穴，交替使用，每日 1 次，每次留针 30 分钟，10 次为一个疗程。亦可揿针埋藏或王不留行籽贴压，每 3~5 日更换 1 次。

（三）皮肤针调养

【取穴】 印堂、百会、督脉、华佗夹脊、背部膀胱经。

【操作】 梅花针叩刺，至皮肤潮红为度。每日 1 次，10 次为一个疗程。

（四）推拿调养

1. 头面及颈肩部操作

【取穴】 印堂、神庭、太阳、睛明、鱼腰、角孙、百会、风池、安眠穴。

【操作】 坐位或仰卧位。

(1) 医者行一指禅“∞”字推法，反复分推前额 2~3 分钟；

(2) 指按揉上述穴位，每穴 1 分钟；

(3) 抹前额 2~3 分钟；

(4) 从前发际至风池穴做五指拿法，反复 2~3 分钟；

(5) 双手交替在头部做扫散法，约 1 分钟；

(6) 沿前额至头顶方向做指尖击法，反复 2~3 分钟。

2. 腰背部操作

【取穴】 心俞、肝俞、脾俞、胃俞、肾俞、命门，背部督脉、华佗夹脊。

【操作】 患者俯卧位。

(1) 一指禅推或拇指按揉心俞、肝俞、脾俞、胃俞、肾俞、命门等穴位，每穴 0.5~1 分钟。

(2) 捏脊 3~4 分钟。

(3) 掌推背部督脉、膀胱经各 3~4 分钟。

3. 辨证加减

(1) 心脾两虚：指按、指揉神门、天枢、足三里、三阴交，擦督脉。

(2) 阴虚火旺：推桥弓，擦涌泉。

(3) 肝郁化火：指按揉肝俞、胆俞、期门、章门、太冲、行间，搓胁肋。

(4) 痰热内扰：指按揉神门、内关、丰隆、足三里，横擦脾俞、胃俞。

知识链接

失眠与穴位按摩

穴位按摩在中医理论指导下，于每晚睡前 1 小时，运用点、按、揉、压等按摩手法，作用于人体体表特定穴位，每穴3~4分钟。手法力度由轻到重，逐渐加强刺激，直到感觉局部酸、麻、胀、重（中医谓之“得气”）。手法结束前强度减弱，以轻手法结束操作。主要选穴：涌泉、神门、印堂、太阳、百会、内关、三阴交、足三里、心俞、安眠、风池。失眠有虚实之分，根据具体辨证选穴。其中，虚者多属阴虚火旺（选涌泉、神门）、心脾两虚（选神门、三阴交、足三里、心俞）、心胆气虚（选神门、心俞、安眠）；实者多属肝郁化火（选涌泉、印堂、太阳、百会、内关）、痰热内扰（选神门、三阴交、内关、足三里、风池）。穴位按摩法需长期坚持方可持续起效。

（五）艾灸调养

【取穴】 涌泉、夹脊穴、百会。

【操作】 仰卧位或俯卧位

艾条1支点燃，医者手持另一端，嘱患者闭目，将艾条点燃的一端对穴位，离皮肤大约3cm左右高度，以患者局部有温热舒适感为宜。每穴5~10分钟，灸至皮肤稍有红晕为度。每日1次。

六、膳食调养

（一）肝郁化火型

1. 栀子香附粥

【配方】 栀子仁3~5g、粳米50~100g、鲜车前草30g、香附6g。

【制法】 将车前草洗净，煎汁去渣。取汁与粳米煮粥。将栀子仁、香附研末，待粥将成时，调入粥中。

2. 田基黄煮鸡蛋

【配方】 鲜田基黄120g（或干品30~60g）、鸡蛋2个、木香3~5g。

【制法】 将田基黄与鸡蛋入锅中，加适量清水同煎，蛋熟后去壳，加木香末再水煎片刻即可。

（二）阴虚火旺型

1. 知地饴糖乌骨鸡

【配方】乌骨鸡1只、生地黄150g、知母50g、饴糖100g。

【制法】 将乌骨鸡活杀，去毛及脏杂，洗净。生地黄、知母切碎，与饴糖拌匀后，纳入鸡腹，用线缝好。把鸡放入炖盅内，加适量水，盖上盖，隔水炖至鸡肉烂熟即可。

2. 参竹粥

【配方】 沙参15g、玉竹15g、粳米60g。

【制法】 将沙参、玉竹用布包好，同粳米煮食。

（三）心脾两虚型

1. 枣仁白术粥

【配方】 酸枣仁10g，白术10g，粳米50g。

【制法】 将枣仁、白术煎汤，去药渣后放入粳米煮成粥，调味后食用。

2. 瘦肉莲子汤

【配方】 猪瘦肉250g，莲子肉50g。

【制法】 将猪瘦肉切成片后，加入莲子肉，加水共炖熟，调味后食用。

(四)心虚胆怯型

1. 龙牡柏子仁药粥

【配方】 龙骨50g,牡蛎50g,柏子仁30g,大米100g。

【制法】 前3味水煎,去渣取汁,与大米煮粥。每日1剂,分2次食用。

2. 酸枣仁粥

【配方】 炒酸枣仁20g,牡蛎30g,龙骨30g,粳米100g。

【制法】 先煎酸枣仁、牡蛎、龙骨,过滤取汁备用;粳米加水煮粥,待半熟时加入药汁,再煮至粥稠。

(五)痰热内扰型

1. 莲子百合汤

【配方】 瘦猪肉250g、莲子30g、百合30g。

【制法】 共放砂锅内加水煮汤饮之。每天1次,连服数天。

2. 竹沥粥

【配方】 淡竹沥汁30g,粟米(即小米)100g。

【制法】 先煮米做粥,快熟时下竹沥汁,搅匀。

七、音乐调养

睡眠不佳的人多数是长期从事脑力劳动之人,大脑皮质常处于紧张状态,兴奋与抑制功能失调,伴有不同程度的神经衰弱。强烈节奏的乐曲,对大脑的兴奋刺激较强,会使听者烦躁辗转,起不到催眠作用;而患者喜爱或熟悉的歌曲,有可能使人情不自禁地唱起来,因此也不足取。催眠音乐宜选用和声简单、音声和谐、旋律变化跳跃较小、缓慢轻悠的乐曲,以二胡和箫的音色比较好,中心频率在125~250Hz左右容易诱人入睡。传统上用于调整睡眠的乐曲主要有《春江花月夜》《摇篮曲》《姑苏行》及《二泉映月》等。

选用五行调式中的羽调式、宫调式音乐,安神助眠作用也明显。尤其是根据调式要求重新编配的旋律,患者多不熟悉,所以效果会更好。

自然音乐,大自然的声音,如山泉、溪流的叮咚之声,清晨林间群鸟的啼鸣,秋风和春雨,都能造成一种宁静、旷远、清新、安全的感觉,使大脑皮质由兴奋转入抑制状态,而达到催眠的效果。

(杨周赟)

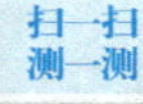

复习思考题

1. 睡眠的作用有哪些?
2. 睡眠的质量标准有哪些?
3. 影响睡眠的环境因素有哪些?
4. 睡眠的调养方法有哪些?

第十一章

情志调养

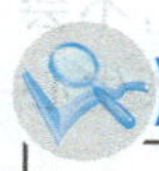

学习要点

健康心理的培养及不良心理的调适；中医情志调养的原则及方法。

情志，即七情和五志。七情是指喜、怒、忧、思、悲、恐、惊七种情绪，五志则是七情与五脏一一对应的喜、怒、思、悲、恐五种情绪。人之七情，与生俱来，是人体对客观外界事物刺激在情志方面的正常反应，没有这些情志活动，人体就无法适应千变万化的社会生活。七情当发即发，不但不会伤人，还可使人阴阳气血调和，有益于身心健康和疾病恢复，唯有长期持续的忧愁思虑，或暴喜大怒，才会内伤脏腑，造成脏腑气血功能紊乱，诱发或加速病情恶化。如《医醇賸义》说："夫喜怒忧思悲恐惊，人人共有之境。若当喜而喜，当怒而怒，当忧而忧，是即喜怒哀乐，发而皆中节也。此天下之至和，尚何伤之有？惟未事而先意将迎，既去而尚多留恋，则无时不在喜怒忧思之境中，而此心无复有坦荡之日，虽欲不伤，庸可得乎？"因此，正确地把握情志活动的限度，就可以充分享受情感活动带来的欢乐与情趣，还可以避免情志失控产生的痛苦与疾患，从而避免各种损容性疾病的发生，使美达到一种更高的境界。目前比较常用的情志调养方法主要包括现代心理健康调适技术和传统中医药对情志的调养两个方面。

第一节　现代心理健康调适

一、健康心理的培养

现代健康不仅指生理上的健康，还包括心理和社会适应等方面的完好状态，即包括身、心两方面的健康。心理健康是指对于环境及其相互关系具有高效而愉快的适应。培养健康心理是指经过自我心理调节和心理治疗使心理保持健康的方法。

知识链接

心理健康的标准

心理健康的七项标准：智力正常，善于协调和控制情绪，心理行为符合年龄特征，人际关系和谐，可以能动地适应、改善环境，保持人格的完善和健康，具有较强的意志品质。

（一）正确认识自我

人要有正确的自我意识，既能正确地了解自我、评价自我，又能接受自我。心理健康者能体验到自己存在的价值，对自己的能力、性格和优缺点都能做出恰当的、客观的评价；在努力发掘自我潜能的同时，对于自己无法补救的缺陷，也能安然处之；生活目标和理想切合实际，从不产生非分的期望，也从不苛刻地要求自己。因而，不会因为理想和现实的差距过大，而产生自责、自怨和自卑等不健康心态，也不会产生心理危机。

（二）增加人际交往

人际交往活动能反映人的心理健康状态。人与人之间正常、友好的交往不仅是维持心理健康的一个必不可少的条件，也是获得心理健康的重要途径。心理健康的人乐于与人交往，不仅能接受自己，也能接受他人，悦纳他人，并为他人和集体所理解和接受，能与他人相互沟通和交往，人际关系协调和谐。在与人相处时，积极的态度（如同情、关心、友善、尊敬、信任等）总是多于消极的态度（如嫉妒、猜疑、畏惧、敌视等）。因而在社会生活中有较强的适应能力和较充足的安全感。

（三）敢于面对现实

心理健康的人能够面对现实，接受现实，并能积极主动地去适应现实和改造现实，而不是逃避现实。能客观地看待周围的事物和环境，并能与现实环境保持良好的接触；既有高于现实的理想，又不会沉溺于不切实际的幻想和奢望中；对自己的力量充满信心，面对生活、学习和工作中的各种困难和挑战都能妥善处理。心理不健康的人往往以幻想代替现实，而不敢面对现实，没有足够的勇气去接受现实的挑战；总是抱怨自己“生不逢时”，或责备社会环境对自己太不公平而怨天尤人，因而无法适应现实环境。

（四）锻炼意志品质

现代心理学认为，意志是人在工作、学习和日常活动中，为达到预定目标，控制自己的情绪和情感，克服体力和智力上的困难去争取成功的行为。对于意志力的锻炼，首先要树立正确的人生观，由此产生崇高的抱负、坚定的信念，这样就能培养坚韧不拔的意志，磨砺百折不挠的毅力。同时在面对困难与挫折时，随时与来自于内心的懦弱心理作斗争。不断用其意志战胜消极悲观情绪及彷徨逃避心理。另外，还要经常一分为二地检查自己的意志品质，严格要求，自我监督，善于控制、调节自己的行动和情绪，从而使意志得到不断锻炼。事实证明，信念、意志坚定的人，能较好地控制和调节自己的情绪，保持良好的精神状态。所以，加强意志力的锻炼，对于增强心理免疫力、促进健康与美丽具有重要意义。

（五）培养高尚美德

古人把道德修养作为养生的一项重要内容。儒家创始人孔子在《中庸·第一十七

章》中说:“修身以道,修德以仁”,“大德必得其寿”。他认为讲道德的人,待人宽厚大度,故能心旷神怡,体貌安详舒泰得以高寿。古代的道家、墨家、法家、医家等,也都把养德列为摄生首务,并一直影响着后世历代养生家。

从生理来讲,道德高尚,光明磊落,性格豁达,心理宁静,有利于神志安定,气血调和,精神饱满,形体健壮,各种生理功能正常而有规律。这说明养德可以养气、养神,使“形与神俱”,健康长寿。现代养生实践证明注意道德修养,塑造美好的心灵,助人为乐,养成健康高尚的生活情趣,获得精神满足,是保证身心健康的重要措施。

(六)性格开朗乐观

性格是人的一种心理特征。性格开朗是胸怀宽广、气量豁达所反映出来的一种心理状态。性格虽然与遗传因素直接相关,但随着环境和时间的变化,是可以改变的。人们都有改变性格使其适应自然、社会和健康的愿望。医学研究证明,人的性格与健康和疾病的关系极为密切。性格开朗,活泼乐观,患各种疾病的几率非常小,即使患病也容易治愈;而不良的性格对人体健康的危害却是多方面的。

保持乐观的方法主要是少私寡欲。少私,是指减少私心杂念;寡欲,是降低对名利和物质的嗜欲。私心太重,嗜欲不止,欲望过于强烈,达不到目的,就会产生忧郁、悲观、失望、苦闷等不良情绪,从而扰乱清静之神,使心神处于无休止的混乱之中,导致气机紊乱而发病。因此,减少私心杂念,能保持乐观常在,使心神常乐常欢。

(七)保持心理平衡

当代社会的特点之一是竞争,有些人在竞争失败后,可产生自卑感。社会需要是多方面的,人的兴趣和能力也是多种多样的,人各有所长,各有所短,从来不曾有过全能的“天才”。因此,不必为一时一事的失败而苦恼,丧失信心。而应在实践中不断总结经验教训,克服自卑感,不断挖掘自己的潜能,扬长避短,科学合理地安排工作和学习,从而增加自己的成功率。竞争的社会更易产生嫉妒心理,这种消极的心理状态会降低人体生理功能而导致心身疾病。消除嫉妒心理的基本方法,就是培养正确的拼搏精神,即树立欢迎别人超过自己,更有勇气超过别人的正确观念。摆脱一切不良情绪,发挥自己的长处,在可能的范围内达到最佳水平。

二、不良心理的调适

心理调适是使用心理科学的方法对认知、情绪、意志、意向等心理活动进行调整,以保持或恢复正常状态的实践活动。下面介绍一些常见的心理困境及其调适方法。

(一)封闭心理

自我封闭是指个人将自己与外界隔绝开来,很少或根本没有社交活动,除了必要的工作、学习、购物以外,大部分时间将自己关在家里,不与他人来往。自我封闭者都很孤独,没有朋友,甚至害怕社交活动,因而是一种不适应环境的病态心理现象。

1. 封闭心理的成因　自我封闭心理实质上是一种心理防御机制。由于个人在生活及成长过程中常常可能遇到一些挫折,进而引起个人的焦虑。有些人抗挫折的能力较差,使得焦虑越积越多,只能以自我封闭的方式来回避环境,降低挫折感。还有些人受社会错误观念的影响,如“逢人只讲三分话,不可全抛一片心”“出头椽子先遭烂”,如此等等,就降低了社会交往与自我表现的程度。

2. 封闭心理的自我调适

(1) 培养自信:在现实生活中,人们常会面对许多挫折,有些人习惯将失败归因于自己,总是自怨自艾。他们十分关注别人的评价,遇事忐忑不安。我们应学会将成功归因于自己,把失败归结于外部因素,不在乎别人说三道四,走自己的路,乐于接受自己。

(2) 增加交往:现代社会要求人不仅要"读万卷书",而且还要"交八方友"。交往能使人的思维能力和生活能力逐步提高并得到完善;交往能使人的思想观念保持新陈代谢;交往能丰富人的情感,维护人的心理健康。只有开放自我、表现自我,才能使自己成为集体中的一员,享受到人间的快乐和温暖,而不再感到孤独与寂寞。一个人的发展高度,决定于自我开放、自我表现的程度。谁敢于开放,谁敢于表现,谁就能得到更好的发展,因此要改变封闭状态。

(3) 身心互补:强壮的体质,能使人以饱满的精神和旺盛的斗志投身到学习、工作、生活当中。自我封闭的人可以通过参加体育运动,增强体能,磨炼克服困难的意志力,以达到培养自信心的目的。经常参加登山、游泳等体育锻炼活动,还可以培养新的兴趣,保持旺盛的精力,丰富生活情调,增加人际交往,以实现消除不良嗜好,克服低级情趣,维护心理健康的目的。

(4) 系统脱敏:自我封闭者要正视现实,要勇敢地介入社会生活,找机会多接触和了解外人。这样不断摸索经验,可扩大与外界的交往。这可以从最简单的小事做起,逐步完成难度动作。

(二) 空虚心理

空虚心理是指人的精神世界一片空白,没有信仰,没有寄托,百无聊赖。精神空虚者常常萎靡不振,缺乏社会责任感,连自己的家庭及个人生活都可能无法正常维持下去,甚至给社会带来危害。

1. 空虚心理的成因

(1) 缺乏自信:个人的早期生活不幸、父母早逝或生活在离异家庭,从小得不到温暖与关怀,自暴自弃,看不到前途和光明。社会上的流浪儿,闲杂人员多半属此类。

(2) 错误认知:对社会现实和人生价值存在错误的认知,将个人价值与社会价值对立起来,只讲个人利益,不尽社会义务。当社会责任与个人利益发生冲突时,过分计较个人得失,一旦个人要求不能得到满足,就"万念俱灰",这种情形在青少年中较为普遍。

(3) 精神匮乏:在现代社会里,人们都在努力创造与积攒财富,但是财富与财富带来的快乐并非成正比例。当财富集聚到一定程度后,一些人对金钱则没有了以前的那种新鲜感、快乐感和满足感,甚至会对之产生麻木乃至厌倦。而当生活没有了往日奋斗追求的动力,人生也就失去了目的与意义,于是有些人在百无聊赖中度日,或者设法寻求一些更新更强的刺激,如赌博、吸毒等。

2. 空虚心理的自我调适

(1) 正确认识社会现实:社会既有积极的方面,也有消极的方面。应正视社会的消极因素,通过学习,提高思想觉悟,接受现实,正视现实,改造现实。

(2) 提高心理承受能力:"不以物喜,不以己悲",正确对待失误与挫折,在逆境中锻炼成长。做事要有恒心,做人要有理想与抱负,顺境中要有更高的追求,不能只停留在物质的追求与享乐上，做到“贫贱不移，富贵不淫”。

(3) 培养读书兴趣：读书能使空虚者从狭窄的经验天地奔向无限浩瀚的知识海洋，从中获得智慧、汲取力量，从而情绪高涨、精神饱满，使空虚的心灵不断得到充实。

(4) 参与社会实践：实践长才干，实践出成绩。成绩能强化个人价值，满足个人自尊、自爱、自信的需要。有成就动机与自我实现的高层次精神需求，可以为人生增添新的活力。

(三) 压抑心理

压抑是一种较为普遍的病态心理。心理学上专指个人受挫后，不是将变化的思想情感释放出来，而是将其压抑在心头，不愿承认烦恼的存在。压抑是一种潜意识，能使人的心态和行为变得消极和古怪起来。

1. 压抑心理的成因

(1) 身心缺陷：如天生丑陋，有生理缺陷，或者才能不及别人等，都可能引起他人的讥讽和嘲笑。在他人的消极评价中，个体极易产生自卑感和自我否定感。其中有些人会加倍努力，化压力为动力，有些则可能感到压抑和痛苦，变得自我封闭或自暴自弃。

(2) 气质性格：气质是人的高级神经活动类型。根据气质的特点属抑郁质的人具有敏感、多愁善感的特点，对同一事物，他们的压抑感可能比其他气质的人更明显。可见调整改造个人的性格和气质对克服压抑感是十分必要的。

2. 压抑心理的自我调适

(1) 正视社会：要知道社会有光明面，也有阴暗面。看待社会不能过于理想化，要看到社会成员之间实际上存在着不平等的地位。人与人不能互相攀比，不能用自己的标准去衡量社会的公平性，而应正视社会、承认差别、努力去缩小与别人的差距。

(2) 正视自己：要停止自我比较，不要担心不如别人，要自己接受自己，确立一种自强、自信、自立的心态。遇到挫折，应先从自己的主观方面去寻找原因。坚信“人无完人”，每个人都有长处和短处，只要积极有为，长善救失，则“天生我材必有用”。

(3) 适时宣泄：当情绪压抑时，不妨采用适当的方法把消极的情绪宣泄出来，有助于维护心理健康，恢复生活兴趣。

(四) 浮躁心理

“浮躁”指轻浮，做事无恒心，见异思迁，不安分守己，总想投机取巧，成天无所事事，脾气大。浮躁是一种病态心理表现。

1. 浮躁心理的成因 人与人之间的攀比是产生浮躁心理的直接原因。“人比人，气死人”。通过攀比，对社会生存环境不适应，对自己生存状态不满意，于是过火的欲望油然而生，因而使人们显得异常脆弱、敏感、冒险，稍有“诱惑”就会盲从。

2. 浮躁心理的自我调适

(1) 消除攀比心理：比较是人获得自我认识的重要方式，然而比较要得法，知己又知彼才能知道是否具有可比性，避免得出错误的结论。认清这一点，人的心理失衡现象就会大大减低，也就不会产生心神不宁、无所适从的感觉。

(2) 自我暗示法：比如自我安慰：“不要紧，事情不会像他们所说的那样坏。”“千万不要发怒，发怒是愚蠢的行为，对自己和他人都没有好处。”“对这点挫折，自己能挺得过去。”往往这种自我暗示会起到平心静气的作用，进而削弱愤怒的强度。

(3) 想象放松法:利用自我冥想放松躯体,放松想象顺序是由下至上,由脚至头逐步放松,反复两遍。或听一些与自己感情共鸣的音乐或看带有喜剧色彩的小品、相声,也可得到清洁心理环境的作用。

(4) 环境转移法:是把自己的注意力自觉地、主动地从愤怒、浮躁的环境中转移到其他事物上去,以便降低或削弱愤怒的强度。

(五) 嫉妒心理

嫉妒心理是个体与周围环境出现失衡时,由于不能正确看待自己与他人,从而产生的一种比不上别人而导致忌恨的心理。嫉妒心理人人都有,只是或轻或重的问题。

1. 嫉妒心理的成因 嫉妒心理主要是因竞争受挫产生的。因为生活当中竞争无处不在,如果一个人生性好强,做任何事情都喜欢争第一,那么一旦遭遇失败就很有可能对比自己强的人产生严重的嫉妒心理。嫉妒者往往心胸比较狭隘,同时对自己缺乏信心,不能容忍他人优于自己,所以选择攻击、诋毁对手,希望在诋毁他人的过程中来提升自己的自信心。

2. 嫉妒心理的自我调适

(1) 变通:变恶性刺激为良性刺激,酸葡萄与甜柠檬效应,心理学上又叫合理化。就是通过找一些理由为自己开脱,以减轻痛苦,缓解紧张,使内心获得平衡的办法。心理调适可借用某种“合理化”的理由来解释事实,变恶性刺激为良性刺激。

知识链接

酸葡萄和甜柠檬效应

弗洛伊德指出,常见的合理化有两种,一是希望达到的目的没有达到,心理便否定该目的的价值或意义,俗称酸葡萄效应;二是未达到预定的期望或目标,便提高目前现状的价值或意义,俗称甜柠檬效应。如狐狸吃不到葡萄,就说葡萄是酸的,只能得到柠檬,就说柠檬是甜的,于是便不感到苦恼。

(2) 端正态度:嫉妒往往是由于误解所引起的,即人家取得了成就,便误以为是对自己的否定和威胁。其实,这只不过是一种主观臆想。一个人的成功不仅要靠自己的努力,更要靠别人的帮助,人们给予他赞美和荣誉的同时,并没有损害其他任何人。

(3) 学会正确的比较方法:嫉妒之心多产生在和自己水平差不多,彼此又有许多联系的人之间。尤其是那些原先不如自己的人后来超过自己时,嫉妒便油然而生。尺有所短,寸有所长,要拿自己的长处和别人的短处比,这样嫉妒之心就不会那么强烈了。

(4) 化嫉妒为动力:天生我才必有用,要在具有竞争的客观环境中正确地对待自己。不要把自己的同事或朋友当作自己的竞争对手,而是要当作自己前进的动力。要学会把别人的成功当作一道美丽的风景来欣赏,这样自己才能达到一种更高的境界。

(六) 虚荣心理

虚荣心就是以不适当的虚假方式来保护自己自尊心的一种心理状态,是为了取得荣誉和引起普遍注意而表现出来的一种不正当的社会情感。

1. 虚荣心理的成因 虚荣心的产生与人的需要有关。人类的需要有很多种,包括生理需要、安全需要、归属和爱的需要、尊重的需要、自我实现的需要等等。一个人的需要超过了自己的担负能力，就会想通过不适当的手段来达到自尊心的满足，这就产生了虚荣心。

2. 虚荣心理的自我调适

(1) 提高自我认知：提高自我认知，正确认识自己的优缺点，分清自尊心和虚荣心的界限。

(2) 做到自尊自重：诚实、正直是做人最起码的要求。我们决不能为了一时的心理满足而丧失人格。只有做到自尊自重，才不至于在外界的干扰下失去人格。我们要珍惜自己的人格，崇尚高尚的人格可以使虚荣心没有抬头的机会。

(3) 树立崇高理想，追求真善美：人应该追求内心的真善美，不图虚名，同时，要正确评价自己，既看到长处，又看到不足，时刻把实现理想作为主要的努力方向。

(4) 正确对待舆论：要正确对待舆论，正确看待他人的优越条件，不要影响自己的进步，而应该作为自己前进的动力。要通过自己的努力满足自己的需要。只有这样的自信和自强，才能不被虚荣心所驱使，成为一个高尚的人。

(5) 克服盲目的攀比心理：横向的去跟他人比较，心理永远都无法平衡，会促使虚荣心越发强烈，一定要比就跟自己的过去比，看看各方面有没有进步。

(七) 自卑心理

自卑，就是自己轻视自己。自卑心理严重的人，并不一定就是他本人具有某种缺陷或者短处，而是不能悦意容纳自己，自惭形秽，常常把自己放在一个低人一等，不被自己喜欢，进而演绎成别人看不起的位置，并由此陷入不可自拔的境地。

1. 自卑心理的成因　自我认识不足，过低评估自己，特别是权威人士对自己的评价；气质抑郁、性格内向者大都对事物的感受性强，对事物带来的消极后果有放大趋向；客观存在的某种缺陷或挫折也易引起自卑。

2. 自卑心理的自我调适

(1) 正确认识自己：提高自我认识，既要看到自己的优点和长处，又要看到自己的缺点和不足，不能总拿自己的短处去比别人的长处，把自己看得一无是处。

(2) 加强人际交往，培养开朗性格：自卑感的人往往缺乏人际交往，缺乏情感交流，缺乏社会支持。人际交往是心理健康的重要条件。

(3) 运用自我暗示：当遇到某些情况感到信心不足时，不妨运用语言暗示："别人行，我也能行。""别人能成功，我也能成功。"从而增强自己改变现状的信心。

(4) 正确地补偿自己：一是以勤补拙，知道自己在哪些方面有缺陷，不背思想包袱，以最大的决心和顽强的毅力去克服这些缺陷；二是扬长避短。日常生活中，应注意自我调节，"失之东隅，收之桑榆"，扬长避短，克服自卑。

(八) 冷漠心理

冷漠心理者总是持着一种"人不犯我，我不犯人""事不关己，高高挂起"的避世态度。很少与人说话，对周围发生的事情漠不关心。不愿帮助别人，也得不到别人的合作与帮助。

1. 冷漠心理的成因　人的冷漠心理不是一朝一夕就能形成的，而这种心态一旦形成，对社会的危害无疑是极大的。冷漠心理特别是冷漠症的形成，一般与他的早期心理发展有很大关系。人类个体出生以后，有很长一段时间不能独立，需要父母亲的照顾。在这个过程中，儿童和父母的关系占重要地位，儿童就是在与父母的关系中建立自己的早期情绪特征。在成长过程中，尽管每个儿童不免要受到一些指责，但只要感觉到周围有人爱他，就不会产生心理上的偏差。如果终日不断被骂、被批评，得不到父母的爱，儿童就会觉得自己毫无价值，产生心理上的焦虑和敌对情绪。有些儿童因此而逃避与父母身体和情感的接触，这样就出现冷漠症状。

2. 冷漠心理的自我调适

(1) 内省法：用自我观察的方法来研究自身的心理情况。冷漠常常是一种下意识的心理倾向，要克服冷漠心理，就要总是对自己的心态与行为进行自我观察。观察时要有一定的客观标准，就是社会公德与社会规范。而要反省自身的过错，就必须加强学习，更新观念，强化社会价值取向，向毫不利己、专门利人的模范学习，对照榜样与模范找差距。并从冷漠行为的不良后果中看危害找问题，总结改正错误的方式方法。

(2) 多作利他行为：一个想要改正冷漠心态的人，不妨多做些利他行为。例如关心和帮助他人，为他人排忧解难等。面对私心非常重的人，可以先从让座、借给他人东西这些小事情做起，可在行为中纠正过去那些不正常的心态，从他人的赞许中得到利他的乐趣，使自身灵魂得到净化。另外可以多参加集体活动，多读书学习，尤其是通过自学或者通过心理专家的辅导，多学习一些心理学方面的知识，利用心理学的知识修炼自己的智慧，积累正确的思想，让自己更加成熟，同时学会感恩，大爱无疆。

(3) 回避性训练：这是心理学上以操作性反射原理为基础，以负强化为手段而进行的一种训练方法。通俗地说，凡下决心改正冷漠心态的人，只要意识到冷漠的念头或行为，就可用缚在手腕上的一根橡皮弹环弹击自己，从痛觉中意识到冷漠是不好的，促使自己去纠正。

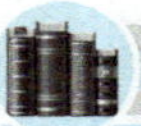

课堂互动

讨论：自私是一种较为普遍的不良心理现象。利用所学知识讨论自私心理的调节方法。

第二节 中医情志调养

一、调养原则

(一) 调和阴阳

阴阳失调是情志失调的根本原因，《素问·生气通天论》说："阴平阳秘，精神乃治；阴阳离决，精气乃绝"。人的精力充沛，心理活动正常是机体阴阳协调的综合体现。如果阴阳失调则形病及神，可引起各种情志疾病，如当"阴气少而阳气胜，故热而烦满也"（《素问·逆调论》），"阴不胜其阳，则脉流薄疾，病乃狂"（《素问·生气通天论》）。由此可见，调畅神志必须在调和阴阳的基础上，损其偏盛，补其偏衰，实则泻之，虚则补之，阳虚扶阳，阴虚补阴，使其恢复平衡。

(二) 调理气血

气血是维持人体生命活动的物质基础，也是神志产生的物质基础，《素问·六节藏

象论》说："天食人以五气，地食人以五味。五气入鼻，藏于心肺，上使五色修明，音声能彰。五味入口，藏于肠胃，味有所藏，以养五气，气和而生，津液相成，神乃自生"。阐述了水谷精气营养五脏，五脏功能正常，气、血、津液和调，"神乃自生"。《灵枢·平人绝谷》说："五脏安定，血脉和利，精神乃居，故神者，水谷之精气也"。水谷精气不断的生成和被利用，保证了五脏功能正常，血脉充盈调畅，精与神的运动就能维持，无论何种原因导致气血亏虚，均可出现不同程度的神志方面问题，如神倦乏力，失眠，健忘，烦躁，甚至癫痫、昏迷等。可见气血与神志关系非常密切，所以调理气血可以调畅情志。

（三）形神同治

形与神是相互作用，相互依存的，张介宾说"无神则形不可活"（《类经·针刺类》）。《素问·上古天真论》云："故能形与神俱，而尽终其天年，度百岁乃去。"指出形与神协调旺盛，生命才能延续。中医学非常强调"形神合一""形与神俱""形神一体"等。形体与精神，是一个不可分割的统一整体，形体产生精神，精神与形体有机结合，相伴相随，俱往俱来，俱生俱灭。

形体强弱直接决定精神的盛衰。《灵枢·营卫生会》说："壮者之气血盛，其肌肉滑，气道通，营卫之行，不失其常，故昼精而夜瞑。老者之气血衰，其肌肉枯，气道涩，五脏之气相搏，其营气衰少而卫气内伐，故昼不精，夜不瞑。"指出人在壮年时，血气旺盛，身体强健，因此白天精神饱满，夜间睡眠也好；人到老年时，血气衰退，身体衰弱，因此白天精神不振，夜间睡眠不好。精神也可反过来影响形体，《素问·生气通天论》说"大怒则形气绝，而血菀于上，使人薄厥"，反映精神反作用于形体的认识。

形与神之间的互用、互制关系，在治疗疾病和养生方面均有重要的作用，调神可以健形，刺形可以调神。"夫上古圣人之教下也，皆谓之虚邪贼风，避之有时，恬淡虚无，真气从之，精神内守，病安从来"（《素问·上古天真论》）。

（四）疏导情志

适度的七情，良好的情绪，可使肝气条达，气机畅通，脾胃健运，气血化源充足，形神得以营养。只有突然、强烈或长期持久的情志刺激，超过了人体本身的正常生理活动范围，使人体气机紊乱、脏腑阴阳气血失调，才会导致疾病的发生。《素问·举痛论》曰："百病生于气也。怒则气上，喜则气缓，悲则气消，恐则气下……思则气结"。虽然七情致病在临床所表现出来的病证多种多样，但是其基本病机在于气机失常。故调理气机是治疗关键。在具体的治疗方法上，可以用言语或行为来影响患者。如《灵枢·师传》中"告之以其败，语之以其善，导之以其所便，开之以其所苦"就是本疗法的经典论述。总之，在疏导情志方面，治疗方法很多，或针、或药、或心理行为疗法，归结在一个基本点上就是调理气机。

（五）三因制宜

三因制宜是指根据病人的具体情况，因时、因地、因人制定相应的情志调养措施。

1. 因时制宜　是根据时令气候节律的特点，来制定适宜的调养方法。中医学认为，四时气候和时间节律的变化，对人体生理活动、病理变化都会产生一定的影响，所以调养时要根据四时阴阳的消长、寒暑的变化、气候的转移来调节自己的情志状态，使之与自然协调一致，以达情志舒畅。如春季为肝气升发的季节，肝木有生长、升发、条达特性，故调养是要注意调节气机，舒畅情志。

2. 因地制宜　因地制宜，是根据地理环境特点，来制定适宜的调养方法。不同的地区方域，其地势有高下、气候有寒温燥湿之分，并且水土品质和人们的生活习惯等亦各不相同。人们长期在某一地理环境中生活，一方面形成了某种特殊体质，并通过生理上的不断调节来适应地理环境特点的影响；另一方面，如果地理环境的影响超过了人体的适应能力，尤其是其中不利因素对人体的伤害性作用过大，就可以造成人体脏腑功能的失调而致病，并且显现出病理变化的地域性特点。因此，我们在治疗疾病时必须考虑到地理环境特点对人体生理和病理的影响，才能制定出适宜的治法。

3. 因人制宜 因人制宜，是根据患者的年龄、性别、体质、生活习惯等不同特点，来考虑调养措施。

(1) 年龄因素：人的年龄不同，则生理状况和气血盈亏等情况不同，因而不同年龄段，其病理变化的特点也各不相同，所以治疗用药应该有所区别。特别是小儿和老人，尤当注意治疗宜忌。

知识链接

不同年龄时期的情志调养方法

不同年龄的人，情志调养方法不同。

1. 儿童期 小儿是稚阴稚阳之体，“肌肤嫩，神气怯，易于感触”，用药量宜轻，疗程多宜短，少用补益，忌投峻攻之剂，调养时需根据实际情况培养良好体质。

2. 青年期 面临各种挑战和压力，常会出现不同程度的情志障碍。结合青年期的心理和生理特点，攻邪泻实，端正人生观、价值观，避免心理不适应发生情志障碍。

3. 中年期 中年人处于生理功能由盛渐衰的转折时期，其精血暗耗，阴阳渐亏，故容易出现脏腑功能失调的病理特点。工作奔波劳累，心理和经济负担较重，治疗上要结合此期的心理和生理特点，考虑攻补兼施，劳逸结合，保持精神愉快。

4. 老年期 老人生理功能减退，气血阴阳亏虚，脏腑功能衰弱，发生病变后，多为虚证或虚实夹杂证。老年疾患病程多较长，虚则补之，实则泻之同时，要考虑其衰退、虚弱的生理特点，注意用药量应比青壮年小，中病即止，防止攻邪过度而损伤原已亏虚的正气。

(2) 性别因素：性别不同，男女各有其生理病理特点，“女子以肝为先天”，“男子以肾为先天”。从生理上来说，女子属阴，以血为用；男子属阳，以精为用。从心理特点来看，女子以肝气为中心，女性偏于感性，多情志病，《素问·阴阳别论》说“有不得隐曲，女子不月”，说明精神刺激对妇科疾病有着重要的影响。临床具体运用时，要注意男女各自生理特点所导致的疾病差异。

(3) 体质因素：由于先天禀赋与后天环境的影响，人群中每个个体的体质存在着多方面的差异。而不同体质有不同的心理特征，如痰湿之人性情偏温和、稳重，多善于忍耐；而气郁之人性情多内向不稳定、敏感多虑。对这些偏颇体质之人做情志调养时要从体质调养入手，从根本上解决问题。

二、调养方法

(一) 疏导调节法

1. 情志制约法 又称以情胜情法，它是根据情志及五脏间存在的阴阳五行生克原理，用互相制约、互相克制的情志，转移和干扰原来对机体有害的情志，以达到协调情志的目的。《素问·阴阳应象大论》说："怒伤肝，忧胜怒；喜伤心，恐胜喜；思伤脾，怒胜思；忧伤肺，喜胜忧；恐伤肾，思胜恐"。

(1) 怒伤肝者，以悲胜之：是根据"悲则气消"的原理，使病人发生悲哀，达到康复身心的一类疗法，对消散内郁的结气和抑制兴奋的情绪有较好的作用。以悲制怒，可以选择凄切感人的乐曲来缓解过怒的情绪，如琴曲《小胡笳》，管子曲《江河水》，二胡曲《汉宫秋月》，广东音乐《双声恨》，二胡曲《病中吟》。另外，还可以按照五行选乐原理，选择羽调式音乐加以调理，以潜降过亢的肝火。另外，在古代医案中，也有过以"喜胜怒"的记载，在具体情况中应灵活掌握治疗原则。

(2) 喜伤心者，以恐胜之：该法又称惊恐疗法，适用于神情兴奋、狂躁的病证。音乐疗法也依据五行生克之理，但是尽量不用令人恐惧的声音或音乐。根据水克火的原理，可以选择柔和、清润的音乐来安定心神、沉降阳气。这类音乐有二胡曲《二泉映月》，丝竹曲《寒江残雪》，琴曲《平沙落雁》《潇湘水云》《小河淌水》等。七情中，惊也为心之志，大惊伤心，也据此乐疗。除以上乐曲外，选择羽调式音乐效果也好。

(3) 思伤脾者，以怒胜之：是利用发怒时肝气升发的作用，来解除体内气机之郁滞的一种方法，它适用于长期思虑不解、气结成疾或情绪异常低沉的病证。音乐疗法可以选择情绪激昂的一类乐曲。按五行生克为木克土，木性升发、调畅、生机勃勃，此类情绪的乐曲均有佳效。如二胡曲《光明行》《听松》，琵琶曲《大浪淘沙》《霸王卸甲》，筝曲《战台风》，琴曲《酒狂》《广陵散》，广东音乐《赛龙夺锦》。另可选角调式音乐。

(4) 忧伤肺者，以喜胜之：又称笑疗。对于由于神伤而表现得抑郁、低沉的种种病症，皆可使用。音乐疗时可选用管弦乐《花好月圆》《喜洋洋》《瑶族舞曲》，丝竹乐《欢乐歌》，笛曲《喜相逢》，广东音乐《鸟投林》等。这些乐曲都有欢乐愉快的情绪，旋律明快流畅、曲调轻盈优美，在情志上达到喜胜悲的目的。

(5) 恐伤肾者，以思胜之：主要是通过"思则气结"，以收敛涣散的神气，使病人主动地排解某些不良情绪，达到康复之目的。根据五行学说"土胜水"的原理，温厚、中和、沉稳的乐曲对恐惧心理有抚慰和治疗作用。这一类情绪的乐曲颇多，如琴曲《梅花三弄》《阳春白雪》，福建南曲《梅花操》，江南丝竹《霓裳曲》《中花六板》《满庭芳》《忆多娇》等。这些乐曲古朴雅致，旋律流畅，气韵浑厚，淡雅脱俗。其他宫调乐曲也在选择之列。

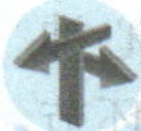

知识链接

情志制约法使用注意

在运用"以情胜情"方法时，要掌握病人对情志刺激的敏感程度，以便选择适当方法，避免太过或不及。以情胜情实际上是一种整体气机调整方法，只要掌握情志影响气机运行的特点，采用相应方法即可，切不可简单机械、千篇一律的照搬。倘若单纯拘泥于五行相生相克而滥用情志制约法，有可能增加新的不良刺激，因此，只有掌握其精神实质，方法运用得当，才能真正起到协调情志的作用。

2. 节制法　就是调和、控制情感，防止七情过极，达到心理平衡。此法适用于喜怒情志所伤者。具体的方法很多，如太极拳、导引术、书法、绘画等，皆能怡神静心，舒和膻中之气。心思清虚宁静则志无所乱，以避大喜大怒。现代研究表明，只有善于避免忧郁、悲伤等不愉快的消极情绪，使心理处于怡然自得的乐观状态，才会对人体的生理起着良好的作用。

3. 宣泄法　把积聚、抑郁在心中的不良情绪，通过适当的方式发泄出去，以尽快恢复心理平衡，称为宣泄法。适用于忧、思、悲的调摄。事实证明，宣泄法可使人从苦恼、郁结的消极心理中解脱出来，尽快恢复心理平衡。例如当忧郁、烦闷时，可以向朋友倾诉，把郁闷宣散出来；遇到不幸，悲痛万分时，不妨痛痛快快地大哭一场，让眼泪尽情地流出来，会感到舒服；遭逢挫折，心情压抑时，还可以通过急促、强烈、粗犷、无拘无束的大声喊叫，将内心的郁积发泄出来，从而使精神状态和心理状态恢复平衡。发泄不良情绪，必须采取正当的途径和渠道，绝不可采用不理志的冲动性的行为方式，否则非但无益，反而会带来新的烦恼，引起更严重的不良情绪。

4. 转移法　又称移情法，即通过一定的方法和措施改变人的思想，或改变周围环境，使患者远离不良刺激，这就是"移情易性"的意疗方法。最常用的方法是情趣移情法，在烦闷不安、情绪不佳时，可听音乐、欣赏戏剧、电影等，还可根据自己的兴趣和爱好，从事自己喜欢的活动，如书法、绘画、弹琴、唱歌等，用这些方法排解愁绪、寄托情怀、怡养心神、舒畅气机，有益于人的身心健康。

(二) 药物调畅法

情志致病在中医属于七情内伤，其特点是直接伤及内脏，以心、肝、脾为常见，其基本机制在于气机失常，所以药物防治也是重要手段。应针对这一特点和脏腑病位而选用药物。

1. 调肝　情志致病与肝的关系最为密切。因肝主疏泄，具有调畅气机及调畅情志的功能，情志太过或不及，最易伤及肝，引起气机失调，所以把调肝放在首要位置，主要包括以下三个方面：

(1) 疏肝理气：通过调理肝之疏泄功能，使气机条达，是情志调畅最常用的一种方法。常用方剂有逍遥散、柴胡疏肝散、越鞠丸、金铃子散。

(2) 抑肝：用于因肝疏泄太过或郁久化火或逆犯他脏所致的情志失调。常用方剂有痛泻要方、泻青丸、左金丸、龙胆泻肝汤。

(3) 平肝：用于肝肾阴虚或肝郁日久伤阴，肝阳上亢所致的情志失调。常用方剂有镇肝熄风汤。

2. 调心　因心藏神，为五脏六腑之大主，七情内伤而致情志失调，必然伤及心神。心神被伤又反过来影响脏腑功能，形成恶性循环，所以调心是调畅情志的重要环节。常用方法有：

(1) 安神：心神被七情所扰，出现心悸、失眠、心烦、易惊、不耐思虑等，而躁动之心神又扰乱脏腑功能，故调心以安神为首要。代表方剂有养血安神的天王补心丹和重镇安神的朱砂安神丸。

(2) 开窍醒神：情志之病严重时，每见神昏窍闭时应以开窍醒神为急迫。包括凉开的代表方剂安宫牛黄丸，用于痰热壅盛、神昏窍闭之证；温开的代表方剂苏合香丸，用于痰湿闭塞、神昏窍闭之证。

(3) 清心泻火:代表方剂为泻心汤,用于热毒炽盛、神明被扰、狂躁不安之证;或栀子豉汤,用于虚热内扰、虚烦不眠之证。

3. 消除瘀滞 情志失调的基本变化是气机失常。气滞不行,必然致使血瘀、湿滞、痰凝。故调畅情志,清除体内瘀滞产物是重要方面,常用方法有:

(1) 祛瘀通络:代表方剂为血府逐瘀汤,用于七情内伤、肝郁气滞、瘀血停积之证。

(2) 化湿逐痰:代表方剂为二陈汤,用于痰湿停滞病证;亦可用半夏厚朴汤治疗气滞痰阻之梅核气;半夏白术天麻汤之风痰眩晕病证;若属实热老痰作祟,见癫狂、惊悸、眩晕等证,可用滚痰丸。

4. 调和气血阴阳 七情内伤还可损伤气血,而出现气血阴阳不足,故情志调养也应注意补益气血阴阳。代表方剂分别为四物汤、四君子汤、六味地黄丸、肾气丸等。

(三) 经络调理法

经络调理法是运用针灸、推拿、刮痧、火罐等疗法,通过疏通经络达到调理脏腑,调畅七情的一种方法。

1. 喜 喜归心属火,喜则意和气舒,营卫舒畅。但喜而过度,可使心气受损,神明失用。一方面可因喜气太过而致心气虚,可见心血不足之惊悸、怔忡,心气亏虚之气短、胸闷、头晕乏力,心肾不交之心悸、失眠等证;另一方面可引起精神失常,如感情不能自制,睡眠不宁,甚则精神恍惚,注意力不集中,语言错乱或发狂证等。

【取穴】 3组穴位

1组:风池、印堂、太阳、神庭。

2组:膻中、巨阙、气海、关元、心俞。

3组:神门、通里、大陵、劳宫、内关。

【治法】

(1) 从印堂穴开始至神庭穴,用一指禅推法或指按揉法。

(2) 四指并拢于胸骨上璇玑穴处,逐步向下按压,至中庭穴止。

(3) 顺经脉循行方向指推手少阴心经及手厥阴心包经。

(4) 掌推法反复推背部督脉。

(5) 掌推法反复推背部膀胱经。

(6) 点脊中法:以拇指着力于大椎穴处,自上而下点按脊中各穴,至腰阳关穴处止。

(7) 点夹脊法:两手拇指端分置于第1胸椎棘突下旁开0.5寸处,沿脊椎下行,有节律的进行点按夹脊穴。

(8) 上述三组穴位,每组取2~3个,点按揉或指推第1、3组穴位,顺时针点按揉或顺经指推第2组穴位。

2. 怒 怒为恼火、气愤之意,是一种勃发向上或怒无所泄的情绪反应。前者称暴怒,怒而即发;后者称郁怒,怒而不发。肝在志为怒,郁怒则气郁,暴怒则气上。过度愤怒,可影响肝的疏泄功能,而使肝气上逆,血随气逆,并走于上,多见于气血旺盛之人;另外还有暴怒伤阴之说,肝火炽盛,耗伤阴血则水不涵木,临床可见头胀头痛、面红目赤,或呕血、衄血,甚则昏厥猝倒。郁怒致病影响气机而成肝郁气滞之证。

【取穴】 3组穴位

1 组：三阴交、复溜、太溪。

2 组：章门、期门、大都、曲泉、膻中、气海、肝俞。

3 组：胆俞、日月、行间、太冲、足临泣、中渚、肝俞。

【治法】

(1) 一指禅或拇指揉推法反复推足厥阴肝经。

(2) 一指禅或拇指揉推法逆经推足少阳胆经。

(3) 一指禅或拇指揉推法顺经推足少阴肾经。

(4) 顺时针点按揉或顺经指推第 1 组穴位；点按揉或指推第 2、3 组穴位；经常暴怒者逆时针点按揉或逆经推第 3 组穴位。

3. 忧　忧是情感的抑郁，有忧郁、发愁之意。肺在志为忧，肺为相傅之官，主全身之气的升降出入运动，主治节，忧则肺的功能失常而肺气郁结，日久肺气耗散，临床表现以表情忧伤、抑郁寡欢、叹气频作、默默不语、睡眠不安多见。气郁还伤脾，可积液成痰，常见神志不清，痴呆不语，喉中痰鸣，肢体抽搐等症。正如张介宾所言："忧为肺之志，而亦伤脾者，母子之气通也"。

【取穴】 3 组穴位

1 组：肺俞、脾俞、胃俞、肾俞、气海俞。

2 组：膻中、天突、中府、章门、神阙、气海、关元。

3 组：阴陵泉、足三里、公孙、太白、太渊。

【治法】

(1) 用一指禅或拇指揉推法顺经推肺、脾、胃、肾经。

(2) 顺时针方向点按揉或顺经推上述穴位。

(3) 推脾运胃法、一指禅推三脘法。

4. 思　思是指用意反复考虑。过度思虑，首先伤脾，影响运化，临床表现为食欲不振，脘腹胀满，大便溏泄等症；心为脾之母，思则气结，母气不行，母病及子，子盗母气，伤及心神，就会出现心悸、怔忡、健忘、失眠、面色萎黄、少言倦怠等心脾两虚之证，此乃思伤脾亦伤心之意。

【取穴】 3 组穴位

1 组：脾俞、心俞、胃俞、膈俞。

2 组：章门、巨阙、神阙、气海、关元。

3 组：血海、阴陵泉、足三里、三阴交、公孙、通里、神门。

【治法】

(1) 用一指禅法或拇指揉推法顺经推脾经、心经。

(2) 顺时针方向点按揉或顺经推上述穴位。

(3) 推脾运胃法，一指禅推三脘法。

5. 悲　悲为伤心、难过之意。多见心境凄凉，垂头丧气，叹息不已，愁眉不展，面色惨淡，有时泪涌而泣，声低而缓慢。悲属金，主要伤及心肺两脏。过度悲哀会使上焦郁而化火，消耗肺气，悲哀愁忧则心动，心动则五脏六腑皆受影响，所以悲伤肺，又伤心。因此抑郁悲伤不仅伤及肺，还常致多脏腑病变。

【取穴】 3 组穴位

1 组：肺俞、心俞、气海俞。

2组：中府、云门、膻中、天突、巨阙、神阙、关元、气海。

3组：太渊、尺泽、列缺、通里、神门。

(1) 用一指禅或拇指揉推法顺经推肺经、心经。

(2) 顺时针方向点按揉或顺经指推以上诸穴。

6. 恐　恐是害怕之意，是异常情况下的应激情绪。肾在志为恐，肾气不足则恐。肾藏志，心藏神，恐则神怯，故《素问·调经论》认为“血不足则恐”。内脏气血不足导致恐惧发生之后，恐惧又能使气机功能紊乱。恐惧过度，则消耗肾气，肾气下陷，升降失常，而出现尿频甚则二便失禁、阳痿、遗精、滑泄等病证。

【取穴】 3组穴位

1组：百会、肾俞、命门、心俞、膈俞、关元俞、气海俞、八髎。

2组：巨阙、京门、神阙、气海、关元、中极。

3组：委中、委阳、昆仑、神门、内关。

【治法】

(1) 用一指禅或拇指揉推法顺经推肾经。

(2) 用一指禅或拇指揉推法顺经推心经。

(3) 用单掌或双掌顺经推两侧膀胱经的背部和下肢部。

(4) 旋摩百会法、旋揉神阙法、横推腰骶法。

(5) 顺时针点按揉或顺经推上述穴位。

7. 惊　惊与恐相似，即惊吓之意。但惊为不自知，从外而致；恐为自知，从内而生。惊是骤遇危险，突然面难，不知所措，或目击异物，耳闻巨响，致目瞪口呆，甚至昏厥。《临证指南医案·惊》有“惊则伤胆，恐则伤肾”之说。七情之惊致病，主要伤及心、胆两经。临床出现心悸、怔忡、惊厥等症。

【取穴】2组穴位

1组：肝俞、胆俞、心俞、期门、日月、巨阙。

2组：足临泣、阳陵泉、内关、外关、中渚、神门、通里。

【治法】

(1) 用一指禅或拇指揉推法顺经推胆经。

(2) 用一指禅或拇指揉推法顺经推心经。

(3) 顺时针点按揉或顺经指推上述穴位。

(四) 药膳调养法

1. 双花茶

【配方】 绿梅花、玫瑰花各等份。

【制法】 将绿梅花、玫瑰花同入杯中，用沸水冲泡，加盖，焖10分钟即可。

【功效】 清热解毒活血。

【用法】 当茶频频饮用，一般冲泡3~5次。

2. 当归尾赤芍散

【配方】 当归尾、赤芍各等份。

【制法】 将当归尾、赤芍切片，晒干或烘干，共研成细粉，瓶装备用。

【功效】 活血化瘀、和络通脉。

【用法】 每日2次，每次10g，温开水送服。

3. 柏子仁煮花生米

【配方】 柏子仁 15g，花生米 50g。

【制法】 将柏子仁晒干，去除外壳及种皮，阴干后备用。花生米捡去杂质，用温开水发泡 1 小时，捞出，与柏子仁同入锅中，加水适量，用小火煨炖至花生米熟烂即成。

【功效】 补气养血，健脾和胃。

【用法】 上下午分服，喝汤吃花生米和柏子仁。

4. 甘麦红枣蜜饮

【配方】 浮小麦 30g，红枣 10 枚，炙甘草 3g，蜂蜜 30g。

【制法】 将浮小麦、红枣、炙甘草同入锅中，加水适量，煎煮 2 次，每次 30 分钟，合并煎液，趁热调入蜂蜜，搅匀即成。

【功效】 养心除烦，补脾安神。

【用法】 上下午分服。

5. 牡蛎肉枸杞子汤

【配方】 鲜牡蛎肉 200g，枸杞子 20g。

【制法】 将洗净的牡蛎肉切成片，与洗净的枸杞子同入锅中，加水适量，先以大火煮沸，再改小火煨炖至牡蛎肉熟烂，调入精盐、芝麻油，再煮片刻即成。

【功效】 补肝肾，养心安神。

【用法】 佐餐当菜，吃肉喝汤。

6. 玉竹茯神饼

【配方】 玉竹 20g，茯神 30g，粳米 100g，白糖 30g。

【制法】 将玉竹晒干，切片，研成细末；茯神切片，阴干，研成细粉；粳米淘净，研成细粉，与玉竹粉、茯神粉、白糖同入锅中，加水适量，调成糊状，用小火在平锅中烙成薄饼。

【功效】 养阴宁心，镇静安神。

【用法】 当点心，随意服用。

7. 麦冬莲心茶

【配方】 麦冬 20g，莲子心 2g。

【制作】 将麦冬洗净，晒干，与莲子心同入杯中，用沸水冲泡，焖 15 分钟即可。

【功效】 清心除烦。

【用法】 当茶频频饮用，一般可冲泡 3~5 次。

8. 夜交藤蜜饮

【配方】 夜交藤 30g，蜂蜜 15g。

【制作】 将夜交藤晒干，切段，入锅中，加水适量，煎煮 1 小时，去渣取汁，调入蜂蜜即成。

【功效】 养心安神。

【用法】 每晚临睡前服用 1 次。

（廖 燕）

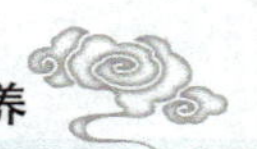

复习思考题

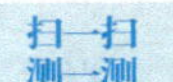

1. 简述如何培养健康的心理。
2. 中医情志调养的原则有哪些?
3. 何谓情志制约法?
4. 常用的情志调养方法有哪些?

第十二章

季节调养

学习要点

季节调养的基本原则；四季调养的基本方法；“八正”之时的自我调养。

季节调养，是以中医因时制宜的理论为基础，根据时节变化特点，遵循节气的阴阳变化规律，运用相应养生方法，调理身体，改善体质，以达到强身健体目的的调养方法。一年有春、夏、秋、冬四季和二十四个节气，时令变化，人体的气血阴阳和脏腑功能也随之不断调整，因此，因时制宜是“天人相应，顺应自然”的养生方法，是中医养生保健的一大特色。

第一节 四季调养

四季调养，即按照春夏秋冬的阴阳变化规律，采取相应的养生保健手段，实现健康美容的一种方法。《素问·四气调神大论》中说：“阴阳四时者，万物之始终也，死生之本也。逆之则灾害生，从之则苛疾不起。”就是说天地、四时、万物对人的生命活动都会产生影响，使人体产生生理或病理反应，不顺应自然规律则易感疾病，顺应自然规律则可保身体康健。另《灵枢·本神》指出：“智者之养生也，必顺四时而适寒暑，和喜怒而安居处，节阴阳而调刚柔，如是僻邪不至，长生久视”，意思说养生保健一定要顺应四时季节变化规律而变换生活方式，从情志、饮食、起居、运动、保健各方面进行调控，采取主动积极的态度防御外邪的侵袭，实现防病健美的目的。

四季更替，人的脏腑、阴阳、气血均会随之发生变化。如五脏主五时，肝属风主春，心属火主夏，脾属土主长夏，肺属金主秋，肾属水主冬，在各自主时的季节，该脏之气就相对较为旺盛；春夏阳气发泄，气血易趋向于表，故皮肤松弛，疏泄多汗；秋冬阳气收藏，气血易趋向于里，表现为皮肤致密少汗多溺。因此，需要随着春夏秋冬四时之气，调脏腑功能，调气血阴阳，调五脏所主神志，以求适应四季变化。另外，季节变化还与经络肌肤骨髓等组织相关，《素问·四时刺逆从论》说“春气在经脉，夏气在孙络，长夏气在肌肉，秋气在皮肤，冬气在骨髓中。”说明经气也随季节变动而发生变化。

掌握了四季与人体的关系，还要注意季节的多发病，例如，春季多温病，夏季多

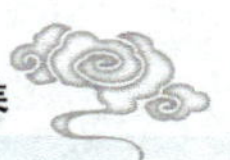

腹泻，秋季多痢疾，冬季多痹病等。另外某些慢性宿疾，往往在季节变化和节气交换之时发作或增剧，如心肺疾患常在秋末冬初和气候突变时发作，癫狂易在春秋季发作，青光眼则好发于冬季等。这些内容都应在四季保健中重视起来，以保持机体健康状态。

一、调养原则

（一）春夏养阳，秋冬养阴

《素问·四气调神大论》说："夫四时阴阳者，万物之根本也。所以圣人春夏养阳，秋冬养阴，以从其根，故与万物沉浮于生长之门。逆其根，则伐其本，坏其真矣。故四时阴阳者，万物之始终也，死生之本也。逆之则灾害生，从之则苛疾不起，是谓得道。"四时阴阳的变化规律，直接影响万物的荣枯生死，人们如果能顺从天气的变化，就能保全"生气"，延年益寿，否则就会生病或夭亡。

春夏两季，天气由寒转暖，由暖转暑，是人体阳气生长之时，故应以调养阳气为主；秋冬两季，气候逐渐变凉，是人体阳气收敛，阴精潜藏于内之时，故应以保养阴精为主。所谓春夏养阳，即养生养长；秋冬养阴，即养收养藏。故春夏养阳，秋冬养阴，是建立在阴阳互根规律基础之上的养生防病的积极措施，是顺应四时阴阳变化的养生之道的关键。

张景岳说："阴根于阳，阳根于阴，阴以阳生，阳以阴长，所以古人春夏养阳以为秋冬之地，秋冬养阴以为春夏之地，皆所以从其根也。今人有春夏不能养阳者，每因风凉生冷伤其阳，以致秋冬多患病泄，此阴脱之为病也。有秋冬不能养阴者，每因纵欲过度伤此阴气，以致春夏多患火症，此阳盛之为病也"。所以，春夏养阳，秋冬养阴，是四季保健养生中的一项积极主动的养生原则。

知识链接

冬病夏治

从小暑到立秋，人称"伏夏"，即"三伏天"，是全年气温最高、阳气最盛的时节。对于一些每逢冬季发作的慢性病，如慢性支气管炎、肺气肿、支气管哮喘、腹泻、痹证等阳虚证，是最佳的防治时机，称为"冬病夏治"。其中，以老年性慢性支气管炎的治疗效果最为显著。

具体方法：一为内服药，以温肾壮阳为主，如金匮肾气丸、右归丸等，每日 2 次，每次 1 丸，连服 1 个月。二为外敷药，可用白芥子 20g、元胡 15g、细辛 12g、甘遂 10g，研细末，用鲜姜 60g 捣汁调糊，做成直径 3cm 的药饼（如有麝香可取 0.3g 置药饼中央）贴在双侧肺俞、心俞、膈俞，或双侧肺俞、百劳、膏肓等穴位上，以胶布固定。一般贴 4~6 小时，如感灼痛，可提前取下；局部微痒或有温热舒适感，可多贴几小时。每伏贴 1 次，每年 3 次。连续 3 年，可增强机体免疫力，降低机体的过敏状态。

（二）春捂秋冻

另外，俗语所说："春捂秋冻"，与"春夏养阳，秋冬养阴"也是一脉相承的。春季，阳气初生而未盛，阴气始减而未衰，人体肌表应气候转暖而开始疏泄，但抗寒能力较差，此时须注意保暖，防止春寒侵袭，保护阳气不受伤害，逐渐强盛，即"春捂"；至秋天，阴气初生而未盛，阳气始减而未衰，人体阳气开始收敛，为冬时藏精创造条件，人体肌表处于疏泄与致密交替的状态，此时若突然添衣过多，会妨碍阳气的收敛，若能适当地接受一些冷空气的刺激，不但有利于肌表致密和阳气潜藏，对人体的应激能力和耐寒能力也有所增强，此即“秋冻”。但秋季是心脑血管疾病高发期，对于有这方面疾病史的中老年人，或者体质还很弱的幼儿，防寒依旧重要，要酌情增减衣物。

二、调养方法

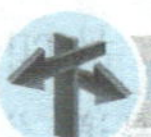

知识链接

《黄帝内经·素问·四气调神大论》节选

春三月，此谓发陈。天地俱生，万物以荣，夜卧早起，广步于庭，被发缓形，以使志生；生而勿杀，予而勿夺，赏而勿罚，此春气之应，养生之道也。逆之则伤肝，夏为寒变，奉长者少。

夏三月，此为蕃秀。天地气交，万物华实，夜卧早起，无厌于日，使志无怒，使华英成秀，使气得泄，若所爱在外，此夏气之应，养长之道也。逆之则伤心，秋为痎疟，奉收者少，冬至重病。

秋三月，此谓容平。天气以急，地气以明，早卧早起，与鸡俱兴，使志安宁，以缓秋刑，收敛神气，使秋气平，无外其志，使肺气清，此秋气之应，养收之道也。逆之则伤肺，冬为飧泄，奉藏者少。

冬三月，此谓闭藏。水冰地坼，无扰乎阳，早卧晚起，必待日光，使志若伏若匿，若有私意，若已有得，去寒就温，无泄皮肤，使气亟夺，此冬气之应，养藏之道也。逆之则伤肾，春为痿厥，奉生者少。

（一）春季保健

1. 季节特性　春为四时之首，万象更新之始。春三月，指立春到立夏前，包括立春、雨水、惊蛰、春分、清明、谷雨六个节气。《素问·四气调神大论》中说：“春三月，此谓发陈。天地俱生，万物以荣”，春季自然界生机勃发，冰雪消融，蛰虫苏醒，阳气开始升发，保健必须顺应春天阳气升发，万物始生的特点，注意保护阳气，着眼于一个“生”字。

2. 情志调养　春属木，与肝相应。肝主疏泄，在志为怒，恶抑郁而喜条达。故春季应保持心胸开阔，乐观愉快，不可情怀忧郁，更要力戒暴怒。可多在春光明媚、风和日丽的时候去踏青、赏花，或登山、戏水，以陶冶情操，使自己的精神情志与春季自然相适应，充满生气，以利春阳生发。此外，《素问·四气调神大论》中提，对待自然万物要“生而勿杀，予而勿夺，赏而不罚”，即春季出行要注意保护生态环境，培养热爱大自然的良好情怀和高尚品德。

3. 起居有常　春回大地，人体阳气开始趋向于表，皮肤腠理逐渐开始舒展，肌表气血供应增多而引起肢体困倦，即俗语所说“春困”。但睡懒觉不利于阳气生发，而要夜卧早起，松缓衣带，舒展形体，可在庭院免冠披发，信步慢行，以克服情志上倦懒思眠的状态，助生阳之气升发。此外，春季气候变化较大，易出现乍暖还寒的情况，而此时人体腠理却开始变得疏松，对寒邪的抵抗能力减弱，所以，春天不宜骤然减去棉衣，提倡“春捂”，特别是年老体弱者和儿童，减脱冬装尤宜审慎。《备急千金要方》中主张春时衣着宜“下厚上薄”，既养阳又收阴。

4. 饮食有节　《素问·藏气法时论》：“肝主春……肝苦急，急食甘以缓之……肝欲散，急食辛以散之，用辛补之，酸泻之”。是说春季阳气初生，肝主春，故宜食辛甘发散之品，而不宜食酸收之味。酸味入肝，具收敛之性，不利于阳气的生发和肝气的疏泄。另外，春时木旺，与肝相应，肝木不及固当用补，若肝木太过则克脾土，会影响脾胃的运化功能，故《摄生消息论》说：“当春之时，食味宜减酸益甘，以养脾气”，《金匮要略》也有“春不食肝”之说。因此，春季应适当食用辛温升散的食品，如：麦、枣、豉、花生、葱、香菜等扶助阳气，少吃生冷黏杂食品，防止损伤脾胃。

5. 运动锻炼　入春后，应多加强锻炼。因为冬天人体新陈代谢减慢，藏精多于化气，各脏腑器官的阳气都有不同程度的下降，故开春后要多活动，使春气升发有序，阳气增长有路。建议到空气清新之处，如公园、广场、河边、郊外树多、登高之地，可慢跑、打拳、做操，形式不拘，取适合个人身体状况的活动。若年老体弱，行动不便，可趁春光明媚，气温适宜的时候去园林虚敞之处，凭栏远眺，切不可默坐，免生郁气，碍于疏发。

6. 防病保健　春季气温由寒转暖，各类致病微生物、细菌、病毒等开始生长繁殖，流感、肺炎、流脑、猩红热等传染病高发。因此，春季保健强调保持环境卫生，消灭传染源，室内多开窗，使空气流通。可在居室内放些薄荷油，任其挥发，以静化空气；或熏蒸食醋，用一倍的水稀释后，按 $5ml/m^2$ 的比例，关闭窗户，加热熏蒸，每周二次，对预防流感有良效。另外，提高自身抵抗力也很重要，注意口鼻保健，可每天两次按揉足三里、风池、迎香等穴提高免疫功能，或用板蓝根 15g、贯众 12g、甘草 9g，水煎服，饮用一周，有助预防外感热病。

7. 春季养肝　中医认为，春季与肝相应，春季到来应注重保养肝脏。春天人的活动量增加，新陈代谢日趋旺盛，人体内无如论是血液循环，还是营养供给都会相应加快。因此，春天不要过于劳累，以免加重肝脏负担，有肝病及高血压的患者，也应在春季到来之时，按医嘱及时服药。

(二) 夏季保健

1. 季节特性　夏三月，指立夏到立秋前，包括立夏，小满、芒种、夏至、小暑、大暑六个节气。《素问·四气调神大论》中说：“夏三月，此谓蕃秀；天地气交，万物华实”。夏季日光灼热，雨量充沛，万物竞长，阳极而阴生，万物成实。因此，保健要顺应夏季阳盛于外的特点，注意养护阳气。

2. 情志调养　夏属火，与心相应，故夏季要重视心神调养。《养生论》说，“夏季炎热，更宜调息静心，常如冰雪在心，炎热亦于吾心少减”即“心静自然凉”的夏季养生法。《素问·四气调神大论》也指出：夏季要“使志无怒，使华英成秀，使气得泄”，是说夏季要神清气和，胸怀宽阔，精神饱满，对外界事物要有浓厚兴趣，乐观外向，可利于气机的通泄；反之懈怠厌倦，恼怒忧郁，则有碍气机。

3. 起居有常　夏季宜“夜卧早起”，顺应自然界阳盛阴衰的变化。“暑易伤气”，夏季易中暑，故夏季劳动、锻炼都应避开烈日，注意防暑降温。夏季宜安排午睡，一来避开午后炎热，二来帮助恢复体力。

夏天腠理开泄，更易受风寒湿邪的侵袭，故夏季睡眠不宜直接或长时间吹风扇、空调房与室外温差不宜过大；纳凉不可选择过道里，避开门窗缝隙，更不可露宿，在树荫、水亭、凉台等地点纳凉，时间不宜过长，防止贼风入中得阴暑证。

酷夏天热多汗，要勤换洗衣衫，久穿湿衣也易致病。夏季可每天洗一次温水澡，不仅使皮肤清爽，消暑降温，更可利用水压和按摩作用，降低神经系统兴奋性，扩张体表血管，加快血液循环，改善肌肤和组织的营养，降低肌肉张力，消除疲劳，改善睡眠，增强抵抗力。

4. 饮食有节　夏时心火当令，宜省苦增辛。心火过旺则克肺金，味苦之物能助心气而制肺气，故《金匮要略》说“夏不食心”。夏季出汗多，盐分损失多，若心肌缺盐则搏动失常，故夏季宜可多食酸味以固表，多食咸味以补心。

阴阳学说认为，夏月伏阴在内，饮食不可过寒。心主表，肾主里，心旺肾衰，即外热内寒之意，故冷食不宜多吃，少则犹可，贪多定会寒伤脾胃，令人吐泻。可多食西瓜、绿豆汤、乌梅小豆汤，解渴消暑，但不宜冰镇。

夏季谨防“病从口入”。气候炎热，人的消化功能较弱，故饮食宜清淡忌肥甘厚味。致病微生物繁殖快，食物极易腐败、变质，肠道疾病高发，要时刻注意饮食卫生。

5. 运动锻炼　夏天阳光炽热，锻炼应在清晨或傍晚较凉爽时进行，场地宜选择公园、河湖水边，气温偏低、空气新鲜等处，锻炼项目以散步、慢跑、太极拳等轻慢运动为宜，也可选择森林、海滨等地疗养。不可剧烈运动致大汗淋漓，出汗过多时，可适当饮用盐开水或绿豆盐汤。运动过后，不要立即用冷水冲头、冲澡，不可大量饮用凉开水，避免引起寒湿痹证。

6. 防病保健　夏季保健须重点预防中暑。首先要避免在烈日下过度曝晒；合理安排工作时间和地点，劳逸结合；注意室内降温；保证充足睡眠。其次要讲究饮食卫生及饮用防暑解渴的饮料和药物，如绿豆汤、酸梅汁、仁丹、十滴水、清凉油等。一旦出现全身明显乏力、头痛、眩晕、胸闷、心悸、大量出汗、恶心等症状，则是中暑先兆。应立即将病人移至通风处休息，给予淡盐开水或绿豆汤清热解暑，西瓜汁、芦根水、酸梅汤的效果更好。

7. 夏季养心　夏季与心相应，应注重养心，可在凉爽的清晨起来，到住所附近的林荫之处散步，让身体微汗，能颐养心神，有助于体内阳气的升发，推动血液循环，增强新陈代谢功能。暑季酷暑蒸灼，人容易烦躁不安，生气易怒，可能出现心肌缺血、心律失常、血压升高的情况，所以要节制情绪，防止情绪起伏，促进气机的宣畅，切忌烦躁不能自制，因躁生热，从而心火内生，伤及心神。

知识链接

疰夏的预防

夏季暑湿气重易感素体虚弱之人，如老人和儿童，引起疰夏，表现为乏力倦怠、精神萎靡、胸闷嗜睡、眩晕心烦、多汗纳呆、大便稀薄、日久可见消瘦。预防疰夏可在夏令之前服补肺健脾益气之品，入夏后服芳香化浊、清解湿热之方，如每天用鲜藿香叶、佩兰叶各10g，飞滑石、炒麦芽各30g，甘草3g，水煎代茶饮。

（三）秋季保健

1. 季节特性　秋季，指立秋至立冬前，包括立秋、处暑、白露、秋分、寒露、霜降六个节气。《素问·四气调神大论》中说：“秋三月，此谓容平。天气以急，地气以明”。秋季阳气渐收，阴气渐长，气温由热转冷，是阳盛转变为阴盛的关键时期，人体阴阳的代谢也开始阳消阴长过渡。因此，秋季保健应以养“收”为主。

2. 情志调养 肺主秋，在志为忧。秋天日照减少，气温下降，草木凋零，容易引起人心中悲凉，产生忧郁情绪，悲忧过度则容易伤肺，反之，肺气虚则机体对不良刺激耐受性下降，更易生悲忧情绪。故秋天首要培养乐观情绪，保持神智安宁。《素问·四气调神大论》指出“使志安宁，以缓秋刑，收敛神气，使秋气平，无外其志，使肺气清，此秋气之应，养收之道也”，说明秋季养生首先要培养乐观情绪，保持神志安宁，以避肃杀之气；收敛神气，以适应秋天容平之气，因此，我国古代民间有重阳节（阴历九月九日）登高赏景的习俗，也是养收之法，登高远眺，可使人心旷神怡，一切忧郁、惆怅等不良情绪顿然消散，是调解精神的良剂。

3. 起居有常 《素问·四气调神大论》说：“秋三月，早卧早起，与鸡俱兴”。秋季自然界的阳气由疏泄趋向收敛，早卧以顺应阳气之收，早起使肺气得以舒展，防收之太过。另外，秋季天气变化无常，甚至有“一天有四季，十里不同天”的情况，须多备几件秋装，做到酌情增减；不宜突然增衣过多，提倡“秋冻”，提高机体对寒冷的适应能力，防止感冒，但不适合身体虚弱者和儿童。

4. 饮食有节 秋季肺金当令，饮食宜少辛增酸。酸味收敛补肺，辛味发散泻肺，肺金太旺则克肝木，故《金匮要略》说“秋不食肺”，要尽可能少食葱、姜等辛味之品，适当多食一点酸味的果蔬。此外，秋燥伤津，饮食应以滋阴润肺为佳，如生地粥，或芝麻、糯米、粳米、蜂蜜、枇杷、菠萝等柔润食物，益胃生津。

5. 运动锻炼 秋高气爽，是开展各种运动的好时期，除根据个人情况选择不同体育项目外，亦可选择一些气功、吐纳法等健身功法，可保肺强身、延年益寿。

6. 防病保健 秋季干燥，燥邪耗伤津液，常见口唇干裂、鼻干、咽干、大便干结、皮肤干燥甚至皲裂。减轻秋燥影响可适当服用宣肺化痰、滋阴益气的中药，如人参、沙参、西洋参、百合、杏仁、川贝等。秋季是肠炎、痢疾、疟疾、“乙脑”等病的多发季节，应以预防为主。注意环境及饮食卫生，不喝生水，不吃腐败变质的食物，可服用板蓝根、马齿苋等煎剂，有一定防止对肠炎、痢疾的流行的作用；“乙脑”则应按时接种乙脑疫苗。

7. 秋季养肺 秋季与肺相应，冷空气到来最易伤及肺脏，引发感冒、扁桃体炎、气管炎、鼻炎等呼吸系统疾病，尤以老人、儿童好发。秋季养肺的方法有中药调理、饮食调补、按摩疗法等。日常饮食调补是最基本的养肺之法。常用养肺的食物有梨、大枣、柑橘、柿子、百合等，还可多吃些百合汤、梨汁、生姜汁等。除了饮食，按摩疗法也可养肺，如鼻腔对冷空气过敏，秋季一到便容易伤风、流涕。可经常按摩鼻部，及其相关腧穴，如迎香、印堂、合谷，亦可每天睡前或起床前，平卧床上，用腹式呼吸法，深吸气，再吐气，反复做20~30次，有助于锻炼肺部功能。

（四）冬季保健

1. 季节特性 冬季，是一年中气候最寒冷的季节，冬三月，指立冬至立春前，包括立冬、小雪、大雪、冬至、小寒、大寒六个节气。冬季寒风凛冽，草木凋零，阳气潜藏，阴气盛极；蛰虫伏藏，用冬眠状态养精蓄锐，为来年春天生机勃发做准备，人体的阴阳消长代谢也处于相对缓慢的水平，成形胜于化气。因此，冬季保健应着眼于一个“藏”字。

2. 情志调养 冬季要保证精神安静，以求阳气伏藏，正常生理不受干扰。《素问·四气调神大论》说"冬三月,此为闭藏…使志若伏若匿。若有私意,若已有得",是说冬天必须控制情志活动,做到如同对待他人隐私那样秘而不宣,如同获得了珍宝那样感到满足,养精蓄锐,有利于来春的阳气萌生。

3. 起居有常《素问·四气调神大论》说:"冬三月,此为闭藏。水冰地坼,无扰乎阳;早卧晚起……去寒就温,无泄皮肤,使气亟夺,此冬气之应,养藏之道也"。故冬季寒冷,宜早睡晚起,日出而作,"必待日光",保证充足的睡眠时间,利于阳气潜藏,阴精积蓄。衣着过少过薄,室温过低,则既耗阳气,又易感冒;反之,衣着过多过厚,室温过高,则腠理开泄,阳气不得潜藏,寒邪亦易于入侵。《备急千金要方·道林养性》说:"冬时天地气闭,血气伏藏,人不可作劳汗出,发泄阳气,有损于人也",故冬季不可作劳汗出,发泄阳气。

4. 饮食有节 冬季饮食宜少咸增苦。肾主冬,冬季阳气衰微,腠理闭塞,很少出汗,故应减少食盐摄入量,以减轻肾脏负担;增加苦味则可坚肾养心,故《金匮要略》说"冬不食肾"。根据"秋冬养阴"原则,冬季饮食不宜生冷也不宜燥热,适合食用滋阴潜阳,热量较高的膳食;冬季重于养"藏",是进补的最好时机,可多食谷类、羊肉、鳖、龟、木耳等热性食品,以护阳气;亦可根据体质、年龄等具体情况,进行有针对性的"药补"。

5. 运动锻炼 俗语说"冬天动一动,少闹一场病;冬天懒一懒,多喝药一碗。"说明冬季虽然寒冷,仍要持之以恒的进行体育锻炼,提高身体素质。但要避免在大风、大雪、雾露中锻炼。此外还要注意,雾霾天气户外空气污浊,可选择在室内进行锻炼。

6. 防病保健 冬季是麻疹、白喉、流感、腮腺炎等疾病的好发季节,除了一般保健方法,还可选用大青叶、板蓝根等有抗病毒作用的中药进行预防。此外冬寒常诱发支气管哮喘、慢性支气管炎等痼疾,以及心脑血管病和风湿痹证也多因寒冷刺激而加重。因此,此类疾病的患者,冬季尤其应该注重防寒护阳。

7. 冬季养肾 冬季与肾相应,冬季性寒,寒为阴邪,易伤阳气,由于人体之阳气根源于肾,寒邪最易中伤肾阳,因此冬季到来,首当养肾。常言道"冬令进补,三春打虎",若要身体强壮,冬季宜多进补,尤其黑豆、黑木耳、黑芝麻等黑色食品,又或用枸杞滋阴补肾、用动物肾脏以形补形,也应多吃狗肉、羊肉、牛肉、鸡肉等热量较高的食物。每天晚上用温水泡脚,能促进血液循环,增加身体热量,也是很好的益肾延寿的方法。

第二节 节气调养

节气调养,是要根据二十四节气的特点,对人的饮食和起居进行指导,使人健康长寿的保健方法。节气养生,立足于每个节气,从饮食、起居、精神及身体活动等各方面着手进行调节,保证人体经络气血、脏腑功能活动的阴阳平衡,从而保障不同时节人体的精、气、神的充足。

一、调养原则

人体为适应气候变化以保持正常生理活动的能力有限,因此,在养生保健时,一定要重视季节和时令的变化,要对外邪有审识、注避忌,即常说的"慎避虚邪"。在根据四季节气养护正气时，定要在节气交替、气候反常的时候，做到因时养生和慎避虚邪相结合，这样才会收到非常好的效果。

《素问·八正神明论》说："四时者，所以分春秋冬夏之气所在，以时调之也，八正之虚邪而避之勿犯也"。这里所谓的"八正"（又称"八纪"），是指二十四节气中的立春、立夏、立秋、立冬、春分、秋分、夏至、冬至八个节气。此八个节气是季节气候变化的转折点，其变化幅度往往较大，因此，八正节气前后的变化对人的新陈代谢有明显的影响，尤其年老或体弱多病的人往往在交节时刻感到不适，或者发病，甚至死亡。

知识链接

二十四节气歌

春雨惊春清谷天，夏满芒夏暑相连，秋处露秋寒霜降，冬雪雪冬小大寒。每月两节不变更，最多相差一两天，上半年来六、廿一，下半年是八、廿三。

二、调养方法

（一）"八正"之时调养

1. 立春　是一年中的第一个节气，每年2月4日前后，万物复苏的开始。此时阳气开始升发，气温慢慢上升，花草树木渐渐发芽。立春时节气候变化较大，乍寒乍暖，特别是生活在北方地区的人们不宜过早换下棉服，年老体弱者换装尤宜审慎。着装宜遵循"春捂"，采取"下厚上薄"的方式。

起居上，宜"早睡早起"，多走出门户踏青寻春，舒展形体，克服倦懒思眠状态，保持心境愉快。

饮食上，考虑春季阳气初生，应以"升补"为主，多食辛甘发散之品，不宜食酸收之品。如葱、香菜、韭菜、洋葱、桂圆等宜多食。可有目的的选择一些柔肝养肝、疏肝理气的药食，如丹参、郁金、元胡、大枣等。

2. 立夏　是夏日开始的标志，每年5月6日前后。此时各地气温明显升高，雷雨增多，是农作物进入旺季生长的一个重要节气。

立夏时节，日长夜短，人体新陈代谢旺盛，容易疲劳，情绪易波动，故要注意保持情绪愉快，起居上，应注重"晚睡早起"，并适当午睡，以保证精神和体力的充足。

饮食上，因天气由暖转热，应以易消化、富含维生素的食物为主，禁油腻辛辣之品，多食新鲜蔬菜水果。可将绿豆、莲子、荷叶、芦根、扁豆等加入粳米中煮粥，起到运脾健胃之功效。

3. 立秋　预示着秋天的到来，是每年8月7日前后。是气候由热转凉的交接节气，也是阳气渐收，阴气渐长的时期，是万物成熟收获的季节，也是人体阴阳代谢出现阳消阴长的过渡时期。

此时起居应"早卧早起"。早卧，以顺应秋天阳气收敛，阴精收藏；早起，以顺应阳气的舒达，肺气得以舒展，以防收敛太过。立秋会出现"一天有四季，十里不同天"的情况，故穿衣应遵循"秋冻"，不宜过早换上厚衣，影响机体对气候转冷的适应能力，受凉感冒。

饮食上，秋天宜收不宜散，要尽量少吃葱、姜等辛味之品，适当多食酸味果蔬。此时燥气当令，易伤津液，故饮食还应以滋阴润肺为宜，适当食用百合、银耳、秋梨、柿子、芝麻、糯米、蜂蜜、枇杷、菠萝、乳品等柔润食物，以润燥生津。

4. 立冬　表示冬季即将开始，是每年11月8日前后。此节气万物活动趋向休止，人体的阳气也随着自然界的转化而潜藏于内。

起居上，应以敛阴护阳为根本，注意防寒保暖，做到“早睡晚起”，保证充足睡眠，有利于阳气潜藏，阴精蓄积。应常出外晒太阳，能起到壮人阳气、温通经脉的作用。睡觉前宜用温水泡脚并用力揉搓足心，除能御寒保暖外，还有补肾强身、解除疲劳、促进睡眠、延缓衰老，以及防治感冒、冠心病、高血压等多种病症的作用。

立冬开始，是进补的最佳时期，民间有立冬补冬之习俗。饮食上应少生冷，多温热，主张多食牛、羊肉等热量较高的膳食，但也要结合个人体质有针对性的进补。

5. 春分　是真正进入春季的标志，每年3月20日前后，古人认为“春分者，阴阳相半也，故昼夜平均而寒暑平。”此时应注意保持人体的阴阳平衡状态。

起居上，此节气应根据每个人的身体情况，有选择地进行外出活动，老人与小孩最好不要到人多的地方，以免传染疾病。早晨锻炼不宜太早，运动量也不宜过大。

饮食上，应当根据个人的实际情况选择平衡膳食，禁忌偏热、偏寒的饮食，注意食物的合理搭配，如在烹调鱼、虾、蟹等寒性食物时，原则上须佐以葱、姜、酒、醋类温性调料，以防止本菜肴性寒偏凉，食后有损脾胃；又如在食用韭菜、大蒜、木瓜等助阳类菜肴时，常配以蛋类滋阴之品，以达到阴阳互补之目的。

6. 秋分　是真正进入秋季的标志，每年9月20日前后。秋分要注重培养乐观情绪，防止“秋悲”，保持神志安宁，避肃杀之气，收敛神气，适应秋天平容之气。

起居上，应顺应阳气收敛之势，早卧早起，适度进行室外活动，提高机体抗病能力。我国古代民间九九重阳有登高观景之习俗，登高远眺，可使人心旷神怡，所有的忧郁、惆怅等不良情绪顿然消散，是调节精神的一方良剂。

饮食上，宜多酸味甘润的蔬菜水果，少葱姜辛味之品，并应忌食大热峻补之品。不同体质的人应灵活变通，如痰湿质人应忌食油腻，患有皮肤病、哮喘的人应忌食虾、蟹等海产品，胃寒者应忌食生冷食物等。

7. 夏至　白昼最长，为每年6月21日前后，是阳气最旺的时节，养生要顺应夏季阳盛于外的特点，注意保护阳气。

起居上，宜“晚睡早起”，睡眠时不宜开电扇直吹，空调也不可调的过低，更不能贪凉露宿。户外工作或锻炼应避开烈日，合理安排午休时间。提倡每日洗温水澡，除去汗水污垢，消暑防病。

饮食上，宜多食酸味以固表，多食咸味以补心。虽大热，但饮食不可过寒，西瓜、绿豆汤、乌梅小豆汤，虽为解渴消暑之佳品，不可冰镇食之，以免损伤脾胃。夏季饮食宜清淡，避免厚味肥腻之品，以免化热，激发疔疮之疾。

8. 冬至　黑夜最长，为每年12月22日前后，气候进入全年最寒冷的阶段，也就是人们常说的“进九”。

起居上，应注意及时添加衣物和被褥，外出注意保护头部和足部。合理安排起居，劳逸适度，保养神气。做到“行不疾步、耳不极听、目不极视、坐不至久、卧不极疲”，以

保持头脑的清醒灵活，五官的灵动敏锐，肢体的强健有力。

饮食上，宜多吃牛羊肉、猪肝等，以提高机体的耐寒能力，人参、黄芪、桂圆、大枣等做成药膳，可使人能量增加，免疫力提高。

(二) 其他节气调养

1. 雨水　每年2月20日前后，此时雨水开始增多，且是全年中，寒潮出现最多的时令之一，气温变化幅度大，人体不易适应。应做到起居有常，劳逸结合，顺应自然，预防流行病。调养脏腑需从中焦脾胃入手，可大枣、山药、蜂蜜等，多吃新鲜蔬菜。

2. 惊蛰　每年3月5日前后，是为春耕季节。此时气温变化幅度大，切不可骤减衣物，应继续预防外感。饮食上，有惊蛰吃梨的习俗，意在润肺止咳、滋阴润燥。

3. 清明　每年4月5日前后，冰雪消融，雨水增多，草木青，万物生。此时仍为传染病高发期，老人、儿童应避免常去公共场所。晚睡早起，适当进行体育活动，增强体质。若为花粉过敏体质者，此节气外出要注意防护，戴好口罩、墨镜、穿长衣长裤，必要时服用抗过敏药物。饮食上，多食蔬菜水果，定时定量。

4. 谷雨　每年4月20日前后，春季最后一个节气，雨量增多，农作物得以滋润灌溉，五谷生长。此时，早晚温差仍大，应注意及时增减衣物，预防感冒。饮食上少食辛辣温热刺激之品，如羊肉、狗肉、花椒等，防止诱发疖肿。

5. 小满　每年5月20日前后，夏收作物果粒饱满，因此得名。小满气候开始潮湿闷热，常因贪凉卧睡而引发风湿症和皮肤病，应加以重点预防和治疗。饮食宜清淡为主，可多食清热利湿的食物，如赤小豆、薏苡仁、绿豆、丝瓜、黄瓜等，少食肥甘厚味，若此时贪凉饮冷更可致胃肠功能受损。

6. 芒种　每年6月5日前后，是播种农作物最忙的季节。长江中、下游地区，进入连绵阴雨的梅雨季节，称“黄梅天”，天气异常湿热，各种衣物器具极易发霉。此时人会感觉四肢困倦，萎靡不振，因此要注意防潮除湿，多接受阳光照射，促进气血运行。芒种易出现季节性疾病和传染病，如腮腺炎，水痘，中暑等，应注意未病先防。饮食要少油腻，辅以清暑解热之品，如苦瓜、绿豆、赤小豆等，不可多食生冷性凉之品。

7. 小暑　每年7月7日前后，此时应开始按夏季养生之规律，主要顾护心阳，起居应有规律，避免熬夜，保持充足睡眠。做到饮食有节，不吃隔夜、久放及被污染的食物，少食辛辣、油炸之品，防止消化道疾病。

8. 大暑　每年7月23日前后，为一年中最热的节气，尤其要注意防暑降温，注意避免烈日下暴晒，合理安排工作和出行时间，衣着要宽松，选择吸汗透风的面料。室内降温重要，但不可贪凉，将空调温度调的过低。大暑气候炎热，最易耗气伤津，引发中暑，应注意劳逸结合，睡眠充足。饮食上，可选绿豆百合粥、薏苡仁赤小豆粥等药膳粥；运动后应及时补充足够水分，必要时添加盐分及矿物质。大暑气温最高，阳气最盛，最易用“冬病夏治”的方法来治疗冬季慢性病，如慢性支气管炎、肺气肿、支气管哮喘等。

9. 处暑　每年8月23日前后，是暑气结束的时节，为气温过渡期，昼夜温差较大，降水少，空气湿度低，不应急于增添衣物，也不可过凉。睡眠应关好门窗，注意防止腹部受凉。处暑既有秋燥之气，又有夏季之湿，饮食上注意湿邪伤脾的同时兼顾收敛肺气，可吃大枣、赤小豆、莲子、黑豆，及鲫鱼、鲤鱼、牡蛎等祛湿滋阴。

10. 白露　每年9月7日前后，为典型的秋天节气，清晨可见白色露珠凝结于草木之上，故得名。此时气温变化较大，多发呼吸、消化系统疾病，尤其过敏性鼻炎近年发病呈上升趋势，故应多加注意。凡是因过敏引发疾病者，应少吃或不吃鱼虾海腥、辛辣酸咸甘肥的食物，宜食清淡、易消化且富含维生素的食物。

11. 寒露　每年10月8日前后，气温比白露更低，空气干燥，应注意预防呼吸系统疾病、心脑血管疾病的发生。宜早睡早起，增多睡眠时间，及时添衣，以备御寒，预防感冒。饮食调养应以平补平泻为原则，加以滋阴润燥，多食用芝麻、糯米、蜂蜜、乳制品等柔润食物；增加鸡肉、牛肉、鱼虾、大枣、山药等增强体质；少食姜、葱、蒜等辛辣之品。

12. 霜降　每年10月20日前后，秋季最后一个节气。此节气应注意脚部保暖，提高抗寒能力。患有慢性消化道溃疡之人，特别要注意胃部保暖，防止受凉而加重病情。饮食上应强调平补，宜食小麦、豆芽、豆浆、芝麻、红薯、山药、南瓜、萝卜、白菜、百合、木耳、梨、苹果、葡萄等。

13. 小雪　每年11月20日前后，降雪开始。人体阳气入内收藏，应早睡晚起，经常晒太阳以助发阳气，温通经脉。要及时添加衣被，御寒保暖。冬季是心脑血管疾病的高发时节，除注意防寒保暖外，宜多食保护心脑血管的食品，如丹参、山楂、黑木耳、黑豆、红心萝卜等。

14. 大雪　每年12月7日前后，天气更冷，降雪更多。老人年此节气应减少户外活动，注意保暖，以防摔伤，但也要适时活动，呼吸新鲜空气，健体强身。饮食宜多食温补益肾之品，如羊肉、牛肉、鸡肉、狗肉、鹿肉温补，腰果、芡实、栗子、核桃、黑木耳、黑芝麻、黑豆等益肾。

15. 小寒　每年1月6日前后，《历书》记载“时天气渐寒，尚未大冷，故为小寒”。此时，应通过进食一些有温热御寒作用的食物、药物，借以提升体内的阳气，增强体质，抵御严寒，减少因感受寒邪而引起的感冒、咳嗽、支气管炎、肺炎等疾病的发生，如人参、黄芪、阿胶、虫草、当归等药物，羊肉、狗肉、鸭肉、甲鱼等温热食物。

16. 大寒　每年1月20日前后，一年中最后一个节气，天气寒冷。古谚有“大寒大寒，防风御寒，早喝参芪酒，晚服地黄丸”之说，说明此节气仍要保护、补养人体肾气，要着眼于“藏”。人们在此期间要保持精神安静，避免急躁发怒，以免扰动阳气。饮食依旧选用羊肉、狗肉等温肾壮阳之品，切记不可过咸，不食寒凉。

（三）节气之交的调养

除了分别根据节气所在不同季节的保健方法进行调摄外，重视交节前后的自我调护，不但对年老体弱者具有重要意义，对年富力强者也不例外。节气交替的两三天尤须注意：

1. 保存体力，不要过分劳累，尤其注意不要劳汗当风，少熬夜，保证充足睡眠；
2. 保持情绪稳定、乐观，尽量避免情绪冲动；
3. 控制饮食，食入量适中，避免过寒、过热及不易消化食物，保持大便通畅；
4. 及时增减衣服，谨防外邪侵袭机体；
5. 在四立、二至、二分八个大的节气前后，尤其要十分慎重。对于年老体弱者，可适当服些保健药物（如六味地黄丸、补中益气丸等），备好救急药物，随身携带，以防万一。

（刘　波）

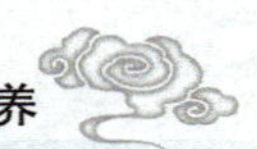

复习思考题

1. 四季美容保健的总体原则有哪些？
2. 简述四季养生中对应的脏腑保健方法。
3. 简述冬季养生的方法。
4. 何为“八正”之时？此时应如何进行自我调养？

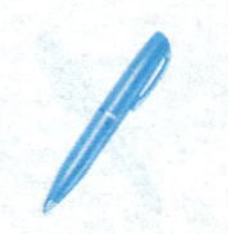

课件

第十三章

局部调养

扫一扫知重点

学习要点

头面部、颈肩部、背腰胸腹部及四肢部的推拿及刮痧调养方法。

第一节　头面部调养

一、头部调养

(一) 推拿调养

【方法一】

1. 患者半卧位或坐位,医者立于患者后面,依次用一指禅推法反复推头部的督脉、膀胱经、胆经、三焦经,每经 2~3 分钟。

2. 依次用虚掌拍法、指尖击法、扫散法、梳法、拿法作用于头部,从前向后,从中间向两侧,手法要覆盖有毛发生长的所有部位,不可遗漏。每种手法 3~5 分钟。

3. 用一指禅推法或拇指点按揉神庭、太阳、百会、印堂、头维、角孙,脑户、风池、风府、完骨、天柱,每穴 1~2 分钟。

4. 俯卧位,用掌根反复推背部督脉和膀胱经 5 分钟左右。再点按肾俞、脾俞、肝俞、心俞,每穴 1~2 分钟。

本法适用于各种人群的头发保养或发质发色不佳的治疗,且对头痛、眩晕也有治疗作用。

【方法二】

1. 指梳头法　两手五指微屈,以十指指端从前发际起,经头顶向后发际推进。反复操作 20~40 次。

2. 按头皮　两手五指自然张开,用指端从额前开始,至头部正中按压头皮至枕后发际,然后按头顶两侧头皮,直至整个头部。按压时以头皮有肿胀感为度,每次 2~3 分钟。

3. 提拉头发　两手十指分开抓住头发,轻轻用力向上提拉,直至全部头发都提拉 1 次,时间 2~3 分钟。

4. 干洗头发　用两手十指按摩整个头部的头发,如洗头状,约 2~3 分钟。

5. 拍打头皮　双手四指并拢，轻轻拍打整个头部的头皮1~2分钟。

以上五个步骤的按摩法每日早晚各做1次，长期坚持，可防治白发、脱发、头发干燥、枯黄等。

(二)刮痧调养

全身经脉中所有的阳经都上达于头部，故说“头为诸阳之会”，所以刮拭头部的经脉，不但增加局部的血液循环，促进组织细胞新陈代谢，改善脑部供养，还可间接地增强五脏六腑的功能，调整脏腑功能失调，对神经衰弱、脑供血不足、头痛、头晕、失眠、记忆力减退等有预防和治疗作用。

头部刮痧多采取坐姿，背部靠在椅背上或者骑坐在椅子上，双臂放在靠背上。体质虚弱者可取卧位，仰卧位可刮拭前头部、头顶部及侧头部，俯卧位可刮拭后头部。给他人头部刮痧时，宜双手配合，一手刮拭，另一手扶持受术者头部，这样可以保持头部稳定，提高治疗效果。头部刮痧一定要有向头皮下的按压力。不用拘泥刮拭的次数，只要刮到头皮有微热感即可，每次头部刮痧时间在5~10分钟。保健刮痧要把头部所有的部位都刮到，不要有遗漏。

头部有头发覆盖，一般不涂刮痧油，如遇头发稀少者，重点刮拭部位可以滴少量刮痧油。头部刮痧选用水牛角刮痧板梳，将刮痧板的梳齿部位接触头皮，用面刮法刮拭，重点穴位用刮痧板的角部刮痧。

头部的刮痧方法主要有三种：

1. 循经刮拭　头部循行的经脉主要有督脉、膀胱经、胆经、三焦经。其中督脉循行于头部正中，膀胱经循行于头部中线的两侧，胆经和三焦经循行于侧头部。循经刮拭，即沿着经脉的走行进行刮痧。一般应从前向后，先中间，后两边进行刮拭，即依次刮拭督脉、膀胱经、胆经、三焦经。

2. 顺头发的自然方向刮拭　这种刮痧方法也叫梳头法，适用于头部保健，可以保持原有的发型。一般头顶部从前向后刮、从后向前刮或从左向右刮、从右向左刮，侧头部从前向后刮，后头部从上至下进行刮痧。总之，要顺着头发的自然方向进行刮痧。

3. 放射刮拭　以百会为中心，呈放射状向全头的各个部位进行刮痧。

知识链接

头发保健

1. 发宜多梳　梳头一般可每分钟20~30次。梳以黄杨木为最佳，其次可选牛角、胶木等，尽量不用塑料、金属材质。

2. 发宜常洗　干性头发宜10~15天洗一次，油性头发宜5天洗一次，中性头发宜7天洗一次。水温以37~38℃为宜，不可当风而洗。

3. 食物养发　中医认为，黑色食品有补肾、养血、延缓衰老的功效，故常吃黑豆、黑芝麻、黑米、黑糯米、黑木耳、海带、紫菜等有补肾固发、养血润燥、乌发生发的作用。

4. 中药健发　内服中药可通过养血活血、补肾填精的方法达到润发、乌发、固发的目的，常用药物有何首乌、桑葚子、黄精、枸杞、龙眼、熟地等。常用方剂有肝肾膏、枸杞煎。

5. 发应少染烫　烫发不宜过勤，可4~6个月一次。尽量不要染发。

二、面部调养

(一) 推拿调养

1. 养颜推拿　面部气血流通,对润泽皮肤,保持皮肤弹性,延缓肌肤衰老,防止皱纹产生有较好的作用。具体操作方法如下:

患者仰卧位,术者坐于患者头前方:

(1) 双手食、中、无名指面或大鱼际置于前额正中,分别向两侧环形抹至太阳穴为止,反复操作1分钟。

(2) 双手拇指横置于前额,从中间向两旁交替作抹法1分钟。

(3) 双手食、中指分别置于两侧攒竹穴,沿眼眶由内向外做环形摩动1分钟。

(4) 双手拇指指尖由睛明向瞳子髎分别经上下眼眶轻轻按压,先上后下,各3次。

(5) 食指按于攒竹,中指按于鱼腰,无名指按于丝竹空,三指同时用力点按10次。然后点按睛明穴10次,点按承泣穴10次,点按瞳子髎10次。

(6) 双手食、中、无名指在两颊由内向外做环形抹法1分钟。

(7) 双手拇指指腹从内眼角沿鼻翼两侧向下抹30秒,再从鼻根至鼻尖抹30秒。

(8) 用双手中指、无名指从人中分推至两侧地仓,再从两侧地仓推至承浆穴,然后反方向推至人中,共1分钟左右。再用双手中指、无名指按上述方向叩击牙齿1分钟。

(9) 双手拇指从印堂分推至太阳、耳门、听宫、听会,然后沿面颊继续推抹至大迎,每穴点按2次,反复5~10遍。

(10) 双手拇指从印堂分推至太阳,再至率谷,每穴点按2次。然后,双手拇指从脑后向下推至风池穴,点揉风池穴10~15次。

(11) 以双手拇、中指分别点按头维、四白,阳白、颧髎,上关、下关,翳风、地仓,颊车、迎香,每穴点按10次。

(12) 双手手掌从下颌运至面颊,再至前额,然后分至两侧,再从耳前回到承浆,反复操作1分钟左右。

(13) 用一指禅推法或拇指点按揉合谷、曲池、足三里,每穴1分钟。

2. 消除额纹法

(1) 用食指点按头维、神庭、阳白、印堂、太阳穴,每穴点按10~20次。

(2) 用两手拇指从眉弓上方向前发际作单向抹法,由中线开始,逐渐抹至两侧额角,共操作2~3分钟。

(3) 用两手食指指腹从额头中央向两侧作小幅度按揉,共按揉3~5分钟。

(4) 用左手食、中指将额头有皱纹处皮肤撑开,右手食、中指并拢,用指腹在皱纹处,与皱纹方向垂直作轻柔的抹法10~20次,依次在额部所有有皱纹处操作。

(5) 用食、中、无名指三指指腹轻轻拍打额头皮肤1分钟。

3. 消除眼周皱纹法

(1) 用食指点按双侧睛明、承泣、瞳子髎穴,每穴点按10~20次。

(2) 用两手食指的指腹沿两眼眶周围作小幅度按揉,共按揉3~5分钟。

(3) 用左手食、中指将眼周有皱纹处皮肤撑开,右手食、中指并拢,用指腹在皱纹处,与皱纹方向垂直作轻柔的抹法10~20次,依次在眼部所有有皱纹处操作。

(4) 用同侧手的拇指与食指将外眼角上下皮肤固定,稍稍绷紧,然后用另一手的

食指的指腹，沿着眼轮匝肌的环状走向作眼周按摩，每侧 10~20 圈，手法宜轻柔。

(5) 用食、中、无名指三指腹轻轻拍打眼周皮肤 1 分钟。

4. 消除鼻唇皱纹法

(1) 用食指点按双侧迎香、四白、禾髎、巨髎、颧髎穴，每穴点按 10~20 次。

(2) 用两手食指的指腹沿鼻唇沟作小幅度按揉，共按揉 3~5 分钟。

(3) 用左手食、中指将鼻唇沟有皱纹处皮肤撑开，右手食、中指并拢，用指腹在皱纹处，与皱纹方向垂直作轻柔的抹法 10~20 次，依次鼻唇沟所有皱纹处操作。

(4) 用食、中、无名指三指腹轻轻拍打鼻周皮肤 1 分钟。

(二) 刮痧调养

面部刮痧手法不同于身体其他部位的刮痧，它不需要出痧，但要尽量增加刮痧的舒适感，减轻疼痛程度，并能达到美容养颜的效果。

1. 基本手法

(1) 平刮法

【操作】 以刮痧板长边接触皮肤，刮痧板向着刮拭的方向倾斜，角度尽量小于 15°，自上而下或从内向外均匀的向同一方向缓慢刮拭。

【要点】 向前推动刮痧板的力量小于向下按压的力量。

(2) 揉刮法

【操作】 以刮痧板的整个长边或短长边接触皮肤，刮痧板向着刮拭的方向倾斜，倾斜的角度尽量小于 15°，自上而下或从内向外均匀地连续作缓慢柔和的旋转刮拭，也就是边刮拭，边缓慢向前旋转移动。

【要点】 向前移动的推动力小于向下按压的力量。

(3) 摩刮法

【操作】 两手各持一块刮痧板，将刮痧板平面置于手掌心或四指部位，手指不接触皮肤，两块刮痧板平面紧贴面部两侧皮肤，以掌心或四指力量按压刮痧板的平面，将按压力渗透至面部肌肉深部，两块刮痧板在面部两侧同时自下而上或从内向外均匀地连续做缓慢、柔和的旋转移动，也就是边按压、边缓慢向前旋转移动。

【要点】 向前移动的推动力小于向下按压的力量。

(4) 提拉法

【操作】 两手各持一块刮痧板，放在面部同一侧，用刮痧板长边接触皮肤，刮痧板向刮拭的方向倾斜，倾斜的角度为 20°~30°，两块刮痧板交替从下向上刮拭。刮拭的按压力渗透到肌肉的深部，以肌肉运动带动皮肤向上提升，边提升，边刮拭。也可以两手各持一块刮痧板，分别放在面部两侧，同时刮拭提拉两侧肌肤。

【要点】 向上提升的拉力和向下按压的力度相等。

2. 面部刮痧步骤与方法 面部刮痧分三大步骤，一是自上而下，从内向外，按额头区、眼周区、面颊区、鼻区、口唇区、下颌区的顺序操作；二是面部点穴；三是结束手法。具体操作如下：

(1) 额头区

1) 用刮痧板的短边，以揉刮法从额头中间向两侧刮拭前额 10~20 次。

2) 用刮痧板的短边，以平刮法从额头中间向两侧刮拭前额 10~20 次。

3) 用刮痧板的角部以平面按揉法按揉太阳穴 20 次结束。

(2) 眼周区

1) 用刮痧板角部以垂直按揉法按揉睛明 20 次。

2) 用刮痧板的长边,以平刮法从睛明沿上眼眶经过攒竹、鱼腰向外刮至外眼角瞳子髎,用平面按揉法按揉瞳子髎 3 次,反复 10~20 次。

3) 用刮痧板的长边,以平刮法从睛明沿下眼眶经承泣向外刮至外眼角瞳子髎,用平面按揉法按揉瞳子髎 3 次,反复 10~20 次结束。

(3) 面颊区

1) 用平面按揉法按揉上迎香 10~20 次,然后用刮痧板的长边,以平刮法从上迎香向外经四白、承泣至太阳 10~20 次,最后用平面按揉法按揉太阳 10~20 次。

2) 用平面按揉法按揉迎香 10~20 次,然后用刮痧板长边,以平刮法沿颧骨内下方,向外上经颧髎刮至下关 10~20 次,最后用平面按揉法按揉下关 10~20 次结束。

(4) 鼻区

1) 用刮痧板的长边,以平刮法从前额正中自上向下刮拭,经印堂刮至鼻尖 10~20 次。

2) 用刮痧板的两个角部骑跨在鼻梁上,从鼻根刮至鼻尖 10~20 次。

3) 用刮痧板的角部由上向下刮拭鼻翼部 10~20 次结束。

(5) 口唇区

1) 用平面按揉法按揉人中 10~20 次,然后用平刮法沿上唇向两侧刮至嘴角地仓 10~20 次,用平面按揉法按揉地仓 10~20 次。

2) 用平面按揉法按揉承浆 10~20 次,然后以平刮法沿下唇向两侧经嘴角地仓、大迎刮至颊车 10~20 次,最后用平面按揉法按揉颊车 10~20 次结束。

(6) 下颌区双手各持一块刮痧板,用刮痧板两角部中间的凹槽骑跨在下颌骨处,以平刮法从中间向两侧分别刮至下颌角处,共 10~20 次,最后用平面按揉法按揉耳后翳风 10~20 次结束。

(7) 面部点穴用刮痧板的角部以点按法点按以下穴位:头维、神庭、阳白、太阳、攒竹、鱼腰、丝竹空、瞳子髎、承泣、四白、迎香、地仓、颊车、大迎、承浆等穴位,每穴点按 5~10 次。

(8) 结束手法

1) 用摩刮法按从下向上的顺序摩面 3~5 分钟,疏理经气,放松肌肉。

2) 用提拉法按从下向上的顺序刮拭面部,提升收紧肌肉,结束刮拭。

知识链接

针刺祛斑

主穴:面部色斑区、中脘穴。针刺施术特点是浅刺留针。常规消毒后,用 0.12mm×13mm 的毫针,以围刺、散刺的手法,在色斑颜色最深的部位,正中直刺一针,四周斜向中心横卧透刺 4 针。根据色斑区域的大小,在色斑与正常皮肤交界区散刺 3~5 针,以缩小色斑范围。中脘穴浅刺,进入皮下即可。留针 30 分钟,每天一次,10 次为一个疗程。

配穴:肝郁气滞型加太冲、行间、肝俞;胃肠积滞型加天枢、上巨虚;脾虚湿阻型加阴陵泉、三阴交;脾肾两虚型加关元、脾俞、肾俞。所选穴位常规消毒后,选用 0.30mm×50mm 毫针,进针 0.5~1 寸,得气后行平补平泻手法,留针 30 分钟,每天一次,10 次为一个疗程。

第二节 颈肩部调养

一、颈部调养

颈部是人体形态美的窗口，拥有优美修长的颈部，可传达出女人的细腻、妩媚、温柔与性感。颈部共有8条经脉通过，颈前部有任脉和胃经，颈侧面有大肠经、小肠经、三焦经和胆经，颈后面有督脉和膀胱经。

（一）推拿调养

1. 仰卧位，术者坐于受术者头前方

（1）术者将双手手掌横置于颌骨下，双手指尖相对，向两侧慢慢用力抹擦，至双手指分别达到两侧耳垂下稍停顿，反复1~2分钟。

（2）以双手手掌置于颈前，双掌根对准前正中线，同时向两侧慢慢用力抹擦，至掌根达两侧胸锁乳突肌稍停顿，反复1~2分钟。

（3）将双手掌分别平放在颈部两侧，从乳突慢慢用力向下抹擦至缺盆，反复1~2分钟。

（4）双手五指并拢横放于颈前一侧，从一侧锁骨下开始，向上抹至下颌骨，双手交替，并逐渐向另一侧移动，反复1~2分钟。

（5）用拇指或中指尖点按承浆、大迎、颊车、天牖、天窗、扶突、人迎等穴，每穴3~5次。

2. 俯卧位

（1）双手手掌横置于枕骨下，双掌根对准后正中线，同时向两侧慢慢用力抹擦，至掌根达两侧胸锁乳突肌稍停顿，反复1~2分钟。

（2）将双手掌分别平放在颈部两侧，从枕骨下慢慢用力向下抹擦至肩，反复1~2分钟。

（3）双手五指并拢横放于颈后一侧，从一侧颈肩部开始，向上抹至枕骨下，双手交替，并逐渐向另一侧移动，反复1~2分钟。

（4）手掌根部着力于颈部，自风府、风池穴而下，缓慢有节律的揉至颈根部，反复1~2分钟。

（5）一手固定头部，另一手以拇指吸定于风府穴，以均匀柔和的一指禅推法逐渐向下推至大椎穴处，反复3~5分钟。

（6）双手拇指分别着力于颈项部两侧，同时用一指禅做从上向下推法操作1~2分钟，形似蝴蝶翻飞。

（7）从风池穴至肩井穴做㨰法1~2分钟，两侧交替操作。

（8）拿揉颈项1~2分钟。

（9）用拇指或中指尖点按哑门、天柱、风池、大椎及颈部夹脊穴，每穴3~5次。

（二）刮痧调养

1. 颈后部刮痧 一般取坐位。受术者骑坐在有靠背的椅子上，双手臂平放在椅背上，有利于颈肩部的肌肉放松，还可以避免刮痧时身体晃动。身体微微前倾，头部略低，以充分暴露颈椎，刮痧者应该站在受术者的侧面，刮拭颈椎时要一只手拿刮痧板，另一只手扶托住受术者的额头，以固定头部，免其晃动。颈后部刮痧共分 3 步：

(1) 用“面刮法”刮拭颈椎中间督脉部位 2~3 分钟。

(2) 用“双角刮法”刮拭颈椎后部的膀胱经 2~3 分钟。

(3) 用“面刮法”刮拭颈部两侧的胆经 2~3 分钟。

2. 颈前部刮痧　一般取仰卧位。术者坐于受术者头前方，因颈部有颈动、静脉，咽喉，甲状腺，气管和食管，所以手法一定要轻柔和缓并涂抹足够的刮痧介质，具体的操作是用“面刮法”从上向下刮，首先刮拭颈部的前面，再刮颈部两侧，每一部位刮拭 2~3 分钟。

知识链接

颈椎保健

颈椎向上支撑头颅，向下连接后背腰腹，是中枢神经和颈动脉的交通要道。现代人因生活方式的改变，颈椎疾病发病率上升极快，且年轻化明显。因此，日常生活中，要非常注重颈椎的保养。

1. 保持颈部良好的姿势，避免头颈前屈。
2. 避免颈部过度劳累，伏案工作 40 分钟左右，休息 10 分钟。
3. 防止颈部受凉，夏季注意避免直吹空调。
4. 选择合适的枕头，一般仰卧时枕高一拳，侧卧时枕高一拳半。
5. 重视颈椎保健操，如“米字操”、颈项相争等。

二、肩部调养

(一) 推拿调养

肩部推拿调养可采取俯卧位或坐位，俯卧时可垫一软枕，以舒服为宜；坐位时应骑坐在靠背椅上，双手平放在椅背上。

1. 俯卧位时，以推、揉和点按为主

(1) 双手拇指分推肩部，沿斜方肌走行方向，2~3 分钟。

(2) 双手拇指以打小圈方式，由内向外按揉斜方肌，再由上向下按揉肩部膀胱经，大杼穴至膈俞穴，3~5 分钟。

(3) 双手拇指交替直推督脉、膀胱经，2~3 分钟。

(4) 双手拇指交替推肩胛骨内侧缘，2~3 分钟。

(5) 双手拇指点按或按揉肩部腧穴：肩井、天宗、肩贞、臑俞、肩外俞、肩中俞、肩髃、肩髎等穴，每穴 0.5~1 分钟。

(6) 双手交替压推双侧肩井穴，推擦肩颈部 1~2 分钟。

2. 坐位时，可以揉、捏、拿和点按为主

(1) 双手捏拿肩颈部肌肉 2~3 分钟。

(2) 双手拇指以打小圈方式，由内向外按揉斜方肌，再由上向下按揉肩部膀胱经，大杼穴至膈俞穴，3~5 分钟。

(3) 双手拇指点按或按揉肩部腧穴：肩井、天宗、肩贞、臑俞、肩外俞、肩中俞、肩髃、肩髎等穴，每穴 0.5~1 分钟；并可加点上肢部腧穴，帮助疏通经络，如合谷、曲池。

(4) 弹拨膀胱经 1~2 分钟，尤其以结节或痛点处为重点。

(5) 掌揉肩颈部 1~2 分钟。

(6) 一手扶肩部，一手托住肘关节，以肩关节为轴，进行环转运动。

(7) 轻拍、叩击肩颈部 1~2 分钟。

(二) 刮痧调养

肩部刮痧调养多采取坐位，受术者骑坐在靠背椅上，双手平放在椅背上，身体微微前倾，头部略低，有利于颈肩部的肌肉放松，还可以避免刮痧时身体晃动。

1. 用“面刮法”刮拭斜方肌走行，由内向外沿大椎穴至肩井穴，肩井穴至巨骨穴，3~5 分钟，出痧即可停止，对有疼痛和结节的部位重点刮拭。
2. 用“面刮法”从上向下，刮拭肩部督脉，大椎穴至至阳穴，力量宜轻，避免疼痛。
3. 用“双角刮法”同时刮拭督脉两侧的夹脊穴 3~5 分钟。
4. 用“角刮法”从上向下，刮拭膀胱经的第 1 侧线和第 2 侧线 3~5 分钟。
5. 重点刮拭小肠经的天宗穴及肩部结节部位。

第三节　背腰胸腹部调养

一、背腰部调养

(一) 推拿调养

背腰部推拿一般采用俯卧位或坐位，俯卧时腹部下面垫一软枕，坐位时应骑坐在靠背椅上，双手平放在椅背上，具体操作如下：

1. 双手掌直推、分推肩背腰及上肢部 2~3 分钟。
2. 双手掌揉背部督脉、膀胱经及肩部 2~3 分钟。
3. 双手拇指点按揉或一指禅推背部膀胱经、夹脊穴、肩井、天宗、肩贞、臑俞、秉风、曲垣、肩外俞、肩中俞、肩髃、肩髎等穴，每穴 0.5~1 分钟。
4. 双手交叉㨰、抱拳㨰督脉 1~2 分钟，掌揉督脉、膀胱经 1~2 分钟。
5. 拇指推、拳推夹脊穴和膀胱经 1~2 分钟；弹拨膀胱经 1~2 分钟；掌揉督脉、膀胱经 1~2 分钟。
6. 捏脊、捏膀胱经，侧捏夹脊 3~5 分钟。
7. 双手或前臂揉㨰腰背 2~3 分钟。
8. 拳击、侧掌击、合掌击、掌背击、拍肩背腰部 2~3 分钟。
9. 推擦肩背腰部 1~2 分钟。
10. 按揉、掌振、拍击腰骶部 1~2 分钟。

(二) 刮痧调养

背部刮痧一般采取坐姿，骑坐在有靠背的椅子上，双手臂平放在椅背上，刮痧者应站在受术者的侧面。如果身体比较虚弱可以根据治疗部位的需要俯卧或侧卧在床上，俯卧位最好腹部下面垫个软枕，避免腰部下陷，肌肉紧张。无论采取什么姿势，最重要的是刮拭部位肌肉一定要放松。

背部循行的经脉是督脉和膀胱经，背部刮痧要先刮正中部位的督脉，因为督脉总督一身的阳经，先刮督脉有助于疏通全身的阳经。在刮督脉时最好先刮大椎穴，因为它是多条经脉的交会穴，有利于疏通其他经脉。具体的操作步骤如下：

1. 先用“面刮法”自上而下刮拭督脉3~5分钟。

2. 用“双角刮法”同时刮拭督脉两侧的夹脊穴3~5分钟。

3. 用“面刮法”自上而下刮拭两侧膀胱经的第1侧线和第2侧线3~5分钟。膀胱经的刮法有两种，如果只刮膀胱经第1侧线，用刮痧板的短边接触皮肤；如果同时刮拭两条膀胱经，则以整个刮痧板的长边接触皮肤。

腰背部的刮痧是分段进行的，每次刮拭4~5寸长。当分段刮拭完毕后，用“疏理经气”法从上向下大面积快速连续刮拭。

知识链接

腰椎保健

腰椎是脊柱的重要组成部分，承受着脊柱最大的负荷量，因此是最易疲劳和损伤的部分，应积极注意保健。

1. 保持正确姿势，坐位时腰部垂直紧靠椅背，尽量使膝部高于髋部；睡眠时，宜用木板床，不可太软；提重物时，屈膝下蹲，保持脊柱垂直状态，要避免突然用力。

2. 坚持规律性运动，运动前要做好热身、放松等准备活动。

3. 控制体重。

4. 注重背腰肌的功能锻炼，如飞燕式、拱桥式、倒退行走等。

二、胸部调养

胸部有任脉、肾经、脾经、胃经、心包经、肺经、胆经等多条经脉循行，胸腔是心、肺二脏所居，左右胸廓下方肋骨处是上腹部脏器肝胆、脾脏、胰腺的体表投影区。

(一) 推拿调养

受术者取仰卧位，术者坐于受术者头前方。

1. 双手指腹从膻中穴向下向外环绕乳房推擦3分钟。

2. 双手中指点按膺窗、天池、乳根、膻中穴，每穴1分钟。

3. 术者双手掌心对准双乳头，用掌揉法于两侧乳房操作3~5分钟，继而围绕乳房做顺时针及逆时针的推摩法各3分钟。

4. 五指分开微屈拿住乳房，由乳房外周向乳头集中的方向拉动30次。再用五指拿住乳房做振法5分钟，继以拇、食、中指捏捻乳头1分钟。

5. 双手掌由上向下轻推至乳中，再由下向上从乳房外侧拉上来，反复操作20~30次。以拇、食、中指捏住乳头向上方提拉5次。

6. 双手交替空掌从胸侧及乳下，向乳中推送，将胸侧及背部脂肪组织推向乳房。

7. 双手中指点按鸠尾、中庭、膻中、玉堂、紫宫、华盖、璇玑，沿锁骨下缘至云门、中府、大包、期门、乳根、鹰窗、屋翳、库房、气户，各点按片刻。

8. 双手四指并拢相叠用指腹沿乳房周围做8字形轻柔推擦。

（二）刮痧调养

胸部皮肤薄且敏感，加之瘦弱的人肋骨凸显，因此刮痧时用“平刮法”，刮拭的速度要缓慢，以减轻疼痛，增加舒适感。乳头处禁刮。

胸部刮痧可以采取坐姿，坐在有靠背的椅子上，也可以采用仰卧位、侧卧位。具体的操作步骤如下：

1. 先用“单角刮法”自上而下刮拭任脉膻中穴至鸠尾穴 10~20 次。

2. 用刮痧板的短边，以“面刮法”自上而下，按从内向外的顺序依次刮拭胸部经脉，每经 1~2 分钟。

3. 将刮痧板竖放在任脉上，沿着肋骨的走行用“平刮法”从内向外分别刮拭两侧胸部 3~5 分钟（男性）。

4. 两手各持一块刮痧板，放在同侧乳房的下方，用刮痧板的整个长边接触皮肤，以“平刮法”从乳房的外下方向内上方交替进行刮拭 3~5 分钟，提升乳房（女性）。

5. 用“单角刮法”刮云门、中府，每穴 1 分钟左右。

三、腹部调养

（一）推拿调养

1. 右手掌平贴腹部，左手掌置于右手指背上，用全掌在腹部按揉 1 分钟。

2. 双手叠压用掌根顺时针方向依次从升结肠→横结肠→降结肠→乙状结肠部位做按揉法 10 次。

3. 双手叠压，掌根用力向下推按，继而手指用力向回压，一推一回，由中间向两边，由上而下慢慢移动，遍及全腹，反复 1~3 分钟。

4. 掌压腹部，从上腹开始，双手掌分别置于左右侧腹上，垂直下压，从中间向两侧沿水平方向移动，由轻到重，逐渐加力，再依次按压中腹、下腹，每一部位按压 1 分钟。

5. 双手叠压，以大鱼际和掌根部着力，自上腹部推至下腹部，先中间，后两边，依次推遍全腹，反复操作 8~10 分钟。

6. 术者以两手拇指掌侧对置于脐上两侧的滑肉门穴处，余四指分置于腹部两侧，自上而下，自外向内进行挤推，约 3 分钟。

7. 双手叠压，以神阙为中心，在腹部沿顺时针方向进行摩腹 3 分钟左右，摩腹的同时稍向下用力按压，带动皮下肌肉一同运动，再用同法逆时针摩腹 3 分钟。

8. 双手拇指与其余四指对张，从一侧腹部拿起腹部皮肤和肌肉，一点点向对侧推移，动作要缓慢，还可轻轻提起，操作大约 3 分钟。

9. 双手掌打开，分别横放在腹部两侧的脐上、下部位，分别向对侧用力推拉，反复操作 2 分钟。

10. 双手拇指从神阙向上推至上脘，再顺两侧肋弓缘向下后方推擦至脾俞，双手中指点按脾俞，再向上快速拉动，反复操作 5~10 次。

11. 点按中脘、气海、水分、关元、子宫、天枢、大横、梁丘、足三里、三阴交，每穴 5 次左右。

（二）刮痧调养

腹部刮痧采取仰卧位，首先用“面刮法”自上而下，由中间向两边依次刮拭任脉、肾经、胃经、脾经、肝经、胆经，每经刮痧 1~3 分钟；然后用刮痧板的角部点按腹部常用穴位,如:中脘、章门、天枢、大横、水分、气海、关元、水道等。

第四节 四肢部调养

一、上肢部调养

(一) 推拿调养

1. 从受术者肩部开始沿上肢外侧、前侧、后侧依次做㨰法,反复 3~5 分钟,力量由轻至重,达患者最大耐受度。

2. 手掌推擦上肢外侧、前侧、后侧至远端,反复 2~3 分钟,尽量用力,使上肢发热为度。

3. 术者一手拿住患者手腕,另一手从下向上沿上肢外侧、前侧、后侧拿捏上肢肌肉,力量从轻至重,反复 3~5 分钟。

4. 从下向上沿上肢外侧、前侧、后侧推擦至肩,反复 2~3 分钟,尽量用力,使上肢有灼热感为度。

5. 用拇指点揉上肢脂肪堆积最明显处,力量由轻至重,使局部酸胀,达到患者最大耐受度,每个部位反复 3~5 分钟。再用指尖点按肩髃、肩髎、臂臑、臑会、天府、天泉、青灵、消泺、清冷渊、曲池、少海、手三里、下廉、温溜、四渎、孔最、合谷,每穴 3~5 次。

6. 用空掌从上向下叩打上肢,与脂肪堆积部位适当加力,反复 2~3 分钟。换另一上肢同法操作。

(二) 刮痧调养

上肢部有 6 条经脉循行,用"面刮法"从上向下刮拭,一般习惯先刮上肢内侧手三阴经,顺序是手太阴肺经、手厥阴心包经,手少阴心经;再刮上肢外侧的手三阳经,顺序是手阳明大肠经、手少阳三焦经、手太阳小肠经;最后用刮痧板的角部点按上肢常用穴位:肩髃、臂臑、曲池、外关、手三里、合谷等。

二、下肢部调养

(一) 推拿调养

1. 仰卧位:

(1) 用单手依次从受术者髌骨至腹股沟、膝关节至大转子、膝内至耻骨联合下缘做㨰法 5~10 分钟。

(2) 从上向下用手掌按揉下肢前、外、内侧,边按揉边做螺旋形运动,至踝关节,反复 5~10 分钟。

(3) 双手从下向上沿下肢前侧、外侧、内侧拿捏肌肉,反复 5~10 分钟。

(4) 手掌从上向下沿下肢前侧、外侧、内侧推擦至踝关节,反复 10 分钟。

(5) 空掌或空拳从上向下叩打下肢前侧、外侧、内侧,遇脂肪堆积部位适当加力,反复 3~5 分钟。

(6) 拇指点揉下肢前侧及内侧脂肪堆积明显处,每部位 1 分钟;再用手指或指尖点按髀关、伏兔、梁丘、足三里、丰隆、足五里、箕门、阴包、血海、阴陵泉、三阴交,每穴 5 次。

2. 俯卧位：

(1) 单手依次从受术者踝关节至臀横纹，用㨰法操作5~10分钟。

(2) 从上向下用手掌按揉下肢后侧，边按揉边做螺旋形运动，至踝关节，反复10分钟。

(3) 从下向上拿捏下肢后侧肌肉，反复3~5分钟。

(4) 手掌从上向下沿下肢后侧推擦至踝关节，反复3~5分钟。

(5) 空掌或空拳从上向下叩打下肢后侧，遇脂肪堆积部位适当加力，反复3~5分钟。

(6) 用拇指点按揉下肢后侧脂肪堆积明显处，由轻至重，每个部位1分钟，再用手指或肘尖点按承扶、殷门、委中、合阳、承筋、承山、昆仑，每穴1分钟。

3. 侧卧位，下腿微屈，上腿伸直：

(1) 拇指点按揉下肢外侧脂肪堆积明显处及环跳、风市、膝阳关、阳陵泉、丰隆、悬钟，每穴5次。

(2) 空掌或空拳从上向下叩打下肢外侧，遇脂肪堆积部位适当加力，反复2~3分钟。

另一侧下肢同法操作。以上手法尽量用力，使下肢有灼热感。

(二) 刮痧调养

腿部有6条经脉循行，刮痧时一般采取俯卧位或仰卧位，用“面刮法”进行刮拭。先刮下肢外侧3条阳经，依次是足阳明胃经、足少阳胆经、足太阳膀胱经；再刮下肢内侧3条阴经，依次是足太阴脾经、足厥阴肝经、足少阴肾经；最后用刮痧板的角部点按揉下肢常用穴位，如伏兔、梁丘、血海、足三里、阴陵泉、丰隆、三阴交、委中、承山、昆仑等。

（刘　波）

复习思考题

1. 面部推拿调养方法有哪些？
2. 试述面部刮痧基本手法及操作步骤。
3. 头部刮痧方法有哪些？
4. 试述背腰部推拿操作步骤。

扫一扫
测一测

主要参考书目

1. 刘奇 . 抗衰老学[M]. 北京:军事医学科学出版社,2006.
2. 杨智荣 . 美容保健技术[M]. 北京:人民卫生出版社,2007.
3. 党毅,肖颖 . 中药保健食品研制与开发[M]. 北京:人民卫生出版社,2005.
4. 谭兴贵 . 中医药膳学[M]. 北京:中国中医药出版社,2005.
5. 匡调元 . 人体体质学[M]. 上海:上海科学技术出版社,1996.
6. 刘艳骄,好荣林 . 中医睡眠医学[M]. 北京:人民卫生出版社,2002.
7. 张秀勤,王振山 . 全息经络刮痧美容[M]. 北京:人民军医出版社,2005.
8. 华嘉增 . 妇女保健新编[M]. 上海:复旦大学出版社,2005.
9. 范欣生 . 音乐疗法[M]. 北京:中国中医药出版社,2002.
10. 王耀华 . 音乐学概论[M]. 北京:高等教育出版社,2005.
11. 王琦 . 中医体质学[M]. 北京:人民卫生出版社,2009.
12. 郭海英 . 中医养生康复学[M]. 北京:中国中医药出版社,2012.
13. 许慧艳 . 中医养生技术[M]. 北京:人民军医出版社,2014.
14. 吕立江、郃先桃 . 中医养生保健学[M]. 北京:中国中医药出版社,2016.

复习思考题答案要点与模拟试卷

《美容保健技术》教学大纲